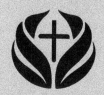

全国高职高专医药院校护理专业
"十三五"规划教材(临床案例版)

供护理、助产、影像、检验、卫生信息、药学等专业使用

丛书顾问 文历阳 沈彬

生理学

(临床案例版)

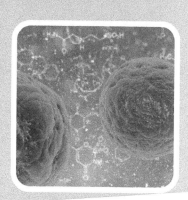

主　编　胡秋芳　王爱梅　张晓丽
副主编　尚曙玉　宋云梅　兰　欢
编　者　(以姓氏笔画为序)
王爱梅　南阳医学高等专科学校
兰　欢　泸州医学院
宋云梅　南阳医学高等专科学校
张晓丽　北京卫生职业学院
陈亚奇　南阳医学高等专科学校
尚曙玉　黄河科技学院
罗　昊　乐山职业技术学院
胡秋芳　乐山职业技术学院
姜世君　大庆医学高等专科学校

华中科技大学出版社
http://www.hustp.com
中国·武汉

内 容 简 介

本书为全国高职高专医药院校护理专业"十三五"规划教材(临床案例版)。

本书内容包括绪论、细胞的基本功能、血液、血液循环、呼吸、消化和吸收、能量代谢和体温、肾脏的排泄功能、感觉器官的功能、神经系统的功能、内分泌以及生殖。本书正文部分设立了学习目标、案例、重点提示、知识拓展及练习题等模块,书后还附有练习题参考答案,以供学生参考。

本书主要供护理、助产、影像、检验、卫生信息、药学等专业学生使用,也可供相关专业人员参考。

图书在版编目(CIP)数据

生理学:临床案例版/胡秋芳,王爱梅,张晓丽主编.—武汉:华中科技大学出版社,2014.12(2021.8重印)
ISBN 978-7-5680-0546-3

Ⅰ.①生…　Ⅱ.①胡…　②王…　③张…　Ⅲ.①人体生理学-高等职业教育-教材　Ⅳ.①R33

中国版本图书馆 CIP 数据核字(2014)第 284826 号

生理学(临床案例版)　　　　　　　　　　　　　　胡秋芳　　王爱梅　　张晓丽　主编

策划编辑:周　琳
责任编辑:程　芳　叶丽萍
封面设计:范翠璇
责任校对:邹　东
责任监印:周治超
出版发行:华中科技大学出版社(中国·武汉)　　　　电话:(027)81321913
　　　　　武汉市东湖新技术开发区华工科技园　　　　邮编:430223
录　　排:华中科技大学惠友文印中心
印　　刷:广东虎彩云印刷有限公司
开　　本:880mm×1230mm　1/16
印　　张:14.25
字　　数:470千字
版　　次:2021年8月第1版第8次印刷
定　　价:42.00元

全国高职高专医药院校护理专业"十三五"规划教材(临床案例版)教材编委会

前言

Qianyan

在国家大力发展高等职业教育的背景下，为培养卫生行业需求的高端技能型护理人才，在华中科技大学出版社的倡导下，本教材按照高职高专护理类专业的培养目标和教学大纲，由全国高职高专医药类院校有丰富经验并从事生理学一线教学的教师负责编写。

本教材在内容的编写上遵循以下原则：①以"必需、够用"为度，精选内容，将其深度和广度控制在高职高专护理专业教学要求的范畴，以适应为基层、社区和农村培养实用型医学人才的需求。②贯彻"任务驱动""项目导向"的要求，体现形象思维为主、逻辑思维为辅的原则，图表信息量大，文字描述从精从简、易于理解。③各章内容以国家护士执业资格考试大纲规定的护理专业学生必须具备的知识点为主，兼顾其他相关医学专业。④选取临床一些常见疾病，以临床案例联系理论知识等形式，简明介绍其生理学基础，加强学科之间的相互渗透与联系，使生理学与后续临床课程有效衔接起来，同时提高学生学习生理学的兴趣和学习效果。

在编写过程中，我们努力体现本教材的实用性，力求着眼于学生基本理论知识的掌握、逻辑思维及创新能力的培养。在对各个知识点进行诠释的基础上，设立学习目标、案例、重点提示、知识拓展及练习题模块，旨在让学生在学习、理解的基础上，进一步提高分析和解决临床实际问题的能力。

本教材的编写得到了乐山职业技术学院、北京卫生职业学院、南阳医学高等专科学校、黄河科技学院、泸州医学院和大庆医学高等专科学校等学校的大力支持，在此表示衷心的感谢。同时由于编写人员的学术能力水平有限，书中难免存在不足及疏漏之处，恳请同行及各位读者提出批评和修改意见。

编　著

目录

Mulu

第一章 绪 论

学习目标

掌握：兴奋性、阈值、内环境、稳态的概念和内环境稳态的生理意义；人体功能活动的调节方式及其特点。

熟悉：兴奋、抑制、刺激、反应、反射、正反馈及负反馈的概念；刺激与反应的关系。

了解：生理学的研究任务和内容；生理学的研究方法及学习生理学的意义。

第一节 概 述

一、生理学的研究内容和任务

生理学(physiology)是生物科学的一个分支，是研究生物体正常功能活动及其规律的一门科学。从广义上讲，生理学可分为植物生理学、动物生理学及人体生理学等。本书主要涉及人体生理学，它是医学教育中十分重要的基础课程。人体结构功能比较复杂，由不同的系统、器官、组织和细胞组成，各大系统如消化、呼吸、泌尿、循环等在神经、内分泌系统的协调下相互配合、相互制约，共同维持机体的生命活动。因此生理学的任务是研究人体正常状态下各组成部分的功能活动规律及其产生的机制，以及内、外环境变化对这些功能活动的影响和机体所进行的相应调节，并揭示各种生理功能在整体生命活动中的意义。

知识拓展

生理学奠基人——威廉·哈维

16世纪中叶，英国医生威廉·哈维(William Harvey，1578—1657)经过大量的动物实验和对人体的观察，科学地阐明了血液循环的途径和规律：血液从右心室→肺动脉→肺组织→肺静脉→左心房→左心室，指出心脏是血液循环的中心，并发表了《论心与血的运动》。这标志着近代生理学的诞生。

二、生理学研究的方法和水平

生理学是一门实验性科学，其知识来源于临床实践和生理实验研究。由于生理学实验往往会给机体带来伤害，因此，目前主要以动物实验为主，从而间接了解人体功能活动。动物实验一般分为急性动物实验和慢性动物实验。

由于人体是由各器官系统相互联系、相互影响而构成的整体，而各器官系统又是由不同的组织和细胞组成的，因此，学习生理学要从以下三个不同的水平进行研究，并将三个水平的研究有机结合起来，相互联系、相互补充，才能全面地掌握生理学的基础知识、基本理论和基本技能。

(一)整体水平

整体水平研究的是人或动物在清醒状态下，当内、外环境变化时机体各系统发生的变化及相互之间机能活动的联系与影响等,例如人在太空、高原或运动时机体生理功能所发生的变化,以及此时各系统之间生理功能的相互协调。

(二)器官与系统水平

器官与系统水平主要研究各个器官功能活动的规律、调节机制与影响因素等。如肾脏生成尿的过程,尿浓缩与稀释的机制,影响尿生成的因素,尿液的运输、贮存与排放等。

(三)细胞与分子水平

细胞是机体最基本的结构和功能单位,而细胞是由多种生物大分子所构成的。因此,细胞与分子水平是研究细胞的功能及其所含物质分子的物理化学变化过程。例如骨骼肌细胞的微细结构与分子组成,肌肉收缩时的肌丝滑行等。

三、学习生理学的意义和基本观点

(一)学习生理学的意义

生理学的产生和发展与医学有着十分密切的关系。19世纪法国著名生理学家Claude Bernard说:"医学是关于疾病的科学,而生理学是关于生命的科学。所以后者比前者更有普遍性。这就是为什么说生理学必然是医学的科学基础。"生理学是医学课程体系中非常重要的一门基础医学课程,它以生物学、人体解剖学、组织学为基础,同时又是药理学、病理生理学等后续课程和临床各课程的基础,起着承前启后的作用。一方面,医护人员如果不具备生理学的基本知识,就不能正确认识疾病,处理临床实践中所遇到的许多实际问题。另一方面,医学的实践与发展不仅能检验生理学理论的正确性,而且能不断推动生理学的研究与发展。

(二)学习生理学的基本观点

根据生理学的内容和特点,在学习生理学时必须以辩证唯物主义思想为指导,用动态的、联系的、对立统一的观点去理解和认识人体功能。

1.树立整体观念 虽然构成人体各系统、器官、组织和细胞都有不同的功能活动规律,但它们之间的活动又相互联系、有机配合、协调统一,以满足人体作为一个整体来适应环境变化的需要。因此,学习生理学要注意局部与整体的联系,要用整合的观点去认识和理解人体功能。

2.动态平衡的观点 人的生命活动是在适应环境的过程中不断变化的,这种变化是在正常范围内的动态平衡,目的是维持人体内环境的相对稳定。因此,学习生理学要注意掌握人体正常的生理变异和功能活动的周期性、双重性、双向性等活动规律,不要以静态的观点去理解生理学内容。

3.注重学科联系与渗透 生理学与其他学科之间具有广泛的联系,正是由于学科之间的相互联系与渗透才促进了生理学的发展,而生理学的发展又促进了其他学科的进步。因此,关注生理学与其他学科的联系,既有助于开拓思路,加深对生理学知识的理解,又有利于知识的融会贯通,应用所学生理学知识去分析、解决所遇到的临床问题,促进综合素质的提高。

4.理论与实践联系 坚持理论联系实际的原则,重视生理实验课的学习。通过生理实验课,既可加深对理论知识的理解,又可培养操作能力、严谨的科学态度和创新精神。

5.形态结构与功能的统一 人体的结构和功能是相适应的,各组织器官的形态结构是生理功能的基础,功能活动是这些形态结构的运动形式。一定的形态结构决定一定的功能,形态结构发生变化,功能活动也随之发生变化;而长期的功能变化也可导致形态结构的变化。因此,学习生理学要注意结构与功能之间的相互联系和相互作用。

第二节 生命的基本特征

通过观察与研究发现,各种生物体都具有新陈代谢、兴奋性、适应性和生殖等生命活动的基本特征。了解这些基本特征,有助于理解人体生理活动的规律。

一、新陈代谢

新陈代谢(metabolism)是指机体与环境之间进行物质和能量交换的自我更新过程。新陈代谢包括合成代谢和分解代谢两个方面。合成代谢是指机体从环境中摄取营养物质,将其合成转化为自身物质,并贮存能量的过程;分解代谢是指机体分解自身物质,释放能量并将分解的终产物排出体外的过程。新陈代谢是生命活动最基本的特征之一,一旦停止,生命也就随之终结。

二、兴奋性

兴奋性(excitability)是指机体、组织对刺激产生反应的能力或特性。

(一)刺激

能被机体感受而做出应答的各种环境变化称为刺激(stimulus)。刺激按照性质不同可划分为:①物理性刺激(如电、机械、温度、声、光和放射线等);②化学性刺激(如酸、碱、盐和药物等);③生物性刺激(如细菌、病毒和寄生虫等);④社会心理性刺激(如语言、文字、情绪等)。生理学中最常用的刺激为电刺激。

(二)反应

刺激引起机体功能状态或活动的改变称为反应(response)。反应有两种基本形式:一种是由相对静止状态变为活动状态或活动由弱到强的变化,称为兴奋(excitation);另一种是由活动状态转为相对静止状态或活动由强到弱的变化,称为抑制(inhibition)。兴奋和抑制既相互对立统一,又可随条件改变而互相转化。

知识拓展

肌内注射为何要求"两快一慢"

一般来说,刺激引起反应的三个变量值越大,刺激越强,反应就越明显。反之亦然。临床护理工作中,在给患者进行肌内注射时,要求遵循"两快一慢"的原则。"两快"是指进针快和出针快,其目的是为了缩短刺激的作用时间。"一慢"是指推药慢,其目的是要降低强度-时间变化率。这样,两者均可减弱刺激的作用,从而减轻患者的疼痛反应。

实验表明,并非任何刺激都能引起机体产生反应。刺激必须具备三个条件:刺激强度、刺激的作用时间和刺激强度-时间变化率(单位时间内刺激强度的变化幅度)。刺激只有达到一定的强度、时间和变化率才能引起机体发生反应。如果保持刺激作用时间和强度-时间变化率不变,把刚能引起组织发生反应的最小刺激强度称为阈强度(threshold intensity),简称阈值(threshold)。强度等于阈值的刺激称为阈刺激,强度小于阈值的刺激称为阈下刺激,而强度大于阈值的刺激则称为阈上刺激。不同的组织或同一组织在不同的功能状态下,其阈值会发生变化。要引起组织兴奋,刺激的强度必须大于或等于该组织的阈值。

【重点提示】
阈值与兴奋性的概念以及二者的关系。

(三)衡量组织兴奋性的指标

衡量组织兴奋性高低的客观指标是阈值,它的大小与组织的兴奋性成反变关系:阈值越小,说明组织的兴奋性越高;阈值越大,说明组织的兴奋性越低。由于神经、肌肉、腺体的兴奋性较高,因此,生理学将这三种组织称为可兴奋组织。

三、适应性

机体随环境变化调整自身生命活动和相互关系的能力称为适应性(adaptability)。适应性分为行为性适应和生理性适应。例如,人体遇到伤害时的躲避行为是行为性适应;强光下瞳孔缩小以减少进入眼内光线量而保护视网膜是生理性适应。虽然人体对环境变化的适应能力是有一定限度的，但人类能运用客观规律来改变环境，这说明人类的行为性适应更具有主动性。

四、生殖

生物体生长发育到一定阶段后，能够产生与自己相似的子代个体的功能称为生殖（reproduction）。由于人的寿命是有限的，需要通过生殖功能来实现人类生命的延续。因此，生殖是生命活动的基本特征之一。

第三节　人体与环境

一、人体与外环境

人体所处的不断变化着的外界环境称为外环境，它包括自然环境和社会环境。自然环境中各种条件的变化不断作用于人体，人体能够对这种外环境的变化作出适应性反应以维持正常生理活动。例如：当外界气温降低时，人体会发生皮肤血管收缩，以减少散热量；通过骨骼肌的紧张性增强甚至出现寒战来增加产热量，以维持体温的相对稳定。当外环境变化过强，超过人体的适应能力时，将会对机体造成不良影响。

社会环境也是影响人体生理的重要因素之一。随着社会的发展，人们的生活节奏也不断加快，学习、就业、工作等压力越来越大，由这些社会心理因素导致的疾病种类和患病人数日益增多。因此，作为医护工作者要高度重视社会心理因素对人体生命活动的影响。

二、内环境及其稳态

（一）内环境

人体内绝大部分细胞并不与外环境直接接触，而是生活在体液环境中。体液（body fluid）是人体内液体的总称，约占体重的60%，其中约2/3分布于细胞内，称为细胞内液，其余约1/3分布于细胞外，称为细胞外液，包括血浆、淋巴液、组织液、脑脊液和房水等。生理学中将体内细胞直接生存的环境称为内环境（internal environment），即细胞外液。

内环境一方面为机体细胞的活动提供适宜的理化环境，使细胞的各种酶促反应和生理功能得以正常进行；另一方面，它是细胞直接进行新陈代谢的场所，细胞代谢所需的营养物质只能从内环境中摄取，细胞代谢产生的代谢产物也直接排到内环境。可见，内环境对细胞的正常生命活动起着十分重要的作用。

（二）稳态

【重点提示】
内环境的概念及稳态的含义。

在正常情况下，内环境的化学成分和理化性质如温度、渗透压、酸碱度及各种离子浓度等只在一个非常窄小的范围内波动。我们把内环境的理化性质保持相对稳定的状态称为稳态（homeostasis），它是细胞进行正常生命活动的必要条件。

人体的生命活动是在内环境稳态不断被破坏和恢复的过程中得以进行的，并保持着动态平衡。因此，内环境稳态不是完全固定不变的静止状态，而是一种复杂的动态平衡，是一种相对稳定的状态。保持内环境稳态是一个复杂的生理过程，如果内环境稳态遭到破坏，细胞外液的理化性质发生较大的变化，当其超出人体最大调节能力时，就会损害机体的正常生理功能，引起人体功能的紊乱进而出现疾病，甚至危及生命。从广义上讲，稳态不仅指内环境理化性质的动态平衡，也泛指从细胞到整个机体各个层次功能状态的相对稳定。

第四节　人体功能的调节

当机体内、外环境发生变化时，体内各组织器官的功能活动也相应进行调整以适应环境的变化,维持内环境的稳态。机体发生的这种适应性反应和各器官系统间的协调统一,都是通过人体生理功能的调节来实现的。

一、人体功能的调节方式

人体生理功能的调节方式有神经调节、体液调节和自身调节。

(一)神经调节

神经调节(nervous regulation)是指通过神经系统的活动对机体功能进行的调节。它在整个调节中起主导作用。神经调节的基本方式是反射(reflex)。反射是指在中枢神经系统的参与下,机体对刺激产生的规律性反应。反射活动的结构基础是反射弧,它由感受器、传入神经、神经中枢、传出神经和效应器组成(图1-1)。感受器能将所感受到的各种刺激转换为电信号,沿传入神经传向神经中枢,神经中枢对传入的信号加以分析、整合并发出信息,通过传出神经来改变效应器的活动,完成反射活动。因此,反射活动的正常进行,有赖于反射弧结构与功能的完整性,反射弧中任何一个部分受到破坏或发生功能障碍,反射活动就会出现异常。

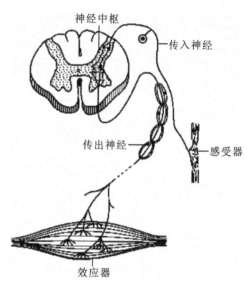

图 1-1　反射弧模式图

反射可分为非条件反射和条件反射。非条件反射是先天遗传的,数量有限,是一种原始的、初级的神经活动,多为维持人体生命的本能活动。例如,食物刺激口腔引起唾液分泌,手碰到火时的迅速缩手动作等。条件反射是建立在非条件反射的基础上,经过后天学习训练获得的反射,是一种高级神经活动,具有更大的易变性和适应性,如"望梅止渴""谈虎色变"等一类的例子。神经调节的特点是反应迅速、精细而准确、作用时间短暂。

(二)体液调节

体液调节(humoral regulation)是指体内的某些化学物质通过血液循环、组织液等体液途径对机体功能进行的调节。体液调节作用的对象称为靶器官或靶细胞。参与体液调节的化学物质主要有内分泌腺或内分泌细胞分泌的激素、细胞产生的特殊化学物质(如组胺、缓激肽等)或代谢产物(如 CO_2,H^+ 等)。体液调节的特点是作用缓慢、范围广泛、持续时间长。

机体内的神经调节和体液调节有时很难完全分开。比如人体的内分泌腺或内分泌细胞大多数受神经的支配和调节,在这种情况下,体液调节便成为神经调节中反射弧传出通路的延伸。这种复合调节方式称为神经-体液调节(nervous-humoral regulation)(图1-2)。例如,交感神经兴奋时,一方面直接作用于心脏、血管、胃肠道等功能器官,另一方面它可引起所支配的肾上腺髓质分泌肾上腺素和去甲肾上腺素,从而使神经与体液因素共同参与机体的功能活动。

【重点提示】
比较分析人体功能的调节方式及其特点。

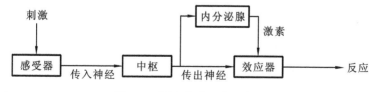

图 1-2　神经-体液调节示意图

(三)自身调节

自身调节(autoregulation)是指某些细胞和组织器官不依赖神经和体液因素,由自身特性对刺激产生适应性反应的过程。这种调节方式目前只在部分组织和器官内发现。例如,心肌的自身调节和肾血流量的自身调节等,这些调节的具体内容将在后面章节详细介绍。自身调节在维持组织器官的生理功能方面具有一定的生理学意义。自身调节的特点是调节范围局限、幅度小、灵敏度低。

二、人体功能调节的反馈控制系统

根据控制论的原理,人体的调节系统可以看作是一个由控制部分和受控部分组成的自动控制系统,又称反馈控制系统。该系统在控制部分与受控部分之间存在着往返的双向联系,形成一个闭合回路。由控制部分发送到受控部分的信息称为控制信息;由受控部分返回到控制部分的信息称为反馈信息。人体的反射中枢或内分泌腺可看作控制部分,而其所支配的效应器或靶器官则可看作受控部分。由受控部分发出的反馈信息反过来影响控制部分活动的过程称为反馈(feedback)(图1-3)。由于反馈的存在,机体生理功能的调节才更及时、精确和完善。根据反馈作用的效果不同,可将其分为负反馈和正反馈。

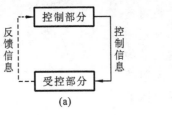

图 1-3　反馈调节
(a)负反馈　(b)正反馈
- - - - 抑制　——兴奋

(一)负反馈

【重点提示】
理解负反馈的概念及生理意义。

负反馈(negative feedback)是指从受控部分发出的反馈信息减弱控制部分的活动,使受控部分的活动与原效应发生相反的变化。在人体功能调节中,负反馈的例子较多。例如,人受到刺激后血压突然升高,通过压力感受器将信息反馈到心血管中枢(控制部分),再由心血管中枢发出指令到达心脏和血管(受控部分),从而引起心输出量减少,外周阻力降低,使升高的血压逐渐降低并恢复到正常水平。反之,当血压突然降低时,又可通过这种机制使血压回升至正常范围,从而保持血压的相对稳定。由此可见,负反馈是维持机体稳态的重要调节方式,其生理意义是使机体的某种生理功能在一定水平上保持相对稳定。

(二)正反馈

正反馈(positive feedback)是指从受控部分发出的反馈信息加强控制部分的活动,使受控部分的活动与原效应一致,并起到加强或促进的作用。这种正反馈在人体功能的调节中为数不多。比如血液凝固、排尿、排便、分娩过程都属于正反馈,其生理意义在于使机体的某种生理功能逐步加强,直至完成。

练习题

一、A₁型题(单句型最佳选择题)

1.下列哪个不是生命的基本特征?(　　　)
　A.新陈代谢　　B.兴奋性　　　C.生物节律　　D.适应性　　E.生殖

2.机体对环境变化发生反应的能力或特性称为(　　　)。
　A.兴奋　　　　B.兴奋性　　　C.抑制　　　　D.适应性　　E.反射

3.刚能引起组织发生反应的最小刺激强度称为(　　　)。
　A.有效刺激　　B.阈刺激　　　C.阈上刺激　　D.阈下刺激　　E.阈值

4.衡量组织兴奋性的指标是( )。

A.阈值　　　　B.动作电位　　　　C.阈电位　　　　D.反射　　　　E.反馈

5.机体内环境是指( )。

A.细胞外液　　B.淋巴液　　　　C.血浆　　　　D.组织液　　　　E.体液

6.正常人体内环境的理化特性保持( )。

A.恒定不变　　B.相对稳定　　　C.随机多变　　D.绝对平衡　　　E.以上都是

7.神经调节的基本方式是( )。

A.兴奋　　　　B.反应　　　　　C.反馈　　　　D.反射　　　　E.抑制

8.不属于反射弧的组成部分的是( )。

A.传出神经　　B.传入神经　　　C.神经中枢　　D.感受器　　　E.受体

9.自身调节的特点是( )。

A.调节幅度较大　　　　　　B.调节的范围比较大　　　　　C.需要激素的参与

D.调节的灵敏度不高　　　　E.以反射的形式进行

10.以下哪项是由负反馈调节的生理过程?( )

A.血液凝固　　B.排尿反射　　　C.体温调节　　D.射精　　　E.分娩

二、A₂型题(病例摘要型最佳选择题)

11.某患者,男,32岁。20 min前因车祸发生左上肢骨折而出血。该患者急性出血后最先出现的调节方式是( )。

A.神经调节　　　　　　　　B.体液调节　　　　　　　　C.神经-体液调节

D.自身调节　　　　　　　　E.体温调节

(胡秋芳)

第二章　细胞的基本功能

学习目标 |...

掌握：细胞膜的物质转运功能；静息电位、动作电位、阈电位的概念；神经-肌接头处兴奋传递的过程。

熟悉：极化、去极化、超极化的概念；静息电位及动作电位的产生机制；骨骼肌的兴奋-收缩耦联。

了解：细胞的跨膜信号传导功能；兴奋在神经纤维上传导的机制；肌细胞收缩的原理。

细胞是人体的基本结构和功能单位。人体所有的生理功能和生化反应，都是在细胞的基础上进行的。可以说，离开对细胞基本结构和功能的认识，人体各器官、系统乃至整个人体的生命活动规律将无法阐明。综上所述，生理学的学习应该从细胞生理开始。本章重点介绍细胞膜的物质转运功能，细胞的跨膜信号转导功能，细胞的生物电现象和肌细胞的收缩功能等。

第一节　细胞膜的跨膜物质转运功能

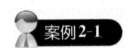

患儿，男，9岁，因急性上呼吸道感染给予青霉素皮试，结果呈"阴性"后，静脉输入0.9%氯化钠注射液250 mL加青霉素钠560万U和病毒唑注射液0.3 g混合静脉点滴，约10 min即出现全身抽搐、呼之不应、两眼上翻、口吐白沫，立即停止输液并给予肾上腺素0.5 mg、地塞米松注射液5 mg肌内注射。查体：T36.7 ℃，R40次/分，P160次/分，BP70/60 mmHg，神志不清，瞳孔对光反射消失，瞳孔直径左侧约4 mm，右侧约3 mm，颜面及口唇发绀，颈软，无抵抗，两肺可闻及干、湿啰音。心率160次/分，律齐，第一心音略低钝，各瓣膜听诊区未闻及杂音。腹软，肝肋下可及。四肢无畸形，两下肢无凹陷性水肿，双侧巴宾斯基征（巴氏征）阳性。诊断：过敏性休克合并脑水肿、喉头水肿、肺水肿。

具体任务：用细胞生理的知识解释脑水肿（细胞毒性脑水肿）的发病机制。

细胞膜是一种特殊的生物膜，具有特殊的结构和功能，属于半透膜，把细胞内外的物质隔开，构成细胞的屏障，使细胞成为一个相对独立的单位。细胞膜可以保持细胞内物质成分的稳定，维持正常的新陈代谢，其与外界的物质转运、信息传递、能量转移、免疫功能等是分不开的。细胞膜主要由脂质、蛋白质和极少量的糖类组成。关于其基本结构和组成，现在最公认的是"液态镶嵌模型"学说，该学说的基本内容包括：细胞膜以液态脂质双分子层为基架，其中镶嵌着具有不同生理功能的蛋白质（图2-1）。

细胞膜的各种功能与膜上所含的蛋白质有关。蛋白质镶嵌在细胞膜的脂质双分子层中，镶嵌形式多样，有的两端露在膜的两侧，贯穿整个脂质双分子层；有的埋在膜的外侧面或内侧面，具有一定深度；有的附着在脂质双分子层的内侧、外侧。蛋白质的功能有：物质转运，如通道蛋白、载体蛋白；识别特异性化学刺激，如膜外侧的糖蛋白；信号转导等。而细胞膜上糖类的主要功能有：作为特异性标志；特异性地与某种递质、激素等结合；作为抗原物质。

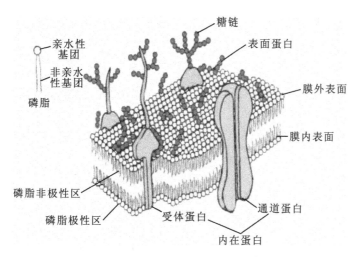

图 2-1 细胞膜的液态镶嵌模型

一、单纯扩散

单纯扩散(simple diffusion)是指脂溶性小分子物质由高浓度向低浓度跨膜移动的过程。单纯扩散的特点是不需要膜蛋白的帮助,同时也不需要细胞代谢提供能量。物质的单纯扩散受温度、膜两侧该物质的浓度差、膜对该物质通过的难易程度(通透性)的影响。膜的通透性是扩散的前提即先决条件,浓度差是扩散的动力。由于细胞膜是脂质双分子层结构,所以脂溶性较强的小分子物质才能靠这种方式通过细胞膜,如 O_2、CO_2、尿素、N_2 等。而水分子的跨膜转运也可通过单纯扩散的方式进行,只是由于细胞膜的脂质具有疏水性,通过该方式扩散的速度较缓慢。因此,体内有部分水分子可通过水通道进行高效的跨膜转运,比如在肾小管和集合管的上皮细胞、呼吸道和肺泡上皮细胞。

二、易化扩散

非脂溶性或脂溶性很小的小分子物质,在特殊膜蛋白的帮助下,由高浓度向低浓度一侧转运的过程称为易化扩散(facilitated diffusion)。易化扩散和单纯扩散一样,顺浓度差进行,不需要消耗能量,但它必须在膜蛋白的帮助下才能进行,这是和单纯扩散的不同之处。根据参与的膜蛋白的不同,将易化扩散分为两类,即通道蛋白参与的通道转运和载体蛋白参与的载体转运。

(一)通道转运(通道介导的易化扩散)

通道转运是依靠细胞膜上的特殊镶嵌蛋白——通道蛋白的帮助完成转运的。通道蛋白像一条贯穿细胞膜且带有闸门装置的管道。通道开放时,物质从高浓度一侧经过通道向低浓度一侧扩散;通道关闭时,物质不能通过细胞膜(图 2-2)。各种离子如 Na^+、Ca^{2+}、Cl^-、K^+ 等主要通过这种方式转运。由于通道蛋白具有特异性,所以离子通道的活动表现出明显的选择性,即每种通道只对一种或几种离子有较高的通透能力,故通道分别被命名为 Na^+ 通道、Ca^{2+} 通道、Cl^- 通道等,它们分别让相应的不同离子通过。离子扩散量的多少,主要取决于两个因素:膜两侧的浓度差和离子产生的电场力的影响,这两种因素是离子扩散的动力。离子通道必须开放是离子扩散的条件。

通道的开放(激活)或关闭(失活)是通过"闸门"来调控的,离子通道在未激活时是关闭的,当"闸门"被打开时,离子才能通过,故离子通道又称为门控通道。根据引起"闸门"开放和关闭的机制不同,可分为不同的门控通道:一类是电压门控通道,它们在膜去极化到一定电位时开放,如神经元上的 Na^+ 通道;一类是化学门控通道,受细胞外液中某些化学物质的影响而开放,如激素与相应受体(通道)结合;还有一类是机械门控通道,当膜的局部受牵拉变形时被激活,如听觉的毛细胞上存在此类通道。

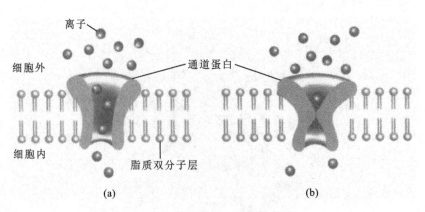

图 2-2　经通道易化扩散模式图
(a)通道开放　(b)通道关闭

(二)载体转运(载体介导的易化扩散)

细胞膜中有载体蛋白,这些蛋白分子有一个到数个与被转运的某种物质结合的位点,当载体蛋白与被转运的物质结合时,载体蛋白的结构发生改变,把被结合的物质从膜的高浓度一侧转运到低浓度一侧,然后与物质分离。如葡萄糖、氨基酸进入细胞就属于载体转运(图2-3)。

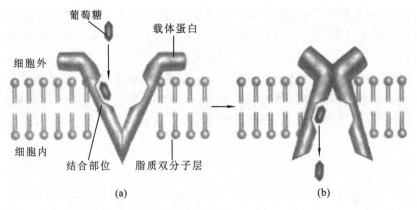

图 2-3　经载体易化扩散示意图

载体转运的特点有以下几方面:①特异性:每一种载体蛋白只能转运某种具有特定结构的物质。②饱和现象:由于细胞膜上载体蛋白的数目和被转运物质的结合位点的数目是一定的、有限的,所以当被转运物质浓度增加到一定限度时,再增加该物质的浓度,物质的转运效率不再随之增加。③竞争性抑制:一种载体蛋白能同时转运两种或两种以上结构相似的物质时,一种物质转运增加,将减弱另一种物质的转运。

通过单纯扩散和易化扩散转运物质时,依靠细胞膜两侧的浓度差(或电位差)为动力,不需要细胞代谢提供能量,故将它们称为被动转运。

三、主动转运

细胞膜通过本身的某种耗能过程,在细胞膜上泵蛋白的帮助下,逆浓度差或逆电位差转运某些物质分子或离子的过程,称为主动转运(active transport)。主动转运分为两种:原发性主动转运和继发性主动转运。一般所说的主动转运是指原发性主动转运。

(一)原发性主动转运

原发性主动转运(primary active transport)是指细胞膜将物质分子(或离子)逆浓度差和电位差转运的过程,它是通过生物泵的活动来实现转运的。生物泵的种类很多,常以它们转运的物质而命名。如转运钠离子的钠-钾泵,转运钙离子的钙泵。生物泵是一种细胞膜蛋白质,它转运物质时把物质分子从低浓度一侧"泵"到高浓度一侧,就像水泵抽水一样,必须得有能量。在各种生物泵中,以钠-钾泵的作用最重要,对它的研究也最充分。

钠-钾泵简称钠泵(sodium pump),普遍存在于哺乳动物细胞膜上,钠泵具有 ATP 酶的活性,是一种 Na^+-K^+ 依赖式 ATP 酶。当细胞内的 Na^+ 浓度增高或细胞外的 K^+ 浓度增高时,钠泵被激活,将 ATP 分解释放能量,把细胞外的 K^+ 运到膜内,把细胞内的 Na^+ 运到膜外。一个 ATP 分子分解释放的能量,可以把 3 个 Na^+ 移到膜外,2 个 K^+ 移入细胞内(图 2-4)。

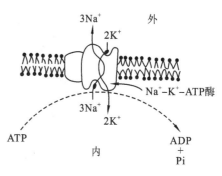

图 2-4 钠泵原发性主动转运示意图

钠泵活动的意义主要是让 Na^+、K^+ 在细胞内外保持一定的浓度差。①离子势能贮备是生物电产生的基础;②Na^+ 在膜两侧的浓度差为继发性的主动转运提供动力;③细胞内高 K^+ 是某些生化反应所必需的;④防止细胞水肿。

(二)继发性主动转运

有些物质在进行跨膜转运时所需的能量并不直接由 ATP 分解供能,而是依靠原发性主动转运(如钠泵)建立的离子浓度差,在该离子顺浓度差扩散的同时将其他物质逆浓度梯度和(或)电位梯度进行跨膜转运,称为继发性主动转运(secondary active transport),也称联合转运。比如葡萄糖、氨基酸等营养物质在小肠的吸收(图 2-5),肾脏对这两种物质的重吸收均属于继发性主动转运。继发性主动转运可分为两种:联合转运的物质为同一方向的称为同向转运;联合转运的物质为相反方向的称为逆向转运。

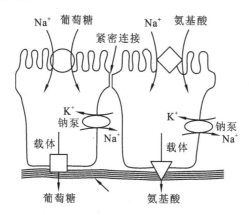

图 2-5 继发性主动转运示意图

四、入胞和出胞

小分子物质或离子的转运方式是以上三种方式,而大分子物质或团块的转运是入胞和出胞的方式(图 2-6),这两种方式比较复杂,并且在转运时也需要细胞供能。

(一)入胞

细胞外大分子物质或团块进入细胞内的过程,称为入胞(endocytosis),也称胞吞。如果进入细胞内的是固体,称为吞噬,如白细胞吞噬细菌;如果进入细胞的是液体,称为吞饮。入胞的物质先被细胞识别并相互接触,接着接触位置的细胞膜向内凹陷或伸出伪足把物质包裹起来,然后,包裹的细胞膜融合断裂,使物质连同包裹它的膜一起进入细胞。

(二)出胞

大分子物质或团块从细胞内被排出到细胞外的过程称为出胞(exocytosis)。如消化腺细胞分泌消化液的过程、神经末梢释放递质的过程、内分泌细胞分泌激素的过程均属于出胞。

【重点提示】
试比较细胞膜的物质转运方式及其特点。

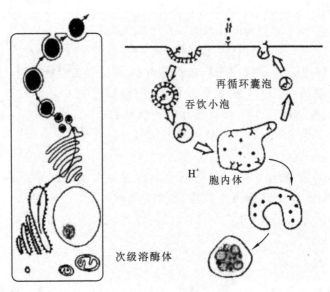

图 2-6　入胞和出胞作用

第二节　细胞膜的跨膜信号转导功能

　　跨膜信号转导是指外界信号(化学分子、光、声音等)作用于细胞膜表面的受体,引起膜结构中一种或多种特殊蛋白质构型改变,将外界环境变化的信息以新的信号形式传递到膜内,再引发靶细胞功能改变。受体(receptor)是指能与配体特异性结合的蛋白质。配体是指细胞外的信号物质,如各种神经递质、激素、细胞因子、气体分子等物质。

一、G-蛋白耦联受体介导的信号转导

　　G-蛋白耦联受体是存在于细胞膜上的蛋白质,当它与信号分子结合后可激活细胞膜上的 G-蛋白,G-蛋白被激活后可激活 G-蛋白效应器酶(如腺苷酸环化酶),G-蛋白效应器酶激活后可催化某些物质(如 ATP)产生第二信使,第二信使通过蛋白激酶发挥生理作用。G-蛋白是细胞内鸟苷酸调节蛋白的简称。由于这类膜受体是通过 G-蛋白发挥作用的,故称为 G-蛋白耦联受体。这种通过 G-蛋白耦联受体进行的信号转导称为 G-蛋白耦联受体介导的信号转导。在人体功能调节中,含氮类激素的作用机制大多是通过这种途径来发挥作用的。

二、离子通道受体介导的信号转导

　　细胞膜上的蛋白质有些起到通道作用,被称为通道蛋白,而有些通道又具有受体功能,能直接控制这些通道的开放或关闭,进而引起相应的离子跨膜流动,实现信号的跨膜转导,这种信号转导途径被称为离子通道受体介导的信号转导。典型的离子通道受体介导的信号转导的例子是神经-骨骼肌接头处的兴奋传递过程。骨骼肌细胞膜的运动终板膜上存在乙酰胆碱 N_2 型受体,该受体即为一种离子通道受体,当乙酰胆碱 N_2 型受体与运动神经末梢释放的神经递质乙酰胆碱结合后,骨骼肌细胞膜的运动终板膜上的 Na^+ 通道开放,Na^+ 内流,从而实现跨膜信号转导。

三、酶耦联受体介导的信号转导

　　细胞膜上的蛋白质种类很多,其中一种蛋白质既有酶的作用,又有受体的作用,这种蛋白质称为酶耦联受体。通过酶耦联受体的双重作用完成的信号转导称为酶耦联受体介导的信号转导。在人体内重要的酶耦联受体有酪氨酸激酶受体和鸟苷酸环化酶受体。体内的胰岛素等肽类激素就是通过酶耦联受体进行信号转导的。

第三节 细胞的生物电现象

生物电(bioelectricity)是一种十分重要的生命活动现象,是生理学的重要基础理论。生物电是指细胞分子在进行生命活动时具有的电现象。生物电的研究对了解神经系统、运动系统的功能活动有重要的意义。临床上作为诊断用的一些检查手段如心电图、脑电图、胃肠电图等是人体不同器官生物电活动综合表现的记录。生物电包括静息电位和动作电位两种。

一、静息电位

(一)静息电位的概念

静息电位(resting potential,RP)是指细胞在静息状态下,细胞膜两侧的电位差。静息电位的记录是采用阴极射线示波器及其相关附属设备,当两个尖端直径只有 1 μm 或更细的微电极都放在细胞膜的外表面时,示波器的荧光屏上不显示电位变化,说明细胞膜外表面不存在电位差。当把其中一个电极刺入细胞内,另一电极作为参考电极放在细胞外,示波器上可明显显示电位下降,说明细胞膜内外两侧存在电位差,即为静息电位(图 2-7)。静息电位是一个相对稳定的直流电位,如果规定膜外电位为零,细胞膜内的电位为负电位。这说明细胞在安静状态下保持细胞膜外带正电,细胞膜内带负电的状态,这种状态称为极化(polarization)。

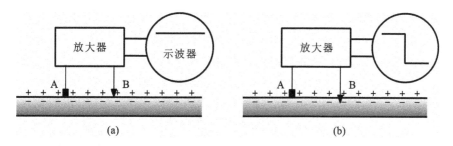

图 2-7 静息电位的记录和测定

(a)电极 A 和 B 均置于细胞外表面　(b)电极 A 置于细胞外,电极 B 插入细胞内,记录细胞内外的电位差

大多数细胞的静息电位是在安静时记录到的膜内电位,在−100～−10 mV 之间。如哺乳动物的神经细胞和肌细胞为−90～−70 mV,人的红细胞为−10 mV,枪乌贼巨大神经轴突的静息电位为−70～−50 mV。以上所述静息电位是指细胞膜内外的电位差,负号表示膜内电位低于膜外电位。静息电位减小表明膜内外电位差变小,称为去极化(depolarization)或除极化,如膜电位从−90 mV 变为−50 mV;静息电位增大,表明膜内外电位差增大,称为超极化(hyperpolarization),如膜电位从−70 mV 变为−120 mV;细胞膜去极化后再向静息电位方向恢复的过程,称为复极化(repolarization)。

知识拓展

电压钳和膜片钳技术

如何了解生物电产生时膜对离子通透性的改变?Hodgkin 和 Huxleyu 首先使用电压钳实验技术进行了膜电流测定。后来,Erwin Neher 和 Bert Sakmann 在电压钳的基础上发展了膜片钳技术,膜片钳技术既可用于观察单离子通道电流,又可用于观察各种离子通道电流及其调控,还可与分子生物学技术结合进行离子通道与受体的分子结构和功能研究,因而广泛应用于医学各领域。为此,Erwin Neher 和 Bert Sakmann 获得了1991 年诺贝尔生理学或医学奖。

(二)静息电位产生的机制

细胞膜内外在安静时产生的电位差与细胞膜两侧带电荷的离子分布不均有关。静息时,细胞内外各种离子的浓度分布不均:细胞膜外有较多的 Na^+ 和 Cl^-,细胞膜内有较多的 K^+ 和带负电荷的蛋白质大分子。另外,静息电位的产生与安静时细胞膜对不同离子的通透性有关:静息状态下,细胞膜对 K^+ 的通透性较大,对 Na^+ 的通透性较小。正常时,细胞膜内 K^+ 浓度高于膜外,Na^+ 浓度膜外高于膜内。此时,K^+ 有顺浓度差向膜外扩散的趋势,而 Na^+ 有向膜内扩散的趋势。安静时,细胞膜只对 K^+ 有较大的通透性,只允许 K^+ 向膜外扩散,当 K^+ 向膜外扩散时,膜内带负电的蛋白质大分子留在细胞内,因为这时细胞膜对它几乎没有通透性。这种情况下,K^+ 外流越多,膜外带的正电荷也越多,从而电位升高,而细胞膜内侧则带负电荷,电位降低,细胞膜两侧就形成了外正内负的电位差,并且带负电的蛋白质大分子对 K^+ 的跨膜扩散有静电吸引作用,因此,K^+ 扩散到细胞膜外以后,只能分布在膜的外表面,不能自由扩散到细胞外液中,同时,扩散出去的 K^+ 在膜的外表面形成一个排斥细胞内 K^+ 进一步扩散的阻力。由此可见,K^+ 不是无限外流的。当膜内外浓度差使 K^+ 跨膜外流的化学驱动力和细胞膜外聚集的 K^+ 形成的阻止 K^+ 继续扩散的电场力达到平衡时,K^+ 的净外流为零,这时,细胞膜两侧就形成了一个相对稳定的电位差,即静息电位。综上所述,大多数细胞静息电位的形成主要是 K^+ 外流所产生的电化学平衡电位。

二、动作电位

(一)动作电位的概念

动作电位(action potential,AP)是指细胞受到适当的刺激后,在静息电位的基础上发生的快速可扩步的电位变化。动作电位是细胞处于兴奋状态的标志。

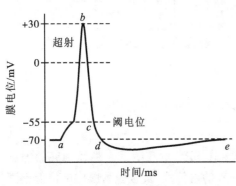

图 2-8 动作电位模式图

ab:锋电位上升支 *bc*:锋电位下降支
cd:负后电位 *de*:正后电位

下面以神经细胞的轴突为例(图 2-8),采用微电极细胞内记录法,简要描述动作电位的变化过程。当细胞受刺激时,膜电位会发生短暂的变化,这时膜内的负电位不仅不会消失,还会出现膜内带电,膜外带正电的现象的倒转,即变为膜内带正电,膜外带负电,这种极化状态的反转,称为反极化。当细胞受刺激时,膜电位由静息时的-70 mV升高到 0 mV,出现由极化状态到去极化的变化,进而膜电位会继续升高,由 0 mV升高到+30 mV,这时膜内带正电,膜外带负电,称为超射,即膜电位超出 0 mV的部分。去极化和反极化合起来形成动作电位的上升支。上升支时间很短,大约 0.5 ms就完成了。习惯把上升支称为去极化时相。动作电位的上升支达到顶点(+30 mV)后膜电位快速由正恢复到负,直到接近静息电位的水平,形成动作电位的下降支。把下降支称为复极化时相。复极化是指在去极化和反极化的前提下,膜的带电状态由外负内正又变为外正内负,即极化状态的恢复。

动作电位的上升支和下降支形成一个尖峰样的波形,总时间很短暂,不超过 2 ms,故称为锋电位。锋电位之后,膜电位不是立即回到原来的静息电位,而是要经历一个缓慢的变化过程,才恢复到静息电位的水平。这个缓慢下降过程包括先经历一个负后电位,即膜电位由缓慢下降,再回到静息电位的过程。随后膜电位并没有静止在静息电位,而是再经历一个正后电位,即膜电位继续缓慢下降,然后才恢复到静息电位的水平。正后电位和负后电位统称后电位。只有在后电位结束后,膜电位才恢复到原来的静息电位。

动作电位的特点有:①"全或无"现象:一旦产生就达到最大值,其幅度不因刺激强度的加强而增大,即动作电位要么不产生(无),一产生就达到最大(全)。②不衰减传导:动作电位在同一个细胞上的传导过程中,其幅度和波形不会因为传导距离的增加而减小。③脉冲式:动作电位之

NOTE

间总有一定时间间隔而形成脉冲样图形,不会重合。

(二)动作电位的产生机制

细胞膜外的 Na^+ 浓度高于膜内,所以 Na^+ 有从细胞外向细胞内扩散的趋势;同时,带电离子跨膜移动还受膜两侧电位差的影响,静息电位时细胞膜形成的外正内负的电位差是推动 Na^+ 内流的电场力。因此,安静时 Na^+ 内流的电-化学驱动力很大。当细胞受到一次有效刺激时,膜对 Na^+ 的通透性开始增大(少量钠通道被激活),有少量的 Na^+ 顺浓度差和电位差内流,引起静息电位负值减小,细胞膜产生轻度去极化。当膜电位去极化至某一临界电位(阈电位)时,电压门控 Na^+ 通道开放,此时膜对 Na^+ 的通透性突然增大,超过了膜对 K^+ 的通透性,Na^+ 迅速大量内流,使膜电位急剧上升,由原来安静时的外正内负状态变为内正外负的状态,形成动作电位的上升支,即去极化。随着 Na^+ 内流的增多,阻止 Na^+ 内流的电场力也逐渐增大,当浓度差作用下 Na^+ 内流和细胞膜内正外负的电场促使 Na^+ 外流相等时,膜电位达到一个新的平衡电位,即 Na^+ 的电-化学平衡电位。随后 Na^+ 通道关闭,Na^+ 内流停止,K^+ 通道被激活而开放,导致 K^+ 快速外流,膜内负电越来越多,膜内电位快速下降,直到恢复到负电位状态,形成动作电位的下降支。在复极期末,膜电位虽然已恢复到静息电位水平,但细胞内外的离子分布状态并未恢复。为了恢复膜内外的离子浓度差,需要依靠钠泵的活动,将细胞内的 Na^+ 泵到细胞外,同时将细胞外的 K^+ 泵到细胞内,从而恢复静息状态时膜内外的离子分布,这是后电位产生的原因之一。

总之,细胞的动作电位上升支是由 Na^+ 快速内流形成的;动作电位的上升支达到的顶点所对应的电位是 Na^+ 的电-化学平衡电位;下降支是由 K^+ 快速外流形成的。

(三)动作电位产生的条件

1. 阈电位 能触发动作电位的临界膜电位称为阈电位(threshold potential,TP),对应的刺激是阈刺激或阈上刺激。静息电位去极化达到阈电位是产生动作电位的必要条件。阈电位的数值一般比静息电位小 10～20 mV,一般来说,细胞的兴奋性高低与细胞的静息电位和阈电位的差值成反比关系:差值越大,细胞的兴奋性越低;差值越小,细胞的兴奋性越高。

2. 局部反应和总和 产生于膜的局部的较小的去极化反应称为局部反应,局部反应产生的电位称为局部电位(图 2-9)。局部电位只限于受刺激的部位,对应的刺激是单个的阈下刺激,不能向四周传播。局部反应的特点:①无"全或无"现象,局部电位的幅值会随着阈下刺激的增强而增大;②呈衰减性传导,局部电位的变化幅度比较小,并且随着传播距离的增加而减小,最后消失,不会远传;③有总和效应,一次阈下刺激不能引发动作电位,只能引起一个局部反应,但如果多个阈下刺激引起的多个局部反应经过时间上或空间上的叠加,就有可能使膜电位去极化达到阈电位,从而爆发动作电位。

【重点提示】
阈电位的概念。

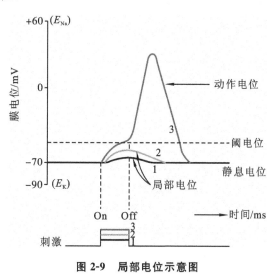

图 2-9　局部电位示意图

NOTE

（四）动作电位的传导

动作电位在同一细胞上的传播称为传导，在神经纤维上传导的动作电位称为神经冲动。可兴奋细胞的细胞膜上任何一点只要产生动作电位，就会沿着细胞膜向周围传播，直到传遍整个细胞（图2-10）。

动作电位的传导原理目前常采用"局部电流学说"来解释。细胞处于静息电位时细胞膜内外的带电情况是外正内负，当细胞上的某个部位受到刺激而兴奋时，兴奋部位的膜电位由静息时的外正内负变为内正外负，而临近部位仍然是外正内负。这样在兴奋部位和临近未兴奋部位之间就存在电位差，由于细胞内外液均导电，因此在细胞内外两侧可发生电荷移动，形成局部电流。局部电流的方向：在细胞膜外侧，由未兴奋部位流向兴奋部位，即正电荷流向负电荷；在细胞膜的内侧则刚好相反，由兴奋部位流向未兴奋部位，即正电荷流向负电荷。这样就形成了局部电流环路。局部电流的结果是，与兴奋部位相邻的未兴奋部位发生去极化，即膜外电位降低，膜内电位升高，当去极化达到阈电位时，引起膜对 Na^+ 的通透性增加，同时膜上大量 Na^+ 通道开放，Na^+ 内流增加，使未兴奋部位去极化，从而爆发动作电位。这样，兴奋部位与邻近未兴奋部位之间产生的局部电流不断向周围移动，使动作电位迅速地向四周传播，直到全部细胞膜依次产生动作电位。因此，动作电位的传导是依靠局部电流由近及远依次传导的。

骨骼肌细胞、心肌细胞、无髓神经纤维等都是以局部电流的方式完成兴奋的传导。有髓神经纤维则比较特殊，由于神经纤维外包有髓鞘，而髓鞘具有绝缘性，不导电，但在髓鞘与髓鞘之间的郎飞结则可以导电。因此，当有髓神经纤维受到刺激发生兴奋时，兴奋可由一个郎飞结传到另一个郎飞结，呈现跳跃式传导。所以有髓神经纤维传导兴奋的速度比无髓神经纤维快。

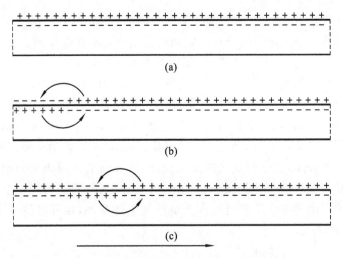

图 2-10　动作电位在神经纤维上的传导

（五）细胞兴奋性的周期性变化

细胞受刺激发生一次兴奋后，其兴奋性将发生一系列规律性变化。在兴奋发生的最初一段时间内，不论给予多强的刺激也不可能使细胞再次产生兴奋，这一时期称为绝对不应期（absolute refractory period，ARP）。绝对不应期大约相当于锋电位发生的时期。细胞处于绝对不应期时，其兴奋性为零。绝对不应期之后，细胞的兴奋性逐渐恢复，受到超过原来阈强度以上的刺激时，可产生再次兴奋，这一时期称为相对不应期（relative refractory period，RRP）。相对不应期大约相当于负后电位的前段。细胞处于相对不应期时，其兴奋性低于正常。相对不应期之后，有的细胞的兴奋性还会出现波动，轻度高于正常的时期称为超常期（supranormal period，SNP），相当于负后电位的后段；轻度低于正常的时期称为低常期（subnormal period），相当于正后电位出现的时期。

细胞兴奋性的周期性变化是一个有重要功能意义的生理现象。特别是绝对不应期的存在，细胞在两次兴奋间的最短时间间隔是由绝对不应期的长短决定的，即决定了细胞在单位时间内能够产生兴奋的最多次数。例如,实验条件下,蛙的有髓神经纤维的绝对不应期或动作电位的持续时间约为 2 ms,那么此纤维每秒钟内所能产生的动作电位的次数不可能超过 500 次。实际上神经纤维在体内自然情况下所能产生和传导的神经冲动的频率,远远低于它们理论上可能达到的最大值。

第四节 肌细胞的收缩功能

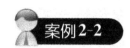

患者,女,45 岁,因与家人争吵自服美曲膦酯(敌百虫)约 100 mL 后出现头晕、恶心、呕吐伴四肢肌肉痉挛性收缩。查体:T39.5 ℃,P100 次/分,R16 次/分,BP169/99 mmHg,全身多汗。实验室检查:Na^+ 127 mmol/L,Ca^{2+} 3.0 mmol/L,胆碱酯酶(CHE)1591 U/L。

具体任务:

1.分析病例,该患者的临床诊断是什么?

2.试分析该患者中毒的机制,合理解释骨骼肌出现痉挛性收缩的原因,写出分析结果。

组成人体的肌肉有三种:平滑肌、心肌、骨骼肌,它们共同的基本功能是收缩,且三类肌细胞在收缩原理上基本相同,通过各自的收缩分别完成胃肠道运动、心脏的泵血、躯体的运动等功能。其中骨骼肌是人体内最多的组织,约占人体体重的 40%。在骨和关节的配合下,通过骨骼肌的收缩和舒张,完成人和高等动物的各种躯体运动。每个骨骼肌纤维都是一个独立的功能和结构单位,它们至少接受一个运动神经末梢的支配,并且骨骼肌纤维只有在支配它们的神经纤维有神经冲动传来时,才能进行收缩。下面就以骨骼肌为例来讲述肌细胞的收缩功能。

一、骨骼肌神经-肌接头处的兴奋传递

(一)骨骼肌神经-肌接头的微细结构

运动神经纤维在到达神经末梢处时先失去髓鞘,以裸露的轴突末梢嵌入到肌细胞膜上,轴突末梢所对应的肌细胞膜称作终板膜。轴突末梢的膜和终板膜并不直接接触,二者之间存在空隙,充满了细胞外液。骨骼肌神经-肌接头的结构有:接头前膜,即和肌细胞膜靠近的轴突末梢;接头后膜,也称终板膜;接头间隙,即接头前膜和接头后膜之间的空隙(图 2-11)。

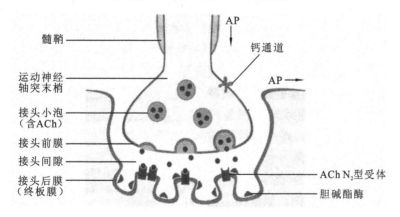

图 2-11 骨骼肌神经-肌接头处的微细结构示意图

终板膜上有乙酰胆碱(ACh)N_2型受体,能与 ACh 发生特异性结合。终板膜上还有大量能分解 ACh 的胆碱酯酶。在轴突末梢的轴浆中,含有大量直径约 50 nm 的囊泡,囊泡内含有 ACh。在神经末梢处于安静状态时,一般只有少数囊泡随机地进行释放,不能对肌细胞产生显著影响。但当神经末梢处有神经冲动传来时,大量囊泡向轴突膜的内侧面靠近,通过囊泡膜与轴突膜的融

合,并在融合处出现裂口,使囊泡中的 ACh 全部进入接头间隙。据推算,一次动作电位的到达,能使 200～300 个囊泡的内容物排放,使近 10^7 个 ACh 分子被释放。囊泡的释放是通过出胞作用进行的,称为量子式释放。

(二)骨骼肌神经-肌接头处兴奋的传递过程

【重点提示】
骨骼肌神经-肌接头处兴奋传递的过程。

当神经末梢处有神经冲动传来时,接头前膜上的钙通道开放,Ca^{2+} 内流,使轴浆中的囊泡向接头前膜方向移动,囊泡膜与接头前膜发生融合、断裂,从而释放出 ACh 分子,ACh 分子通过接头间隙到达终板膜表面时,立即与终板膜上的 ACh N_2 型受体结合,导致 ACh N_2 型受体通道的开放。这种通道开放时,可允许 Na^+、K^+ 甚至少量 Ca^{2+} 同时通过。由于这几种离子正常时在膜内的分布特点,实际出现的是 Na^+ 的内流和 K^+ 的外流,其总的结果是使终板膜处原有静息电位减小,向零值靠近,亦即出现膜的去极化,这一电变化,称为终板电位(end-plate potential)。终板电位与前述的局部兴奋电反应有类似的性质:不表现"全或无"特性,其大小与接头前膜释放的 ACh 的量成正比;无不应期,可表现总和现象等。当终板电位去极化到该处膜的阈电位水平时,就会引发一次向整个肌细胞膜作"全或无"式传导的动作电位,再通过"兴奋-收缩耦联",引起肌细胞出现一次机械性收缩。

正常情况下,一次神经冲动所释放的 ACh 以及它所引起的终板电位的大小,可超过引起肌细胞膜动作电位所需阈值的 3～4 倍,因此骨骼肌神经-肌接头处的兴奋传递通常是一对一的,亦即运动纤维每一次神经冲动到达末梢,都能使肌细胞兴奋一次,诱发一次收缩。已知 ACh 的清除主要靠胆碱酯酶的降解作用来完成,此酶主要分布在接头后膜上,它们大约可以在 2 ms 的时间内将一次神经冲动所释放的 ACh 清除掉。许多药物可以同 ACh 竞争终板膜上 ACh N_2 型受体,如美洲箭毒和 α-银环蛇毒,因而可以阻断接头传递而使肌肉失去收缩能力,有类似作用的药物称为肌肉松弛剂。有机磷农药和新斯的明对胆碱酯酶有选择性抑制作用,可造成 ACh 在接头和其他部位的大量积聚,引起中毒症状。重症肌无力是一种影响骨骼肌神经-肌接头传递的自身免疫性疾病,是由于体内骨骼肌终板膜处的 ACh 受体不足并且受体部位存在抗 ACh 抗体。

知识拓展

递质乙酰胆碱的发现

20 世纪 20 年代,英国人戴尔(Henry Dale)发现裸麦角提取物中含有一种物质,能在周围神经末梢引起副交感神经的各种效应,这种作用能被阿托品抵消。德国人勒维(Otto Loewi)在青蛙实验中把带有迷走神经的心脏取出,用一玻璃管插入心脏,管内灌上生理盐水代替血液,这样心脏仍然跳动。用电刺激迷走神经则心脏的收缩减弱。然后立即将这个蛙心流出来的液体引入另一个蛙心腔中。这个蛙心未受到任何刺激时,也产生收缩减弱的效果。于是,勒维认为这是迷走神经释放的物质引起的。戴尔和勒维经过合作,在 1936 年终于证实神经-肌接头的传出递质是乙酰胆碱。由此他俩获得了 1936 年诺贝尔生理学或医学奖。

二、骨骼肌的兴奋-收缩耦联

(一)骨骼肌细胞的结构及肌管系统

1.肌原纤维与肌小节　每个肌纤维含有大量直径为 1～2 μm 的纤维状结构,称为肌原纤维,它们平行排列,纵贯肌纤维全长,在一个细胞中可达上千条之多(图 2-12)。每条肌原纤维的全长都呈现规则的明、暗交替,分别称为明带和暗带;而且在平行的各肌原纤维之间,明带和暗带又都分布在同一水平上;暗带的长度比较固定,不论肌肉处于静止状态、受到被动牵拉或进行收缩时,它都保持一定的长度;在暗带中央,有一段相对透明的区域,称为 H 带,它的长度随肌肉所处状态的不同而有所变化;在 H 带中央亦即整个暗带的中央,又有一条横向的暗线,称为 M 线。明带的长度是可变的,它在肌肉安静时较长,并且在一定范围内可因肌肉所受的牵引而变长;但明带在肌肉收缩时可变短。明带中央也有一条横向的暗线,称为 Z 线。肌原纤维上每一段位于两条 Z 线之间的区域,它包含一个位于中间部分的暗带和两侧各 1/2 的明带,合称为肌小节(sarcomere),肌小节是肌肉收缩和舒张的最基本单位。肌细胞的收缩或舒张,实际上就是肌小节的缩短或延长。

2.肌管系统 肌管系统是指包绕在每一条肌原纤维周围的膜性囊管状结构,由两组独立的管道系统组成。一部分肌管的走行方向和肌原纤维相垂直,称为横管系统或 T 管,它是由肌细胞膜向内凹入而形成的。它们穿行在肌原纤维之间,横管实质上是肌膜的延续,管中的液体就是细胞外液。横管形成环绕肌原纤维的管道,它们相互交通,管腔通过肌膜凹入处的小孔与细胞外液相通。肌原纤维周围还有另一组肌管系统,就是肌质网,它们的走行方向和肌小节平行,称为纵管系统或 L 管。纵管系统或肌质网主要包绕每个肌小节的中间部分,这是一些相互沟通的管道,但是在接近肌小节两端的横管时管腔出现膨大(称为终池),它使纵管以较大的面积和横管相靠近。每一横管和来自两侧肌小节的纵管终池,构成了三联管(图 2-12)。横管系统的作用是将肌细胞兴奋时出现在细胞膜上的电变化沿 T 管膜传入细胞内部,肌质网和终池的作用是通过对钙离子的贮存、释放和再积聚,触发肌小节的收缩和舒张;而三联管结构则是把横管传来的电信息和终池释放的 Ca^{2+} 过程连接起来。

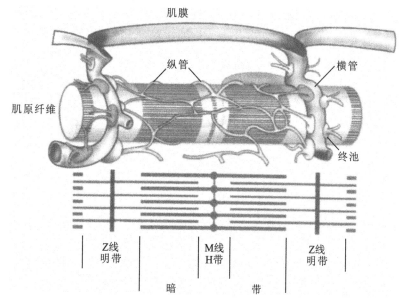

肌膜

纵管 横管

肌原纤维

终池

| Z线 | M线 | Z线 |
| 明带 | H带 | 明带 |

暗 带

图 2-12 骨骼肌细胞的肌原纤维和肌管系统

(二)兴奋-收缩耦联的过程

把肌细胞的电兴奋和机械收缩连接起来的中介过程称为兴奋-收缩耦联(excitation-contraction coupling)。肌细胞在兴奋时,先在肌细胞膜上产生动作电位,随后才发生肌细胞的收缩。兴奋-收缩耦联的结构基础是三联管,起关键作用的耦联物是 Ca^{2+}。该过程包括三个主要步骤:电兴奋通过横管系统传向肌细胞的深处;三联管处的信息传递;终池释放 Ca^{2+},Ca^{2+} 触发肌丝滑行。当细胞膜兴奋产生动作电位时,这一电变化可沿着凹入细胞内部的横管膜传导,深入到三联管结构和每个肌小节的近旁。使终池对 Ca^{2+} 的通透性增加,Ca^{2+} 由终池释放入肌浆,然后 Ca^{2+} 与肌钙蛋白结合,从而引发肌肉收缩。当神经冲动停止时,钙通道关闭,Ca^{2+} 内流停止,Ca^{2+} 在逆浓度差的情况下由胞浆转运到肌质网中去,这种转运是由钙泵完成的。钙泵是一种 Ca^{2+} 依赖式 ATP 酶,在肌浆中 Ca^{2+} 增高的情况下,它可以分解 ATP 获得能量,将 Ca^{2+} 由胞浆转运到肌质网中去;由于胞浆中 Ca^{2+} 浓度的降低,Ca^{2+} 与肌钙蛋白解离,引起肌肉舒张。

【重点提示】
兴奋-收缩耦联的概念。

NOTE

三、骨骼肌的收缩机制

（一）肌丝的分子组成

1. 粗肌丝 粗肌丝主要由肌凝蛋白（亦称肌球蛋白）所组成，它们的分子在粗肌丝中呈独特的有规则的排列。一条粗肌丝含有 200～300 个肌凝蛋白分子，每个分子长 150 nm，呈长杆状，在杆的一端有球形的头部。肌凝蛋白分子各杆状部朝向 M 线聚合成束，形成粗肌丝的主干，而头部则规律地裸露在粗肌丝表面，形成横桥（cross bridge）。横桥的主要特性有两个：一是横桥可以和细肌丝上的肌纤蛋白分子呈可逆性的结合，使细肌丝继续向暗带方向移动；二是横桥具有 ATP 酶的作用，可以分解 ATP 而获得能量，供细肌丝拉动滑行。由此可见，横桥和细肌丝的相互作用，是引起肌丝滑行的必要条件。

2. 细肌丝 细肌丝由三种蛋白质分子组成，其中主要是肌纤蛋白（亦称肌动蛋白）。肌纤蛋白与肌丝滑行有直接的关系，故和肌凝蛋白一同被称为收缩蛋白质。肌纤蛋白分子单体呈球状，它们在细肌丝中聚合成双螺旋状，成为细肌丝的主干（图 2-13）。细肌丝中的另外两种蛋白质，不直接参与肌丝间的相互作用，但可影响和控制收缩蛋白质之间的相互作用，故称为调节蛋白质；其中一种是原肌凝蛋白（也称原肌球蛋白），它呈细长的双螺旋结构，在细肌丝中和肌纤蛋白双螺旋并行，在肌肉安静时原肌凝蛋白的位置正好在肌纤蛋白和横桥之间，阻碍两者相互结合；另一种调节蛋白质称为肌钙蛋白，肌钙蛋白以一定的间隔出现在原肌凝蛋白的双螺旋结构之上。

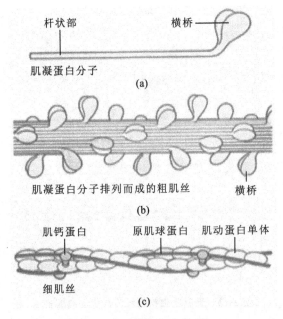

图 2-13 粗、细肌丝结构示意图

（二）收缩的过程

肌丝滑行学说的主要内容：肌肉收缩时虽然在外观上可以看到整个肌肉或肌纤维的缩短，但在肌细胞内并无肌丝或它们所含的分子结构的缩短，而只是在每一个肌小节内发生了细肌丝向粗肌丝之间的滑行，亦即由 Z 线发出的细肌丝在某种力量的作用下主动向暗带中央移动，结果各相邻的 Z 线都互相靠近，肌小节长度变短，造成整个肌原纤维、肌细胞乃至整条肌肉长度缩短。说明了细肌丝在肌肉收缩时也没有缩短，只是它们更向暗带中央移动，和粗肌丝发生了更大程度的重叠。这种变化只能用粗、细肌丝之间出现了相对运动即滑行现象来解释。

肌丝滑行的基本过程：当肌细胞上的动作电位引起胞浆中 Ca^{2+} 浓度升高时，作为 Ca^{2+} 受体的肌钙蛋白结合了足够数量的 Ca^{2+}，这就引起了肌钙蛋白分子构象改变，这种改变"传递"给了原肌凝蛋白，使后者的构象也发生某些改变，其结果是使原肌凝蛋白的双螺旋结构发生了某种扭转,暴露出横桥与肌纤蛋白结合位点。横桥与肌纤蛋白结合,形成肌纤蛋白和肌凝蛋白的复合体,横桥 ATP 酶被激活,分解 ATP,利用 ATP 分解释放出的能量,横桥向 M 线方向连续摆动,拉动细肌丝向 M 线方向滑行,肌小节相应缩短,肌细胞收缩。

四、骨骼肌的收缩形式及影响因素

肌肉收缩时可有两种变化:一种是张力的增加,一种是长度的缩短。肌肉采取什么样的收缩形式,取决于外加刺激的条件和收缩时遇到负荷的大小。

(一)等长收缩和等张收缩

肌肉收缩时没有长度的缩短,只有张力的增加,这种收缩称为等长收缩(isometric contraction)。等长收缩虽然产生很大的张力,但是没有肌肉的长度缩短,被肌肉作用的物体也不会发生位移。例如,人在站立时,为了对抗重力和维持一定的姿势而发生的有关肌肉的收缩就是等长收缩。等长收缩的主要意义是维持人体的位置和姿势。

肌肉收缩时没有张力的增加,只有长度的缩短,这种收缩称为等张收缩(isotonic contraction)。此时,粗肌丝拉动细肌丝滑行,肌肉缩短,被肌肉作用的物体发生位移,而张力不再增加。人体骨骼肌大多数情况下是混合式收缩,既有等长收缩,又有等张收缩。不同部位或不同的状态下,肌肉的这两种收缩形式的程度不同,例如,上肢的自由运动和屈曲主要是等张收缩,而在臂力测验时的肌肉收缩则主要是等长收缩。

(二)单收缩和强直收缩

整块骨骼肌或单个肌细胞受到一次短促的刺激时,先是产生一次动作电位,紧接着出现一次机械收缩,后者称为单收缩;实验记录到的单收缩曲线可分为三个时期:潜伏期、缩短期和舒张期(图 2-14(a))。不同的肌肉一次单收缩的持续时间也不同,如人的眼外肌,一次单收缩的时间不超过 10 ms,而青蛙腓肠肌的一次单收缩时间可长达 100 ms 以上。

如果给肌肉以连续的刺激,肌肉的收缩情况将随刺激频率而有所不同。在刺激频率较低时,因每一个新的刺激到来时由前一次刺激引起的单收缩过程(包括舒张期)已经结束,于是每次刺激都引起一次独立的单收缩;当刺激频率增加到某一限度时,后来的刺激在前一次收缩的舒张期到达肌肉,于是肌肉就会形成在第一次收缩的舒张期还没有结束时就发生第二次收缩,发生收缩过程的复合,肌肉就表现为不完全强直收缩,其特点是每次新的收缩都出现在前次收缩的舒张期中,在描记曲线上形成锯齿形,见图 2-14(b)曲线 A、B;如果刺激频率继续增加,每一个新的刺激都落在前一次收缩过程的缩短期内,肌肉就会在前一次收缩的收缩期结束以前就开始新的收缩,出现收缩的叠加现象,即只有缩短期而没有舒张期,描记曲线上的锯齿形消失,记录的曲线顶端呈一平线,并且它的幅度大于单收缩和不完全强直收缩,是完全强直收缩,见图 2-14(b)曲线 C。完全强直收缩可以产生更大的收缩效果。由于正常体内由运动神经传到骨骼肌的兴奋都是快速连续的,体内骨骼肌收缩几乎都属于完全强直收缩。

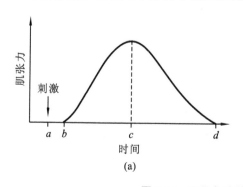
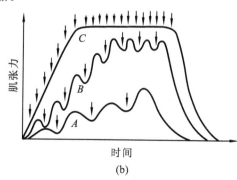

图 2-14 不同频率的刺激对骨骼肌收缩的影响

ab:潜伏期 *bc*:缩短期 *cd*:舒张期

A、*B*:不完全强直收缩曲线 *C*:完全强直收缩曲线(曲线上的箭头表示刺激)

(三)影响骨骼肌收缩的因素

影响骨骼肌收缩的因素主要有前负荷、后负荷、肌肉的收缩能力。前负荷和后负荷是外部作用于骨骼肌的力,而肌肉收缩力是骨骼肌自身内在的功能状态。

1. 前负荷 肌肉收缩前就加在肌肉上的负荷称为前负荷。前负荷使肌肉在收缩前就处于某种程度的被拉长状态,使其具有一定的长度,称为初长度。由于前负荷不同,同一肌肉就要在不同的初长度条件下进行收缩。若其他条件不变,肌肉收缩产生的肌张力在一定范围内与肌肉的初长度成正比。这个产生最大肌张力的肌肉初长度称为最适初长度。此时,肌肉收缩速度最快。

2. 后负荷 肌肉开始收缩时或收缩过程中承受的负荷或阻力,称为后负荷。肌肉在有后负荷时进行收缩,总是张力增加在前,长度缩短在后。实验证明,在肌肉进行等长收缩时,随着后负荷的增大,肌肉缩短前产生的最大张力和达到最大张力所需的时间均增加,而肌肉开始收缩的速度和缩短的最大长度均减小。当后负荷增大到一定程度时,肌肉的缩短速度变为零。所以,适度的后负荷才能使肌肉获得做功的最佳效率。

3. 肌肉收缩能力 肌肉收缩能力是指与前负荷、后负荷无关的肌肉本身的收缩能力。当其他条件不变时,肌肉收缩能力与它的做功效率成正比。体内许多因素都会影响肌肉收缩能力。缺氧、酸中毒、肌肉中能源物质缺乏,以及其他原因引起的兴奋-收缩耦联、肌肉蛋白质或横桥功能特性的改变,都可使肌肉收缩能力下降;而钙离子、咖啡因、肾上腺素等体液因素则能使肌肉收缩能力增强。

练习题

一、A₁ 型题(单句型最佳选择题)

1. 肠上皮细胞由肠腔吸收葡萄糖是通过(　　)。

A. 单纯扩散　　　　　　　　　B. 经通道的易化扩散　　　　　　C. 继发性主动转运

D. 原发性主动转运　　　　　　E. 经载体的易化扩散

2. 葡萄糖进入红细胞膜属于(　　)。

A. 单纯扩散　　　　　　　　　B. 易化扩散　　　　　　　　　　C. 继发性主动转运

D. 入胞作用　　　　　　　　　E. 出胞作用

3. 人体内 O_2 和 CO_2 跨膜转运的方式是(　　)。

A. 单纯扩散　　　　　　　　　B. 经通道易化扩散　　　　　　　C. 经载体易化扩散

D. 出胞　　　　　　　　　　　E. 主动转运

4. 细胞膜对物质的扩散通常取决于(　　)。

A. 膜两侧电位差　　　　　　　B. 膜对该物质的通透性　　　　　C. 电-化学梯度

D. 相对分子质量的大小　　　　E. 膜两侧的浓度差

5. 神经纤维的膜内电位值由 $-90\ mV$ 变为 $-50\ mV$ 的过程称为(　　)。

A. 超极化　　B. 去极化　　C. 复极化　　D. 极化　　E. 反极化

6. 静息电位绝对值减小称为(　　)。

A. 去极化　　B. 复极化　　C. 超极化　　D. 反极化　　E. 极化

7. 细胞膜内外 Na^+ 和 K^+ 浓度差的维持是由于(　　)。

A. 膜在安静时 K^+ 通透性大　　　　　　　　B. 膜在兴奋时 Na^+ 通透性增大

C. Na^+、K^+ 易化扩散的结果　　　　　　　D. 膜上 Na^+-K^+ 泵的作用

E. 膜在安静时 Ca^{2+} 通透性大

8. 关于钠泵生理作用的叙述,哪项是正确的?(　　)

A. 钠泵能逆着浓度差将进入细胞内的 Na^+ 移出膜外

B. 钠泵能逆着浓度差将进入细胞内的 K^+ 移出膜外

C. 钠泵能逆着浓度差将细胞外的 Na^+ 移进膜内

D. 钠泵能顺着浓度差将细胞外的 Na^+ 移进膜内

E. 钠泵能顺着浓度差将细胞外的 K^+ 移进膜内

9. 以下关于钠泵生理作用的叙述,错误的是( )。

A. 逆浓度差将进入细胞内的 Na^+ 移出膜外

B. 顺浓度差使细胞膜外的 K^+ 转入膜内

C. 阻止水分子进入细胞

D. 建立势能贮备

E. 为继发性主动转运提供动力

10. 人工增加细胞外液中 Na^+ 浓度时,单根神经纤维动作电位的幅度将( )。

A. 增大　　　　　　　　B. 减小　　　　　　　　C. 不变

D. 先增大后减小　　　　E. 以上都不对

11. 静息电位的产生机制是由于( )。

A. K^+ 外流　　B. Cl^- 内流　　C. Na^+ 内流　　D. Ca^{2+} 内流　　E. K^+ 内流

12. 易化扩散和主动转运的共同点是( )。

A. 耗能　　　　　　　　　　　　　B. 逆浓度差的跨膜转运

C. 逆电-化学梯度的跨膜转运　　　D. 膜蛋白的参与

E. 顺浓度差的跨膜转运

13. 动作电位的上升支的形成是由于( )。

A. K^+ 外流　　B. Cl^- 内流　　C. Na^+ 内流　　D. Ca^{2+} 内流　　E. K^+ 内流

14. 产生动作电位的必要条件是( )。

A. 刺激作用　　　　　　B. Na^+ 内流　　　　　　C. 膜通道开放

D. 膜电位下降达阈电位水平　　E. K^+ 外流

15. 动作电位的下降支的形成是由于( )。

A. K^+ 外流　　B. Cl^- 内流　　C. Na^+ 内流　　D. Ca^{2+} 内流　　E. Na^+ 外流

16. 不属于易化扩散的特点的是( )。

A. 特异性　　　　　　　B. 饱和性　　　　　　　C. 竞争性抑制

D. 无需膜蛋白帮助　　　E. 不耗能

17. 当神经冲动到达运动神经末梢时,可引起接头前膜的( )。

A. 钾离子通道开放　　　　B. 钠离子通道开放　　　　C. 钙离子通道开放

D. 氯离子通道开放　　　　E. ACh N_2 型受体阳离子通道开放

18. 细菌被白细胞吞噬的过程属于( )。

A. 入胞　　B. 主动转运　　C. 易化扩散　　D. 单纯扩散　　E. 出胞

19. 兴奋-收缩耦联的耦联因子是( )。

A. K^+　　B. Cl^-　　C. Na^+　　D. Ca^{2+}　　E. ACh

20. 骨骼肌神经-肌接头处的关键化学递质是( )。

A. 肾上腺素　　　　　　B. 乙酰胆碱　　　　　　C. 多巴胺

D. 去甲肾上腺素　　　　E. 阿托品

二、A_2 型题(病例摘要型最佳选择题)

21. 患者,男,81 岁,6 月 28 日突然晕倒,右侧肢体不能动,出现语言障碍,核磁共振显示脑部有阴影,诊断为脑神经细胞水肿。试用生理学知识分析水肿的发生原因为( )。

A. 易化扩散过多　　　　　B. 单纯扩散过多　　　　　C. 钠泵转运正常

D. 钠泵转运障碍　　　　　E. 以上都不对

(宋云梅)

第三章 血 液

学习目标 ...

掌握：血浆渗透压的形成及生理作用；血细胞的正常值及生理功能；血液凝固的基本过程；ABO 血型的分型依据及输血原则。

熟悉：各种血细胞的生理特性；常见的抗凝物质；Rh 血型系统。

了解：血液的理化特性；纤维蛋白溶解。

血液（blood）是指在心泵活动的推动下沿血管在体内循环流动的红色的流体组织，由血浆和血细胞组成。通过血液的运输，可实现沟通各部分组织液以及与内、外环境进行物质交换的功能，从而在维持内环境稳态中发挥重要作用。

第一节 血液的组成及理化性质

一、血液的组成

血液由血浆和悬浮于其中的血细胞组成。取一定量经抗凝处理的血液，置于血液比容管中，以 3000 r/min 的速度离心 30 min，由于血细胞和血浆的比重不同，血液分为三层（图 3-1）：上层淡黄色透明液体为血浆（blood plasma），占总体积的 50%～60%；下层为深红色不透明的红细胞，占总体积的 40%～50%；上、下两层中间是一薄层灰白色不透明的白细胞和血小板，约占总体积的 1%。

血细胞在全血中所占的容积百分比称为血细胞比容（hematocrit）。正常成年男性的血细胞比容为 40%～50%，女性为 37%～48%，新生儿为 55%。由于血液中白细胞和血小板所占容积百分比很小，故血细胞比容主要反映血液中红细胞的相对数量，因此也称为红细胞比容。例如：

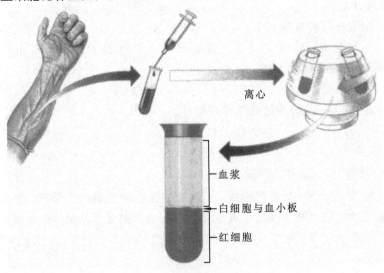

离心

血浆

白细胞与血小板

红细胞

图 3-1 血液的组成

贫血患者红细胞数量减少,血细胞比容降低;严重呕吐、腹泻和大面积烧伤患者,血浆水分丧失过多,导致血细胞比容升高。

知识拓展

血液的演化

有学者认为,生命起源于海洋。单细胞生物通过细胞膜直接和海水进行物质交换。当其进化为比较复杂的多细胞生物时,机体内部的细胞已不可能与周围的海水直接接触,于是,开始出现了细胞外液。在进化过程中,最初的细胞外液可能就是由包围在机体内部的那部分海水形成的,主要是一种盐溶液。哺乳动物的细胞外液的各种无机盐的种类和浓度,与远古的海水十分近似,这可以作为生命起源于海洋的佐证。随后,机体内出现循环系统,细胞外液也进一步分化为血管内的血浆和血管外组织细胞之间的组织间隙液。组织间隙液的成分主要是盐溶液和少量蛋白质;血管内的液体除盐溶液和蛋白质外还逐步出现了各种血细胞,于是形成了血液。

血浆是由91%～92%的水和8%～9%的溶质组成的混合溶液。水的含量与循环血量的相对恒定密切相关。溶质中小分子物质约占血浆总量的2%,包括多种电解质和小分子有机物(如营养物质、代谢产物及激素等)(表3-1)。血浆蛋白是血浆中多种蛋白质的总称。采用盐析法可将血浆蛋白分为白蛋白(albumin)、球蛋白(globulin)、纤维蛋白原(fibrinogen)三类。正常成人的血浆蛋白含量为60～80 g/L,其中白蛋白为40～50 g/L,球蛋白为20～30 g/L,纤维蛋白原为2～4 g/L,白蛋白/球蛋白(A/G)的值为(1.5:1)～(2.5:1),白蛋白和大多数球蛋白主要由肝脏产生,少数球蛋白由淋巴系统产生,所以患肝脏疾病时,常致 A/G 值下降,甚至倒置。

血浆蛋白的主要功能有:①形成血浆的胶体渗透压,调节血管内、外水平衡;②运输功能,白蛋白、α-球蛋白和β-球蛋白可作为载体运输激素、脂类物质、离子、维生素及多种代谢废物;③参与凝血、抗凝血以及纤溶功能;④免疫功能,抵抗病原微生物,起到防御和保护功能;⑤营养功能;⑥缓冲酸碱度的功能等。

血液的组成总结见图3-2。

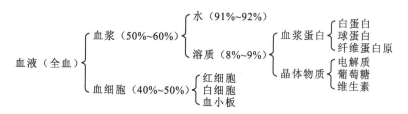

图 3-2 血液的基本组成

表 3-1 血液的成分

名　称	正　常　值	名　称	正　常　值
总蛋白	60～80 g/L	K^+	4.1～5.6 mmol/L
白蛋白	40～50 g/L	Na^+	135～148 mmol/L
球蛋白	20～30 g/L	Ca^{2+}	2.25～2.9 mmol/L
白蛋白/球蛋白	1.5～2.5	Mg^{2+}	0.8～1.2 mmol/L
纤维蛋白原	2～4 g/L	Cl^-	96～107 mmol/L
非蛋白氮	200～400 mg/L	尿素氮	200～400 mg/L
肌酐(全血)	0.010～0.018 g/L	葡萄糖(全血)	4.0～6.7 mmol/L
尿酸(全血)	0.02～0.4 g/L	总胆固醇	200～400 mg/L

二、血液的理化特性

(一)颜色

血液的颜色主要取决于红细胞内血红蛋白的颜色。例如:动脉血中红细胞含氧合血红蛋白多,呈鲜红色;静脉血中红细胞含脱氧血红蛋白较多,呈暗红色。血浆内因含胆色素而呈淡黄色;空腹血浆清澈透明,进食后,尤其在摄入较多脂类食物时,血浆中由于悬浮着脂蛋白而变得混浊。因此,临床做某些血液化学成分检测时,要求空腹采血,以避免食物对检测结果产生影响。

(二)血液的比重

正常人全血比重为 1.050～1.060,其高低主要取决于血液中红细胞的数量,红细胞的数量越多,血液的比重越大。血浆的比重为 1.025～1.030,主要取决于血浆蛋白的含量,血浆中蛋白质的含量越多,血浆的比重越大。红细胞的比重为 1.090～1.092,主要取决于红细胞内血红蛋白的含量,血红蛋白的含量越多,红细胞的比重越大。

(三)血液的黏滞性

液体的黏滞性是由液体内部分子或颗粒间的摩擦而产生的。血液包含血细胞和血浆,全血的黏滞性为 4～5(与水相比),主要取决于红细胞的数量;血浆的黏滞性为 1.6～2.4(与水相比),主要取决于血浆蛋白的含量。长期生活在高原地带的居民,因为血液中红细胞的数量增多,血液的黏滞性增大;严重呕吐腹泻和大面积烧伤的患者,因为血浆的大量丢失,血液的黏滞性也增高;此外,当微循环发生障碍时,血流速度减慢,红细胞易发生叠连或聚集成团,血液的黏滞性也会增高。

(四)渗透压

1.渗透压 渗透压(osmotic pressure)是指溶液中溶质分子通过半透膜所具有的吸引和保留

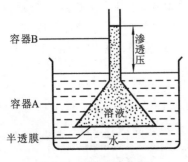

容器B

渗透压

容器A
溶液

半透膜
水

图 3-3 渗透与渗透压

水分的能力。渗透压的大小与溶质颗粒的数目成正比,与溶质的种类和分子大小无关。通常用压力(mmHg)或浓度(mOsm)作为其单位。溶质颗粒的数目越多,渗透压越高,吸水能力越强。若以半透膜将不同浓度的同类溶液隔开,水将从低浓度一侧渗入高浓度一侧,从而使高浓度一侧液面升高(图 3-3)。

2.血浆渗透压的组成及正常值 正常人的血浆渗透压为 300 mOsm/L(280～320 mOsm/L)。血浆渗透压由两部分组成:① 血浆晶体渗透压(crystal osmotic pressure),由血浆中小分子物质形成,80% 来自 Na^+ 和 Cl^-。由于晶体物质相对分子质量小,溶质颗粒数较多,血浆晶体渗透压约占血浆总渗透压的 99.6%。② 血浆胶体渗透压(colloid osmotic pressure),由血浆蛋白分子颗粒形成。由于血浆蛋白中白蛋白的分子数量远多于球蛋白,故血浆胶体渗透压主要由白蛋白形成。血浆胶体渗透压仅占血浆总渗透压的 0.4%,一般不超过 1.5 mOsm/L。

知识拓展

等渗溶液与等张溶液

溶液的张力是指溶液中不能通过细胞膜的溶质颗粒所形成的渗透压。只有既等渗又等张的溶液才能维持红细胞的正常体积和形状。例如:0.9%NaCl 溶液,既是等渗溶液,又是等张溶液;而 1.9%尿素溶液虽然是等渗溶液,但因为尿素可以自由通过红细胞膜,所以不是等张溶液,因此,若将红细胞置于其中,将会立即发生溶血。

在临床工作或生理学实验中使用的各种溶液,其渗透压与血浆渗透压相等的溶液称为等渗溶液,高于或低于血浆渗透压的溶液称为高渗溶液或低渗溶液。人工配制的 0.9％NaCl 溶液和 5％葡萄糖溶液均为等渗溶液。

3.血浆渗透压的作用 血浆中绝大部分的晶体物质不容易通过细胞膜,而水分子可以自由通过。正常状态下细胞内外溶液的渗透压相等,水分子出入细胞的量可保持动态平衡,若改变细胞一侧溶液的渗透压,细胞膜两侧就会出现渗透压力差,因而发生渗透现象(图 3-4)。例如:高渗性脱水,血浆晶体渗透压高于血细胞内晶体渗透压,水就会从红细胞内移动到细胞外,红细胞的体积将变小,严重者可出现皱褶。因此,血浆晶体渗透压对于维持血细胞内外水的平衡以及血细胞的正常形态起重要作用。

毛细血管的通透性也很高,可允许除蛋白质以外的其他小分子物质自由进出,因此,在血管内外不形成晶体渗透压差,所以,血浆晶体渗透压的变化不会影响血管内外水的平衡。但是,血浆蛋白一般不能通过毛细血管壁,能够在血管内外形成血浆胶体渗透压,因此,血浆胶体渗透压对于维持血管内外的水平衡起重要作用。

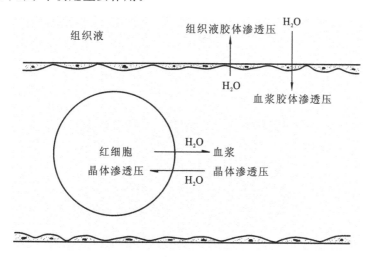

图 3-4 血浆晶体渗透压与血浆胶体渗透压作用示意图

（五）酸碱度

正常人血浆呈弱碱性,pH 值为 7.35～7.45。血液的 pH 值低于 7.35,为酸中毒;高于 7.45,为碱中毒。如果血浆 pH 值低于 6.9 或高于 7.8,将危及生命。血液的酸碱平衡主要取决于血浆中的缓冲对,其中 $NaHCO_3/H_2CO_3$ 是最重要的缓冲对。当机体代谢产酸或产碱增多时,通过缓冲作用维持酸碱平衡。此外,肺和肾在排出体内过剩的酸和碱中也起重要作用。

第二节 血 细 胞

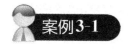

张某,男,16 岁,鼻出血伴牙龈、皮下出血 10 天,在当地医院经鼻纱条压迫止血后稍好转,2 天前,鼻再次出血并伴头晕、乏力、高热、咽痛而入院。查体:T 39.4 ℃,慢性病容,睑结膜明显苍白,全身多处皮下淤斑,颈部及颌下触及肿大淋巴结,扁桃体Ⅱ度肿大,余无特殊。血液检查:RBC $2.0×10^{12}/L$,WBC $3.2×10^9/L$,PLT $96×10^9/L$,血红蛋白 50 g/L。骨髓检查:骨髓增生低下,粒系、红系及巨核系细胞明显减少,形态正常,骨髓小粒无造血细胞。临床诊断:再生障碍性贫血。

具体任务:

1.判断患者的血液检查结果是否正常,并写出其正常值。

2.分析该患者为什么会出现血细胞数量减少。

3.运用血细胞的生理知识合理解释患者出现临床症状(皮下出血、头晕、乏力、高热等)的原因,并写出分析结果。

血细胞包括红细胞、白细胞和血小板,它们均起源于造血干细胞。但在个体的不同发育阶段,造血中心不断发生迁移,从胚胎早期的卵黄囊造血逐渐转移到肝、脾,并过渡到骨髓造血。出生后血细胞几乎都在骨髓生成,但在造血需要增加时,骨髓外造血组织仍然具有一定的代偿作用。到18岁左右,只有椎骨、髂骨、肋骨、胸骨、颅骨和长骨近端骨骺处有造血骨髓,其造血组织总量能够满足正常需要。若成年人出现骨髓外造血,则是造血功能紊乱的表现。造血中心的迁移依赖于各造血组织中造血微环境的形成。造血微环境是指造血干细胞定居、存活、增殖、分化和成熟的场所,包括造血器官中的基质细胞、基质细胞分泌的细胞外基质和各种造血调节因子,以及进入造血器官的神经和血管。造血微环境在血细胞生成的全过程中起调控、诱导和支持的作用,是支持和调节血细胞生长发育的局部环境,其改变可导致机体的造血功能异常。

一、红细胞

(一)红细胞的形态、数量和功能

1.形态 红细胞(red blood cell,RBC)是血液中数量最多的细胞。正常成熟红细胞呈双凹圆碟形,直径为 $7\sim8\ \mu m$,中央较薄,周边较厚,无核(图 3-5)。

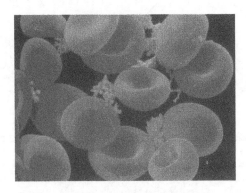

图 3-5 电镜下红细胞

2.数量 我国成年男性红细胞的数量为 $(4.0\sim5.5)\times10^{12}/L$,平均为 $5.0\times10^{12}/L$;女性为 $(3.5\sim5.0)\times10^{12}/L$,平均为 $4.2\times10^{12}/L$;新生儿为 $(6.0\sim7.0)\times10^{12}/L$ 或以上。红细胞内的蛋白质主要是血红蛋白(hemoglobin,Hb)。我国成年男性血红蛋白的浓度为 $120\sim160\ g/L$;成年女性为 $110\sim150\ g/L$;新生儿血红蛋白浓度可达 $170\sim200\ g/L$ 或以上。在末梢血液中,单位容积内的红细胞数或血红蛋白含量低于正常值,称为贫血。

知识拓展

红细胞缺乏糖有氧氧化所需的酶类,因此红细胞只运输 O_2 而不消耗 O_2。其能量主要通过糖酵解和磷酸戊糖旁路代谢而获得,以用于细胞膜上钠-钾泵的转运,使 Fe^{2+} 不致被氧化,以及维持细胞膜的完整和双凹圆碟形状,所以库存血液应加入葡萄糖以满足其能量代谢的需要。但是,低温时,红细胞的代谢减缓甚至停止,钠-钾泵不能正常活动,因此,低温库存较久的血液,血浆 K^+ 浓度升高。

生理情况下,红细胞的数量和血红蛋白的含量,随年龄、性别、体质条件、生活环境不同而存在一定的差异。例如:孕妇妊娠后期由于血浆量相对增多,血红蛋白浓度相对减少;高原居民红细胞数量和血红蛋白浓度均高于海平面居民。

3.功能 红细胞的主要功能是运输 O_2 和 CO_2,这一功能主要由血红蛋白实现。血红蛋白只有存在于红细胞内时,才具有携带 O_2 和 CO_2 的功能,一旦红细胞破裂溶血,血红蛋白逸出,即丧失运输气体的功能。当血红蛋白与 CO 结合形成一氧化碳血红蛋白,或血红蛋白分子中所含的 Fe^{2+} 被氧化为 Fe^{3+} 形成高铁血红蛋白时,也丧失运输气体的功能。此外,红细胞内有多种缓冲对,能缓冲血液的酸碱度。

(二)红细胞的生理特性

1.可塑变形性 红细胞在全身血管中循环运行时,常要挤过直径比它小的毛细血管和血窦孔隙,这时红细胞将发生变形,通过之后再恢复原状,这种特性称为可塑变形性(图3-6)。红细胞的可塑变形能力与红细胞膜的弹性、流动性、表面积成正比关系,与红细胞黏度成反比关系。因此,衰老的红细胞、球形红细胞、血红蛋白异常均可降低红细胞的可塑变形能力。

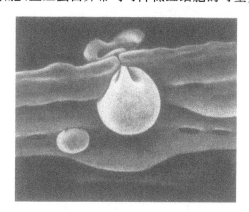

图3-6 红细胞的可塑变形性

2.悬浮稳定性 生理状态下,红细胞在血浆中保持悬浮状态而不易下沉的特性称为红细胞的悬浮稳定性(suspension stability)。将经过抗凝处理的血液置于垂直放置的血沉管中,红细胞由于比重大而下沉,但正常时下沉的速度十分缓慢。通常以第 1 h 末红细胞在血沉管中下沉的距离表示红细胞沉降速度,称为红细胞沉降率,简称血沉(erythrocyte sedimentation rate,ESR)。用魏氏法检测的正常值,成年男性为 $0\sim15$ mm/h,女性为 $0\sim20$ mm/h。血沉越快,红细胞的悬浮稳定性越小。

红细胞能相对稳定地悬浮于血浆中,是由于红细胞与血浆之间的摩擦阻碍了红细胞的下沉。双凹圆碟形的红细胞其表面积与体积的比值较大,产生的摩擦也较大,故红细胞下沉缓慢。在某些疾病,如活动性肺结核、风湿热、晚期癌症等,多个红细胞易发生凹面相贴,形成红细胞叠连,其表面积与体积的比值减小,摩擦力也降低,因而血沉加快。红细胞发生叠连的原因在于血浆成分的变化,而不在于红细胞本身。通常血浆中球蛋白、纤维蛋白原及胆固醇含量增多,血沉加快;而白蛋白、卵磷脂含量增加时,则血沉减慢。

【重点提示】
红细胞的生理特性。

3.渗透脆性 红细胞在低渗溶液中发生吸水、膨胀、破裂的特性,称为红细胞渗透脆性(osmotic fragility),简称红细胞脆性。红细胞在等渗溶液(如 0.9%NaCl 溶液)中才能维持其正常形态和大小。若将红细胞置于 0.6%～0.8%NaCl 溶液中,红细胞会吸水、膨胀而变形;若置于 0.40%～0.45%NaCl 溶液中,有部分红细胞出现破裂溶血;若置于 0.30%～0.35%NaCl 低渗溶液中,则出现完全溶血。渗透脆性越大,说明红细胞对低渗溶液的抵抗力越小;反之,渗透脆性越小,抵抗力越大。衰老的红细胞及遗传性球形红细胞增多症患者,其脆性增大。

(三)红细胞的生成与破坏

1.红细胞的生成

(1)红细胞的生成部位 胚胎时期,红细胞在卵黄囊、肝、脾和骨髓生成;出生以后,主要在红骨髓生成;成年人的红细胞主要在胸骨、髂骨、肋骨和长骨近端的骨骺处生成。当骨髓造血功能增强时,释放入血的网织红细胞大量增加。临床上常通过循环血液中网织红细胞的计数来了解

NOTE

骨髓造血功能。某些理化因素,如放射性物质、药物(氯霉素和抗癌药)等能够抑制骨髓造血功能而引起贫血,这种由于骨髓造血功能受抑制造成的贫血称为再生障碍性贫血。

(2)原料　红细胞的主要成分是血红蛋白,合成血红蛋白的基本原料是铁和蛋白质。正常成人每天需要 20～30 mg 铁,用于红细胞生成。铁的来源有两部分。一部分是从食物中摄取的"外源性铁",主要来源于食物中的蛋黄、肝脏、豆类、菠菜以及铁制炊具游离出来的少量铁,但多为 Fe^{3+},必须在胃酸作用下转变为 Fe^{2+} 才能被吸收。另一部分是体内的红细胞破坏后释放出来的"内源性铁"的再利用。每日约 25 mg,绝大部分以铁蛋白形式贮存于肝、骨髓和巨噬细胞系统,供造血需要时重复应用,很少丢失。内源性铁丢失增多或铁经消化道的吸收量减少以及机体对铁的需要量相对增多,是引起缺铁性贫血的原因。如慢性失血性疾病、孕妇、哺乳期妇女,以及胃酸缺乏或食物中缺铁者,均可造成缺铁性贫血。由于血红蛋白合成减少,因此这种贫血的特征是红细胞体积较小,数量可正常,又称小细胞低色素性贫血。

(3)成熟因子　在幼红细胞的发育和成熟过程中,叶酸和维生素 B_{12} 是合成 DNA 所需的重要辅酶。叶酸是合成 DNA 过程中必需的辅酶,若叶酸缺乏,骨髓中有核红细胞核内 DNA 合成障碍,细胞的分裂增殖速度减慢,因而使红细胞的生长停止在初始状态而不能成熟,形成巨幼红细胞性贫血。维生素 B_{12} 可增加叶酸在体内利用的作用,从而间接地促使 DNA 的合成,但是维生素 B_{12} 需要与胃黏膜壁细胞分泌的"内因子"结合形成复合物才能被吸收进入血液。因此,患萎缩性胃炎、胃癌等疾病或部分胃切除的患者,因为内因子的缺乏,可引起维生素 B_{12} 吸收障碍而发生巨幼红细胞性贫血。

(4)红细胞生成的调节　正常情况下,人体内红细胞数量保持相对恒定。当人体所处的环境或功能状态发生改变时,红细胞的生成数量和生成速度也会发生适当的调整。红细胞的生成主要受促红细胞生成素和雄激素等因素的调节。

【重点提示】
临床贫血的原因。

①促红细胞生成素(erythropoietin,EPO):一种由肾脏合成的糖蛋白,肝细胞和巨噬细胞也能少量合成,其主要作用是促进红系祖细胞的增殖、分化及骨髓释放网织红细胞。这主要是由于晚期红系祖细胞上促红细胞生成素受体密度最高。正常时促红细胞生成素在血浆中维持一定浓度,使红细胞数量保持相对稳定。各种引起肾供氧不足(如贫血、缺氧或肾血流量减少)的因素,都可刺激促红细胞生成素释放增加,使骨髓造血增强,以提高血液运氧能力,改善肾组织的缺氧状况。因此,肾实质严重破坏的患者,因促红细胞生成素合成减少常伴有贫血,称为肾性贫血。目前,促红细胞生成素已被提纯和生产,并试用于某些贫血的治疗。

②雄激素:作用于肾脏,可促进促红细胞生成素的合成,使骨髓造血功能增强,血液中红细胞数量增多;雄激素还可直接刺激红骨髓,使红细胞生成增多。这是成年男性红细胞数量多于女性的重要原因。

此外,甲状腺激素、生长激素、糖皮质激素对红细胞的生成也有一定的促进作用。

2.红细胞的破坏　红细胞的平均寿命大约为 120 天,每天约有 0.8% 的红细胞更新。衰老的红细胞可塑变形性差,脆性增加,很容易滞留在小血管或血窦孔隙内,或在血流湍急时可因机械冲撞而破裂。衰老破裂的红细胞在肝、脾被巨噬细胞吞噬消化后,释放出铁和胆红素等,铁可被再利用,胆红素随粪或尿排出体外。若脾功能亢进,使红细胞破坏大于生成,可导致脾性贫血。在血管内破坏的红细胞释放出的血红蛋白,与血浆中的触珠蛋白结合被肝摄取,经处理后,铁以铁黄素形式沉着于肝细胞中,而转铁蛋白也转变为胆色素排出。因此,严重溶血时,当血红蛋白释放量大于 1.0 g/L,超过了触珠蛋白结合能力,血红蛋白可直接经过肾脏由尿液排出体外,称为"血红蛋白尿"。

二、白细胞

(一)白细胞的分类和正常值

白细胞(white blood cell,WBC)是一个不均一的有核细胞群,正常成年人白细胞总数为

$(4.0\sim10.0)\times10^9/L$,新生儿白细胞总数大于成年人,为$(12.0\sim20.0)\times10^9/L$。白细胞的总数存在较大范围的生理变动,如女性在月经期、妊娠期和分娩时,白细胞数量有所增加。每天下午14时左右白细胞总数较多,凌晨较低。此外,餐后、剧烈运动时白细胞数量亦有所增加。

白细胞可根据其胞浆中有无特殊染色颗粒分为粒细胞和无粒细胞两大类。粒细胞又可根据其嗜色特性的不同区分为中性粒细胞、嗜酸性粒细胞和嗜碱性粒细胞;无粒细胞包括单核细胞和淋巴细胞。在临床工作中,于显微镜下分别计数各类白细胞的百分比,称为白细胞分类计数(表3-2)。在各种急慢性炎症、组织损伤或白血病等疾病情况下,白细胞总数和分类计数可发生特征性变化,在临床诊断中具有重要参考价值。

【重点提示】
白细胞的分类及其功能。

表3-2 我国健康成人血液白细胞的正常值及主要功能

分类名称		正常值/($\times10^9$/L)	百分比/(%)	主 要 功 能
粒细胞	中性粒细胞	2.04~7.0	50~70	吞噬细菌和坏死细胞
	嗜酸性粒细胞	0.02~0.5	0.5~5	抑制过敏反应物质、参与蠕虫的免疫反应
	嗜碱性粒细胞	0.0~1.0	0~1	参与过敏反应,释放肝素抗凝
无粒细胞	单核细胞	0.12~0.8	3~8	吞噬抗原、诱导特异性免疫应答
	淋巴细胞	0.8~4.0	20~40	细胞免疫和体液免疫

(二)白细胞的功能

白细胞的主要功能是通过吞噬及免疫反应,实现对机体的保护和防御。白细胞具有变形、渗出、趋化及吞噬等生理特性,这是它们执行防御功能的生理学基础。

1.粒细胞

(1)中性粒细胞:体内主要的吞噬细胞,其变形运动和吞噬能力很强,它能够吞噬病原微生物、组织碎片、坏死组织、抗原-抗体复合物及其他异物。因此,中性粒细胞有防御病菌和清除坏死组织的作用。它是机体发生急性炎症时的主要反应细胞,故当机体发生急性感染时,血液中的中性粒细胞数量明显增多。而当血液中的中性粒细胞减少到1×10^9/L时,机体抵抗力明显降低,很容易感染。

(2)嗜酸性粒细胞:内含有溶酶体和颗粒,但缺乏溶菌酶,因此,它只具有吞噬作用而无杀菌能力。嗜酸性粒细胞可限制嗜碱性粒细胞和肥大细胞引起的过敏反应,还参与对蠕虫的免疫反应。嗜酸性粒细胞可黏附于蠕虫表面,并释放某些化学物质杀伤蠕虫。机体在发生过敏反应、蠕虫感染时,常伴有嗜酸性粒细胞数量增多。

(3)嗜碱性粒细胞:其颗粒内含有多种生物活性物质,例如肝素、组胺、过敏性慢反应物质和嗜酸性粒细胞趋化因子等。肝素具有抗凝血作用,有利于保持血管的通畅;组胺和过敏性反应物质可使毛细血管壁通透性增加,局部充血水肿,并可使支气管平滑肌收缩,从而引起哮喘、荨麻疹等过敏反应的症状;嗜酸性粒细胞趋化因子的作用是把嗜酸性粒细胞吸引过来,聚集于局部,从而限制嗜碱性粒细胞在过敏反应中的作用。因此,某些过敏性疾病可引起嗜碱性粒细胞数量的增多。

2.无粒细胞

(1)单核细胞:从骨髓进入血液的单核细胞是尚未成熟的细胞,在血液中停留2~3天后迁移入组织中,细胞的体积增大,细胞内溶酶体颗粒和线粒体的数目增多,发育成成熟的巨噬细胞,具有比中性粒细胞更强的吞噬能力,可吞噬更多、更大的细菌和颗粒。此外,还能识别和杀伤肿瘤细胞;参与激活淋巴细胞的特异性免疫功能。

(2)淋巴细胞:在免疫应答反应过程中具有重要作用。淋巴细胞包括多种形态相似、功能不同的细胞群,主要有三类:①T淋巴细胞,占血液中淋巴细胞总数的70%~80%,它的功能是执行细胞免疫;②B淋巴细胞,在抗原的刺激下,B淋巴细胞转化为浆细胞,浆细胞能产生抗体,它的功能是执行体液免疫;③自然杀伤细胞,它是机体天然免疫的重要执行者。

(三)白细胞的生成与破坏

粒细胞由骨髓造血干细胞分化而来,淋巴细胞和单核细胞有的在骨髓中生成,有的在淋巴结、脾、胸腺、消化管壁内的淋巴组织中发育成熟。目前,对淋巴细胞生成的调节机制尚不完全清楚;粒细胞的生成受集落刺激因子的调节,主要包括粒-巨噬细胞集落因子、粒细胞集落刺激因子、巨噬细胞集落刺激因子等。此外,乳铁蛋白和转化生长因子-β等,可直接抑制白细胞的生成。

白细胞主要在组织中发挥作用,淋巴细胞还可往返于血液、组织液和淋巴之间,并能增殖分化,故白细胞的寿命较难准确判断。一般来说,中性粒细胞在循环血液中停留 4～8 h 进入组织,在 4～5 天后衰老死亡或经消化道排出。正常情况下,衰老的中性粒细胞的死亡方式是凋亡,凋亡后的白细胞随即被巨噬细胞清除。但是若有细菌入侵,在急性炎症部位,中性粒细胞的死亡方式是坏死,即中性粒细胞在吞噬细菌后发生溶解,与被破坏的细菌和组织碎片等共同构成脓液。单核细胞在血液中停留 2～3 天,然后进入组织,并发育成巨噬细胞,在组织中可生存 3 个月左右。

三、血小板

(一)血小板的形态

血小板(platelet)是由骨髓成熟的巨核细胞裂解、胞质脱落释放到外周血液的具有生物活性的细胞碎片。正常血液循环中,血小板呈双面微凸圆碟状,无色,无核。当血小板被激活时,可发生变形,伸出伪足。血小板的直径为 2～3 μm,平均为 2.4 μm,厚 0.5～1.5 μm。

(二)血小板的数量

正常成年人的血小板数量是(100～300)×10^9/L。正常人血小板计数可有 6％～10％ 的变动范围,通常午后较清晨高,冬季较春季高,剧烈运动后及妊娠中、晚期升高,静脉血的血小板数量较毛细血管血的高,女性月经期血小板数量减少。当血小板的数量超过 1000×10^9/L 时,称为血小板过多,易形成血栓;而当血小板数量减少到 50×10^9/L 以下时,微小创口或仅血压增高也能使皮肤和黏膜下出现淤点,甚至出现大块紫癜,称为血小板减少性紫癜。

(三)血小板的生理特性

血小板具有黏附、聚集、释放、收缩和吸附等多种生理特性。

1.黏附 血小板与非血小板表面的黏着称为血小板黏附。血小板并不能黏附于正常的血管内皮细胞的表面,只有当血管内皮受损后,在暴露出来的胶原纤维上可黏附一层血小板。血小板黏附是生理性止血过程中十分重要的起始步骤。

2.聚集 血小板彼此集合的现象称为血小板聚集,引起血小板聚集的因素被称为致聚剂。生理性致聚剂包括二磷酸腺苷(ADP)、肾上腺素、5-羟色胺(5-HT)、组胺、胶原、凝血酶等;病理性致聚剂有细菌、病毒、免疫复合物、药物等。血小板的聚集可分为两个时相:第一时相发生迅速,为可逆性聚集,是受损伤组织释放的 ADP 引起的,聚集后还可以解聚;第二时相发生缓慢,为不可逆性聚集,是由血小板释放的内源性 ADP 引起的,一旦发生聚集后就不能再解聚。血小板聚集是形成血小板血栓的基础。

3.释放 血小板受刺激后,将贮存在颗粒中的物质排出的过程称为释放。释放的物质主要有 ADP、ATP、5-HT、儿茶酚胺等。5-HT、儿茶酚胺可使小动脉收缩,有助于止血;ADP 可使血小板聚集,形成血小板血栓,堵塞血管创口。因此,参与生理性止血和凝血过程。

4.收缩 血小板含有收缩蛋白,收缩蛋白活化时,血小板收缩、血凝块硬化,有利于止血。

5.吸附 血管破裂受损时,血小板黏附与聚集可吸附大量凝血因子,使破损部位凝血因子浓度增高,加快凝血过程。

(四)血小板的功能

【重点提示】
血小板的功能。

1.维持血管内皮的完整性 血小板可随时沉着于毛细血管壁,以填补血管内皮细胞脱落留下的空隙,并与内皮细胞融合,从而不断地修复和更新内皮细胞,保持内皮细胞的完整性,防止红细胞逸出。因此,血小板对毛细血管内皮有营养、支持和降低毛细血管壁脆性的重要作用。

2.参与生理性止血 生理性止血是指小血管损伤,血液从血管内流出,数分钟后出血自行停止的现象。临床上常用采血针刺破耳垂或指尖,使血液自然流出,然后测定出血持续的时间,称为出血时间(bleeding time)。正常人不超过 9 min(出血时间测定器法)。出血时间的长短可反映生理性止血功能的状态。若生理性止血功能减退可有出血倾向,而生理性止血功能过度激活可导致血栓形成。

生理性止血过程是由血管、血小板和血浆中的凝血因子共同作用完成的,主要包括三个时相。①小血管收缩:如果血管损伤不大,可使血管破口封闭。②血小板血栓形成:损伤的血管暴露内膜下的胶原蛋白,激活血小板,使血小板黏附、聚集于血管破损处,形成血小板血栓,堵塞伤口,实现初期止血。③纤维蛋白血凝块形成:通过血小板提供磷脂表面和吸附凝血因子,参与和加速血液凝固的过程,形成坚实的血凝块,封住血管破口,最后完成生理性止血的过程(图 3-7)。由于血小板的功能与生理性止血功能直接相关,因此,当血小板减少或功能减退时,可引起止血障碍,出血时间就会延长。

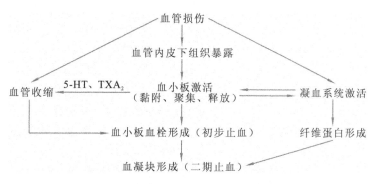

图 3-7 生理性止血的过程

3.促进血液凝固 血小板可释放血小板因子,如纤维蛋白原激活因子(PF_2)、血小板磷脂表面因子(PF_3)、抗肝素因子(PF_4)、抗纤溶因子(PF_6)等,使凝血酶原的激活速度加快 2 万倍。另外,血小板还可以吸附多种凝血因子,促进凝血过程的发生。

(五)血小板的生成和破坏

血小板由骨髓成熟的巨核细胞裂解、脱落而形成。由肝脏合成的血小板生成素是体内调节血小板生成的最重要因子,其作用是促进造血干细胞的存活和增殖,刺激造血干细胞向巨核系祖细胞分化,并特异地促进巨核系祖细胞增殖和分化,以及巨核细胞的成熟与释放血小板。血小板的寿命为 7~14 天,但只有在最初的两天具有生理功能。衰老的血小板被肝、脾或骨髓的巨噬细胞吞噬或破坏。此外,血小板还可在发挥其生理功能时被消耗。如在生理性止血活动中,血小板聚集后,本身亦将解体,并释放出其内的全部活性物质。

第三节 血液凝固与纤维蛋白溶解

一、血液凝固

血液由流动的液体状态变成不能流动的凝胶状态的过程,称为血液凝固(blood coagulation),简称凝血,其实质就是血浆中的可溶性纤维蛋白原转变成不溶性的纤维蛋白的过程。纤维蛋白交织成网,把血细胞和血液的其他成分网罗在内,从而形成血凝块(图 3-8)。凝血是一系列复杂的酶促反应过程,需要多种凝血因子的参与。所需时间称为凝血时间,正常为 5~15 min(试管法)。凝血后析出的淡黄色液体,称为血清。血清与血浆的区别在于血清中缺少纤维蛋白原和凝血发生时消耗掉的一些凝血因子,但增添了一些凝血时由血管内皮细胞和血小

【重点提示】
血浆与血清的区别。

板释放出的化学物质。

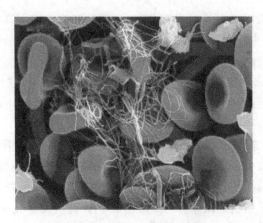

图 3-8 血凝块的扫描电镜图

(一)凝血因子

血浆与组织中直接参与凝血的物质,统称为凝血因子(blood coagulation factor)。目前,已经确定的凝血因子主要有 14 种,其中已按国际命名法根据发现的先后顺序采用罗马数字编号的凝血因子有 12 种(表 3-3)。此外,还有前激肽释放酶、高分子激肽原等。

这些凝血因子中,除了因子Ⅳ是 Ca^{2+} 外,其他因子都是蛋白质,而且绝大多数以无活性的酶原形式存在,在参与凝血的过程中需要被激活,活化的凝血因子则在其右下角用字母"a"(activated)标记,例如因子Ⅸa、Ⅹa 等。因子Ⅲ是组织释放的,其他因子都在新鲜血浆中;因子Ⅵ被证实是因子Ⅴ的活化形式而废除。此外,因子Ⅱ、Ⅶ、Ⅸ、Ⅹ 都在肝脏中合成,在它们形成过程中还需要维生素 K 参与。

表 3-3 按国际命名法编号的凝血因子

因子	同义名	合成部位	因子	同义名	合成部位
Ⅰ	纤维蛋白原	肝细胞	Ⅷ	抗血友病因子	肝细胞
Ⅱ	凝血酶原	肝细胞(需维生素 K 参与)	Ⅸ	血浆凝血激酶	肝细胞(需维生素 K 参与)
Ⅲ	组织凝血激酶	内皮细胞	Ⅹ	Stuart-Power 因子	肝细胞(需维生素 K 参与)
Ⅳ	Ca^{2+}		Ⅺ	血浆凝血激酶前质	肝细胞
Ⅴ	前加速素	内皮细胞和血小板	Ⅻ	接触因子	肝细胞
Ⅶ	前转变素	肝细胞(需维生素 K 参与)	ⅩⅢ	纤维蛋白稳定因子	肝细胞和血小板

【重点提示】
血液凝固的过程。

(二)凝血的过程

凝血过程包括三个阶段:①凝血酶原激活物形成;②凝血酶形成;③纤维蛋白形成(图 3-9)。

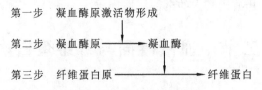

第一步 凝血酶原激活物形成

第二步 凝血酶原 ——→ 凝血酶

第三步 纤维蛋白原 ——→ 纤维蛋白

图 3-9 凝血过程的三个阶段

1.凝血酶原激活物形成 凝血酶原激活物为因子Ⅹa、因子Ⅴ、Ca^{2+} 和 PF_3(血小板第三因子,为血小板膜上的磷脂)复合物,它的形成首先需要因子Ⅹ的激活。根据因子Ⅹa 形成的始动条件与参与因子的不同,可将凝血分为内源性凝血和外源性凝血两条途径(图 3-10)。

(1)内源性凝血途径:由因子Ⅻ启动。当血液与异物(特别是血管内膜下的胶原纤维)接触时,因子Ⅻ被激活,形成因子Ⅻa,因子Ⅻa 可激活前激肽释放酶,使之成为激肽释放酶,后者反过来又能激活因子Ⅻ,通过这一正反馈过程形成大量因子Ⅻa,因子Ⅻa 的主要功能是将因子Ⅺ激活

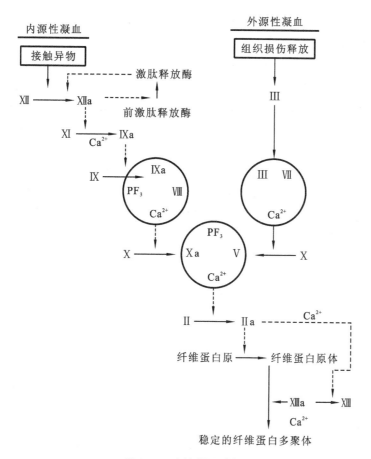

图 3-10 血液凝固过程

成因子Ⅺa。因子Ⅺa 在 Ca^{2+} 的参与下,将因子Ⅸ转变成因子Ⅸa,因子Ⅸa 与因子Ⅷ、Ca^{2+} 与 PF_3 形成因子Ⅷ复合物,该复合物能将因子Ⅹ激活为因子Ⅹa。因子Ⅷ是一个辅助因子,可加速因子Ⅹ的激活。上述过程中参与凝血的因子均存在于血管内的血浆内,故称为内源性凝血途径。

(2)外源性凝血途径:由因子Ⅲ(血管外的物质)启动。当组织损伤、血管破裂时,组织释放因子Ⅲ到血液中,与血浆中的 Ca^{2+}、因子Ⅶ形成复合物,激活因子Ⅹ。因子Ⅲ为磷脂蛋白,广泛存在于血管外组织中,尤其在脑、肺和胎盘组织中含量特别丰富。

2. 凝血酶形成 凝血酶原激活物可激活凝血酶原,形成凝血酶(因子Ⅱa)。凝血酶是一种多功能的凝血因子,主要作用是分解纤维蛋白原,使纤维蛋白原(四聚体)转变为纤维蛋白单体。

3. 纤维蛋白形成 纤维蛋白原在凝血酶的作用下被激活,形成纤维蛋白单体。同时,凝血酶在 Ca^{2+} 帮助下激活因子ⅩⅢ,因子ⅩⅢa 使纤维蛋白单体聚合成不溶性的纤维蛋白多聚体。后者交织成网,网罗红细胞并形成血凝块,完成凝血过程。

在生理性止血过程中,既有内源性凝血途径的激活,也有外源性凝血途径的激活。近年来的研究和临床观察表明,缺乏内源性凝血途径的启动因子Ⅻ及前激肽释放酶、激肽原的患者,几乎没有出血症状;而因子Ⅶ严重缺乏的患者却会产生明显的出血症状。故目前认为,外源性凝血途径在体内生理性凝血反应的启动中起关键作用,而内源性凝血途径则在凝血过程的维持中起重要作用,因子Ⅲ被认为是凝血过程的启动因子。

血液凝固是一系列酶促生化反应过程,多处存在正反馈作用,一旦启动就会呈"瀑布样"迅速、连续进行,以保证较短时间内出现凝血止血效应。Ca^{2+}(因子Ⅳ)在多个凝血环节上起促凝作用,而且它易于处理,因此临床上可用于促凝(加 Ca^{2+})或抗凝(除去 Ca^{2+})。

对凝血机制的研究,促进了对许多出血性疾病的认识,如血友病(患者凝血过程非常缓慢,甚至微小的损伤也出血不止)的成因,主要是由于血浆中缺乏因子Ⅷ、Ⅸ和Ⅺ,分别称为甲型、乙型和丙型血友病。肝功能损害或维生素 K 缺乏,将会导致凝血因子缺乏、凝血功能障碍而发生出血倾向；保肝治疗和应用维生素 K，可以改善出血症状。

（三）抗凝和促凝

在正常情况下，血液在心血管内循环流动是不会发生凝固的。即使在生理性止血时，凝血也只限于受损伤的局部，并不蔓延到其他部位。这是一个多因素作用的结果，包括循环血液的稀释作用、正常血管内皮的光滑完整、纤维蛋白的吸附、单核细胞的吞噬、血浆中含有多种抗凝物质及纤维溶解系统的作用等。抗凝和促凝可以从阻止血液凝固和促进与延缓血液凝固等因素来考虑。

1.抗凝物质　抗凝物质可分为生理性抗凝物质和体外抗凝剂。前者主要包括抗凝血酶Ⅲ、蛋白质 C 系统、组织因子途径抑制物和肝素。

（1）抗凝血酶Ⅲ：肝脏和血管内皮细胞合成的一种丝氨酸蛋白酶抑制物，能与凝血酶结合形成复合物而使其失活，还能封闭因子Ⅶa、Ⅸa、Ⅹa、Ⅺa、Ⅻa 的活性中心，使这些因子灭活，从而阻断凝血过程。在正常情况下，抗凝血酶Ⅲ的直接作用较弱而且慢，但当它与肝素结合后，其抗凝作用可显著增加。

（2）蛋白质 C 系统：主要包括蛋白质 C、蛋白质 S、血栓调节蛋白和活化蛋白质 C 抑制物。蛋白质 C 是由肝细胞合成的维生素 K 依赖因子，以酶原的形式存在于血浆中。激活后的蛋白质 C 能够灭活因子Ⅴa 和Ⅷa，削弱因子Ⅹa 的作用，促进纤维蛋白溶解，因而具有抗凝作用。

（3）组织因子途径抑制物：来源于小血管的内皮细胞。它的作用是直接抑制因子Ⅹa 的活性，在 Ca^{2+} 的存在下，灭活因子Ⅶ与组织因子的复合物，从而发挥抑制外源性凝血途径的作用。

（4）肝素：一种硫酸化的黏多糖，存在于组织中，尤其以肝脏、肺组织和小肠黏膜中最多，主要由肥大细胞和嗜碱性粒细胞产生。生理情况下，血浆中含量很少。肝素是一种强抗凝剂，它与血浆中抗凝血酶Ⅲ结合，可使抗凝血酶Ⅲ与凝血酶的亲和力增强 100 倍，并使两者的结合更稳定，从而促使凝血酶失活。此外，肝素还能抑制凝血酶原的激活过程，阻止血小板的黏附、聚集与释放等反应，促使血管内皮细胞产生和释放大量组织因子途径抑制物和纤溶酶原激活物。所以，肝素已在临床实践中广泛应用于体内、外抗凝。

2.促进和延缓凝血的方法　某些理化因素可促进或延缓凝血。在一定范围内温度升高，酶的活性增强，可以加速酶的反应速度，从而促进凝血；而温度降低，参与凝血过程的酶的活性降低，反应速度减慢，凝血速度延缓。粗糙的表面可以加速血小板解体，从而促进凝血。因而在进行外科手术时，常用温热的生理盐水纱布或吸收性明胶海绵压迫伤口止血。此外，在体外还可采用枸橼酸盐和草酸盐等，通过除去血浆中的 Ca^{2+} 而进行抗凝。

二、纤维蛋白溶解

正常情况下，组织损伤后所形成的止血栓在完成止血使命后将逐步溶解，从而保证血管内血流畅通，也有利于受损组织的再生和修复。止血栓的溶解主要依赖于纤维蛋白溶解系统。纤维蛋白在纤溶酶的作用下被降解、液化的过程，称为纤维蛋白溶解（fibrinolysis），简称纤溶。纤溶的过程包括纤溶酶的激活和纤维蛋白的降解两个过程。参与纤溶过程的物质构成纤溶系统，包括纤溶酶原、纤溶酶原激活物、纤溶酶和纤溶抑制物（图 3-11）。

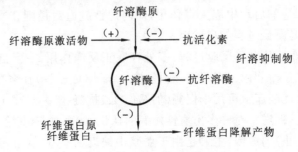

图 3-11　纤溶系统示意图

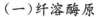

（一）纤溶酶原

纤溶酶原是一种主要由肝脏合成的糖蛋白。当血液凝固时，纤溶酶原大量吸附在纤维蛋白网上，在纤溶酶原激活物作用下，被激活成为纤溶酶。纤溶酶有很强的蛋白水解作用，能将纤维蛋白分解成很多可溶性的小分子肽，后者称为纤维蛋白降解产物。

（二）纤溶酶原激活物

纤溶酶原激活物（plasminogen activator，PA）根据来源不同分为三类。第一类为血管激活物，由小血管内皮细胞合成后释放于血中，如组织型纤溶酶原激活物，目前临床上多采用组织型纤溶酶原激活物作用溶栓治疗的药物。第二类为组织激活物，存在于很多组织中，比如肺、肾、甲状腺、子宫、前列腺、淋巴结等，这些器官术后易渗血，这也是月经血不发生凝固的原因。第三类为存在于血浆中的依赖因子Ⅻ的激活物，如被因子Ⅻa激活的激肽释放酶就可激活纤溶酶原。

（三）纤溶抑制物

体内存在有多种可以抑制纤溶系统活性的物质，主要分为两类：一类为抗纤溶酶，主要由肝脏合成或释放，通过与纤溶酶结合成复合物而迅速抑制纤溶酶、凝血因子的活性；另一类是纤溶酶原激活抑制物，主要由内皮细胞、血小板、白细胞和单核细胞合成，通过与组织型纤溶酶原激活物和尿激酶型纤溶酶原激活物结合而使之灭活。

（四）纤维蛋白的降解

纤溶酶是一种活性很强的丝氨酸蛋白水解酶，它最敏感的底物是纤维蛋白和纤维蛋白原，在其作用下，纤维蛋白和纤维蛋白原可被分解为许多可溶性的小肽，总称为纤维蛋白降解产物，这些降解产物通常不能再发生凝固，且其中有一部分物质具有抗凝作用。此外，纤溶酶对凝血因子也有一定的降解作用。因此，当纤溶亢进时，机体可因为凝血因子被大量分解和纤维蛋白降解产物的抗凝作用而产生出血倾向。

凝血与纤溶是两个既对立又统一的系统，它们之间总保持动态平衡。这样，人体在出血时，既可以及时止血，又可以防止血栓形成，保持血管畅通，从而维持血流的正常状态。在血管内若凝血作用大于纤溶作用，就将发生血栓；反之，若纤溶作用过强，就会造成出血倾向。因子Ⅻa既可激活凝血系统，也可激活纤溶系统，此外，还能激活前激肽释放酶和补体系统。因此，通过因子Ⅻa这一纽带，可以使生理止血功能和免疫功能协调一致，从而有效地保护机体，减少创伤带来的危害。

第四节 血型与输血

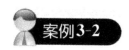

张某，女婴，新生儿，第一胎，出生后 24 h 出现皮肤发黄，嗜睡，拒食。实验室检查：母亲 ABO 血型，O 型；Rh 血型，Rh$^+$。女婴 ABO 血型，A 型；Rh 血型，Rh$^+$；Hb 115 g/L（早期新生儿 Hb＜145 g/L 可诊断为贫血），网织红细胞数和血清总胆红素增高，抗体释放试验阳性。初步诊断：新生儿溶血病（ABO 血型不合）。

具体任务：

1. 分析该患儿为什么会出现溶血。

2. 为什么该患儿为第一胎也会因 ABO 血型不合而发生新生儿溶血病？

3. 若患儿病情呈进行性加重，医师考虑为患儿进行输血，请为该患儿制订输血前的准备措施。

一、血量

血量是指全身血液的总量。正常成年人的血量占体重的7%～8%,即每千克体重有70～80 mL血量,其中大部分存在于心血管中循环流动,称为循环血量,小部分滞留在肝脏、脾脏、肺、腹腔静脉和皮下静脉丛中,流动缓慢,称为贮存血量。在机体剧烈运动、情绪紧张、大出血以及应激状态时,贮存血量可被动员、释放出来,以补充循环血量。

相对稳定的血量有助于维持正常的血压和血流,保证组织的足够灌流。少量失血(不超过全身血量的10%)时,由于心脏活动增强,血管收缩和肝脏、脾脏等贮存血液释放等代偿作用,血管充盈度变化不明显,可无明显临床症状。丢失的水、电解质可在1～2 h内恢复,血浆蛋白由肝脏迅速合成,红细胞由于骨髓造血功能加强,在一个月内可得到补充和恢复。中等失血(达全身血量的20%)时,机体将难以代偿,将出现脉搏细速、四肢冰冷、口渴、乏力、眩晕甚至昏倒。严重失血(达全身血量的30%以上)时,如不及时抢救,将危及生命。

由此可知,为了抢救患者和临床需要,正常成人一次献血200～300 mL,是不会给身体带来损害的。对于大量失血的患者来说,抢救的最有效方法就是输血。但是输血前需要先确定血型。

二、血型

血型(blood group)是指血细胞膜上特异性凝集原(agglutinogen)的类型。这种细胞膜上凝集原即抗原的特异性,是人体免疫系统识别"自我"或"异己"的标志。目前已知,除血细胞有血型外,血型抗原也存在于一般组织,如唾液、精液、乳汁、尿液和汗液等。因此,血型的概念已扩展到各种血细胞及人体的其他成分,除用于输血需要外,还广泛应用于组织器官移植、法医学及人类学等多个学科领域。但通常所说的血型是指红细胞膜上特异性凝集原的类型。根据红细胞膜上凝集原的有无与不同,国际输血协会已确认的红细胞血型系统有30余种,如ABO、Rh、P、MNSs、Lutheran等,本节仅介绍与临床关系最密切的是ABO血型和Rh血型系统。

(一)ABO 血型

在ABO血型系统中,红细胞膜上有A、B两种凝集原。根据A、B凝集原的有无,可分为四型:红细胞膜上只有A凝集原的称为A型,只有B凝集原的称为B型,A、B两种凝集原都有的称为AB型,A、B两种凝集原都没有的称为O型。

ABO血型系统的另一个特点是,红细胞膜上没有哪种凝集原,那么血清中一定有天然的相应凝集素。如A型血,红细胞膜上没有B凝集原,则血清中有抗B凝集素。四种血型的凝集原、凝集素的分布如表3-4所示。

表 3-4　ABO 血型系统中的凝集原和凝集素

血型	红细胞上的抗原(凝集原)	血清中的抗体(凝集素)
A 型	A	抗 B
B 型	B	抗 A
AB 型	A 和 B	无
O 型	无	抗 A 和抗 B

临床上,ABO血型的鉴定方法,是用已知的抗A凝集素和抗B凝集素,分别与被鉴定人的红细胞混悬液相混合,依其发生凝集反应的结果,判定被鉴定人红细胞膜上所含的凝集原,根据红细胞膜所含凝集原确定血型(图3-12)。

此外,现已发现,人类ABO血型系统中还存在多个亚型。其中与临床关系密切的主要是A型中的A_1和A_2亚型。汉族人中,A_1亚型占99%,A_2亚型极少见。A_1亚型红细胞膜上含A和A_1凝集原,血清中只含抗B凝集素;A_2亚型红细胞膜上只含A凝集原,但血清中含抗A_1和抗B凝集素。抗A_1凝集素是B型血和O型血血清中的正常成分,即在这两种血清中除有抗A凝集素外,还有抗 A₁ 凝集素。由于 A₁、A₂ 亚型的存在，AB 型也就出现了 A₁B 和 A₂B 两个亚型。ABO 血型亚型的存在可引起血型的误判。红细胞膜上亚型凝集原的抗原性强弱依次为 A₁、A₂、A₁B 和 A₂B。如果测定血型用的 ABO 标准血清效价较低，则易将亚型漏掉而误判血型。例如，由于抗 A 血清效价减低时，在体外不能与 A₂ 或 A₂B 型血的红细胞产生凝集反应，将会误判为"O"型或"B"型血。因此，在鉴定血型和输血时都应注意到血型亚型的存在。

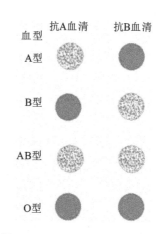

图 3-12 ABO 血型的玻片检测法

（二）Rh 血型

Rh 凝集原最初在恒河猴（rhesus monkey）的红细胞上发现。目前发现的 Rh 凝集原有 40 多种，与临床关系密切的是 C、c、D、E、e 5 种。其中 D 凝集原的抗原性最强。因此红细胞膜上有 D 凝集原者称为 Rh 阳性，不含 D 凝集原者称为 Rh 阴性。在我国汉族人中，属 Rh 阳性者约占 99%，Rh 阴性者只占 1%，但是，某些少数民族 Rh 阴性者较多，如塔塔尔族为 15.8%，苗族为 12.3%。

与 ABO 血型系统不同的是，Rh 血型系统没有天然的凝集素，Rh 阴性者只有在接受 Rh 阳性的血液后才能产生抗 Rh 凝集素。如果他们再次接受 Rh 阳性输血，就会发生凝集反应而引起溶血。此外，在 Rh 阴性的女性孕育 Rh 阳性胎儿时，胎儿的红细胞可少量进入母体，使母体产生抗 Rh 凝集素。当再次孕育 Rh 阳性胎儿时，母血中的抗 Rh 凝集素可通过胎盘进入胎儿的血液，使胎儿红细胞发生凝集和溶血，严重时可致胎儿死亡。

三、输血

输血（blood transfusion）是治疗某些疾病、抢救大失血和确保一些手术顺利进行的重要措施。输血时血型不合会产生严重的溶血反应，导致休克、血管内凝血和肾功能损伤，严重时可发生死亡。输血的基本原则是保证供血者的红细胞不被受血者血浆中的凝集素所凝集，即供血者红细胞膜上的凝集原不与受血者血浆中的凝集素发生凝集反应。因此，输血的原则为"同型输血、交叉配血"。

一般情况，只有在 ABO 血型相同的情况下才能输血。在无法得到同型血液的情况下，考虑将 O 型血输给其他血型的人，或者 AB 型接受其他血型的血液。但是，要遵循"量少（<300 mL）、速慢、勤观察"的原则。

即使同型血液输血，输血前也必须常规进行交叉配血试验。交叉配血试验如图 3-13 所示：供血者的红细胞混悬液和受血者的血清相混合称为主侧；受血者的红细胞混悬液和供血者的血清相混合称为次侧。分别观察结果，如果两侧均无凝集反应，可以输血；如果主侧有凝集反应，不管次侧是否凝集，都不能输血；如果主侧不凝集，次侧凝集，一般不宜进行输血，在紧急情况下必须输血时，应少量缓慢输血。交叉配血试验可以避免由于亚型和血型不同等原因而引起的溶血反应。

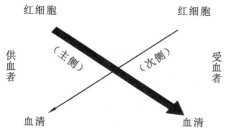

图 3-13 交叉配血试验示意图

NOTE

练习题

一、A₁型题(单句型最佳选择题)

1.下列哪种缓冲对决定着血浆的 pH 值?(   )

A. $KHCO_3/H_2CO_3$ B. Na_2HPO_4/NaH_2PO_4 C. $NaHCO_3/H_2CO_3$

D. 血红蛋白钾盐/血红蛋白   E. $KHCO_3/NaHCO_3$

2.构成血浆晶体渗透压的主要成分是(   )。

A. 氯化钾   B. 氯化钠   C. 碳酸氢钾   D. 钙离子   E. 蛋白质

3.血浆胶体渗透压主要由下列哪项形成?(   )

A. 球蛋白   B. 白蛋白   C. 氯化钠   D. 纤维蛋白原   E. 纤维蛋白

4.血细胞比容是指血细胞(   )。

A. 在血液中所占的重量百分比   B. 在血液中所占的容积百分比

C. 与血浆容积的百分比   D. 与白细胞容积的百分比

E. 与血清容积的百分比

5.红细胞沉降率加快的主要原因是(   )。

A. 血浆球蛋白含量增多   B. 血浆纤维蛋白原减少

C. 血浆白蛋白含量增多   D. 血细胞比容改变

E. 血浆纤维蛋白增多

6.红细胞悬浮稳定性大小与红细胞发生哪些现象有关?(   )

A. 凝集的快慢   B. 叠连的快慢   C. 运动的快慢   D. 溶血的多少   E. 血液的多少

7.某人的 RBC 与 B 型血的血清凝集,而其血清与 B 型血的 RBC 不凝集,此人血型是(   )。

A. A 型   B. B 型   C. AB 型   D. O 型   E. 无法判断

8.如将血沉增快人的红细胞放入血沉正常人的血浆中去,血沉会出现下述哪种情况?(   )

A. 不变   B. 减慢   C. 加快

D. 先不变,后加快   E. 以上都不对

9.影响毛细血管内外水分移动的主要因素是(   )。

A. 中心静脉压   B. 细胞外晶体渗透压

C. 血浆和组织间的胶体渗透压   D. 脉压

E. 组织液的静水压

10.中性粒细胞的主要功能是(   )。

A. 变形运动   B. 吞噬作用   C. 产生抗体   D. 凝血作用   E. 凝集功能

11.调节红细胞生成的主要体液因素是(   )。

A. 雄激素   B. 促红细胞生成素   C. 雌激素

D. 红细胞提取物   E. 以上都不对

12.维生素 B_{12} 和叶酸缺乏引起的贫血是(   )。

A. 再生障碍性贫血   B. 缺铁性贫血   C. 巨幼红细胞性贫血

D. β 型地中海贫血   E. 肾性贫血

13.可加强抗凝血酶Ⅲ活性的物质是(   )。

A. 枸橼酸钠   B. 草酸钾   C. 维生素 K

D. 肝素   E. 组织因子途径抑制物

14.内源性凝血的始动因素是(   )。

A. 因子Ⅳ被激活   B. 因子Ⅻ被激活   C. 血小板破裂

D.凝血酶的形成 　　　　　　　　　E.组织因子Ⅲ被激活

15.血液凝固后析出的液体为(　　)。

A.血清 　　　　B.体液 　　　　C.细胞外液 　　　D.血浆 　　　E.细胞内液

16.肾性贫血是由于(　　)。

A.缺乏铁质 　　　　　　　　B.缺乏维生素 B_{12} 　　　　　　　C.缺乏叶酸

D.促红细胞生成素减少 　　　　　E.缺乏蛋白质

17.血管外破坏红细胞的主要场所是(　　)。

A.肾和肝 　　　B.脾和肝 　　　C.胸腺 　　　D.淋巴结 　　　E.骨髓

18.凝血过程中,内源性凝血与外源性凝血的区别在于(　　)。

A.凝血酶原激活物形成的始动因子不同 　　　　B.凝血酶形成过程不同

C.纤维蛋白形成过程不同 　　　　　　　　　　D.因 Ca^{2+} 是否起作用而不同

E.凝血酶原的形成过程不同

19.以下哪种凝血因子不属于蛋白质?(　　)

A.因子Ⅰ 　　　B.因子Ⅱ 　　　C.因子Ⅳ 　　　D.因子Ⅹ 　　　E.因子Ⅲ

20.通常所说的血型是指(　　)。

A.红细胞膜上受体的类型 　　　　　　　　B.红细胞膜上特异性凝集原的类型

C.红细胞膜上特异性凝集素的类型 　　　　D.血浆中特异性凝集原的类型

E.血清中特异性凝集原的类型

二、A₂ 型题(病例摘要型最佳选择题)

21.患者因皮肤软组织损伤 4 天伴发热入院,初步考虑为化脓性感染,其血液常规检查哪项指标可能会升高?(　　)

A.嗜酸性粒细胞 　　　　　B.中性粒细胞 　　　　　C.单核细胞

D.嗜碱性粒细胞 　　　　　E.淋巴细胞

22.李某,女,因无明显诱因间断出现四肢皮肤紫斑,鼻出血、牙龈出血 3 个月余而就诊。血液检查:RBC 3.0×10^{12}/L,WBC 4.5×10^9/L,PLT 48×10^9/L,Hb 96 g/L。该患者发病的主要原因是(　　)。

A.红细胞减少 　　B.白细胞增多 　　C.血小板减少 　　D.血红蛋白减少 　E.以上都不对

(尚曙玉)

第四章 血液循环

 学习目标

> **掌握**：心肌细胞的生理特性；心率、心动周期、搏出量及心输出量的概念，影响心输出量的因素；动脉血压的形成及影响因素；颈动脉窦和主动脉弓压力感受性反射，肾上腺素和去甲肾上腺素对心血管活动的调节。
>
> **熟悉**：心脏泵血过程中心室容积、心脏内压力、瓣膜和血流方向的变化；心音的种类及意义；影响静脉回心血量的因素；微循环的组成及血流通路；组织液的生成与回流及其影响因素。
>
> **了解**：正常心电图的波形及其意义；动脉脉搏；微循环血流量的调节；器官循环。

血液在心脏和血管中按照一定的方向周而复始地定向流动称为血液循环（blood circulation）。循环系统由心脏和血管组成，心脏是血液循环的动力器官，血管是输送、分配血液的管道。血液循环的主要功能是完成血液运输，实现机体的体液调节和防御功能，维持机体内环境稳态，保证新陈代谢的正常进行。此外心血管系统还具有重要的内分泌功能，如：心房肌细胞能合成心房钠尿肽；血管内皮细胞可分泌内皮素、内皮舒张因子等。

第一节　心脏生理

心脏是由心肌构成并具有瓣膜结构的空腔器官。心脏不停地收缩与舒张，交替活动，能把压力很低的静脉血液抽吸回心脏，射入到压力较高的动脉内，从而实现其泵血功能。心脏节律性收缩和舒张产生的泵血活动是在心肌生理特性的基础上产生的，而心肌的各种生理特性又与心肌细胞的电生理特点密切相关。本节主要从心肌细胞的生物电现象、心肌的生理学特性和心脏的泵血功能三个方面来阐述心脏的生理功能。

一、心肌细胞的生物电现象

（一）心肌细胞的分类

心脏主要由心肌细胞组成。根据心肌细胞的自律性有无，可分为两大类。一类是非自律细胞，构成心房和心室壁的普通心肌细胞，具有兴奋性、传导性和收缩性，执行心肌的收缩功能，故又称为工作细胞。另一类为自律细胞，是一些特殊分化的心肌细胞，在没有外来刺激的条件下，会自动产生节律性兴奋，它们也具有兴奋性和传导性，但是细胞内肌原纤维少且排列不规则，故收缩性弱，主要功能是产生和传播兴奋，控制心脏活动的节律。这类细胞包括窦房结P细胞、房室交界区、房室束、左右束支和浦肯野细胞等，它们共同构成心脏的特殊传导系统。根据心肌细胞动作电位去极化速度的快慢，心肌细胞又分为快反应细胞和慢反应细胞。心肌细胞膜上有钠通道和钙通道，钙通道激活和失活的速度比钠通道慢。主要由钠通道激活而产生动作电位的细胞称为快反应细胞，主要由钙通道激活而产生动作电位的细胞称为慢反应细胞。

综上所述，依照电生理特性可以将心肌细胞分为四种类型：①快反应非自律细胞：包括心室肌细胞和心房肌细胞。②快反应自律细胞：包括房室束及其分支和浦肯野细胞。③慢反应自律细胞:包括窦房结 P 细胞和房室交界内房结区和结希区的细胞。④慢反应非自律细胞:存在于房室交界的结区。

(二)心肌细胞的跨膜电位

1. 工作细胞的跨膜电位 心房和心室壁的普通心肌细胞属于工作细胞,其生物电活动与神经、骨骼肌具有相似的规律,包括静息电位和动作电位。现以心室肌细胞为例说明。

(1)静息电位:人和其他哺乳动物心室肌细胞的静息电位约-90 mV,其形成机制与神经纤维类似,主要是 K^+ 外流形成的电-化学平衡电位。

(2)动作电位:心室肌细胞的动作电位分为 0、1、2、3、4 五个时期(图 4-1)。

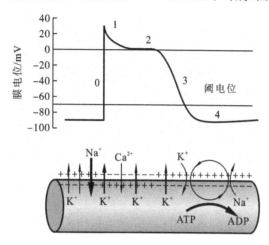

图 4-1 心室肌细胞的跨膜电位及其产生机制

①去极化:又称为 0 期。在适宜刺激作用下,心室肌细胞发生兴奋时,膜内电位由原来的-90 mV 上升到$+30$ mV 左右,形成动作电位的上升支。0 期历时 $1\sim2$ ms。其产生机制:刺激使膜上部分 Na^+ 通道开放,少量 Na^+ 内流,造成膜局部去极化。当去极化达到阈电位(-70 mV)时,大量 Na^+ 通道开放,更多 Na^+ 更快内流,使膜内电位急剧上升,达到 Na^+ 的电-化学平衡电位。决定 0 期去极化的 Na^+ 通道是一种快通道,它激活和失活的速度均很快。

②复极化:包括 1 期、2 期、3 期。

1 期:又称为快速复极初期,膜内电位由原来的$+30$ mV 迅速下降到 0 mV 左右,此期历时 10 ms。此期产生机制主要是心室肌细胞去极化达到顶峰后,Na^+ 通道失活关闭,K^+ 通道开放,K^+ 外流。

2 期:又称为缓慢复极期。1 期结束膜内电位达 0 mV 左右后,膜电位基本停滞在此水平达 $100\sim150$ ms。记录的动作电位曲线呈平台状,故此期又称为平台期。此期产生机制主要是 Ca^{2+} 通道开放,Ca^{2+} 内流与 K^+ 外流同时存在,二者对膜电位的影响相互抵消。2 期平台期是动作电位持续时间长的主要原因,也是心室肌细胞动作电位与神经纤维、骨骼肌细胞动作电位的主要区别。

3 期:又称为快速复极末期,膜内电位由 0 mV 左右下降到-90 mV,历时 $100\sim150$ ms。3 期是由 2 期末 Ca^{2+} 通道失活,Ca^{2+} 内流逐渐停止,K^+ 外流逐渐增强所致。

③静息期:也称为 4 期,此期膜电位稳定于静息电位(-90 mV),4 期跨膜离子流较活跃,通过 Na^+-K^+ 泵的活动,运出 Na^+,运回 K^+;通过 Na^+-Ca^{2+} 交换体和 Ca^{2+} 泵的活动,运出 Ca^{2+},以恢复兴奋前细胞内外离子分布状态,保证心室肌细胞的兴奋性。

2. 自律细胞的跨膜电位 与工作细胞相比,自律细胞跨膜电位的最大特点是 4 期膜电位不稳定,具有自动去极化的现象。自律细胞在动作电位复极化达到最大值,即最大复极电位时,膜电位开始自动去极化,达到阈电位就产生一次新的动作电位。因此,4 期自动去极化是自律细胞产生自动节律性的基础。不同类型的自律细胞,4 期自动去极化的速度和离子基础各不相同。

(1)窦房结细胞的跨膜电位:窦房结 P 细胞属于慢反应自律细胞,其动作电位的形态与心室

【重点提示】
心室肌细胞动作电位持续时间长的主要原因。

肌细胞动作电位明显不同,主要特征如下:①无明显的 1 期和 2 期,仅表现为 0、3、4 三个时期;②动作电位 0 期去极化速度慢、幅度小,膜内电位仅上升到 0 mV 左右,无明显的极化反转;③3 期最大复极电位(−60 mV)和阈电位(−40 mV)的绝对值较小;④4 期膜电位不稳定,由最大复极电位开始自动去极化,当去极化达到阈电位水平(−40 mV)时,爆发一次动作电位;⑤4 期自动去极化的速度较快(约 0.1 V/s)。

P 细胞动作电位主要是由 Ca^{2+} 的内流引起的。当膜电位由最大复极电位自动去极化达到阈电位水平时,膜上钙通道被激活,Ca^{2+} 内流到细胞内,导致 0 期去极化。随后,钙通道逐渐失活,Ca^{2+} 内流减少,同时 K^+ 通道被激活,K^+ 外流增加,形成了 3 期复极化。当达到最大复极电位 −70 mV 时,K^+ 通道逐渐失活,K^+ 外流逐渐减少,而内向的 Na^+ 内流逐渐增强,导致膜内电位缓慢上升,因而出现 4 期自动去极化(图 4-2)。

(2)浦肯野细胞的跨膜电位:浦肯野细胞属于快反应自律细胞,其动作电位可分为 0、1、2、3、4 五个时期(图 4-2)。其中除 4 期外,成因与心室肌细胞基本相同。0 期去极化速度快,幅度大,是由于 Na^+ 通道开放、Na^+ 快速内流所产生。浦肯野细胞 4 期自动去极化是由于膜外向 K^+ 电流的进行性衰减,而内向 Na^+ 电流的逐渐增强,造成 4 期净内向离子电流,引起自动去极化。浦肯野细胞 4 期去极化速度比窦房结 P 细胞 4 期去极化速度慢,因而浦肯野细胞比窦房结 P 细胞的自动节律性低。

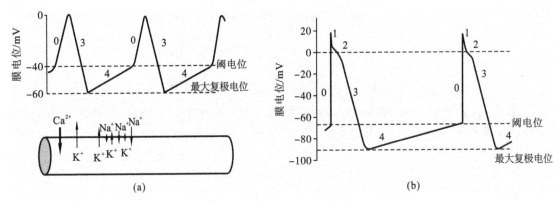

图 4-2 窦房结及浦肯野细胞的动作电位

(a)窦房结细胞的动作电位 (b)浦肯野细胞的动作电位

(三)正常心电图

心脏活动时产生的生物电变化是无数心肌细胞生物电变化的综合,它不仅可直接从心脏表面测量到,而且可从身体表面测出来。用心电图机由体表记录出来的心脏电变化的波形,称为心电图(electrocardiogram,ECG)(图 4-3)。心电图是反映心脏内兴奋产生、传导和恢复过程中电位变化的综合波形,每一个周期的波形基本上都包含 P 波、QRS 波群、T 波以及各波之间代表时间的线段。它不仅与单个心肌细胞动作电位的曲线有明显不同,而且因测量电极放置的位置和连接方式的不同而有所差异。

1. P 波 P 波代表左右两心房去极化过程。正常 P 波为圆屋顶形,占 0.08～0.11 s,幅度不超过 0.25 mV。当心房肥厚时,P 波时间和波幅超过正常。

2. QRS 波群 它反映左、右心室去极化的电位变化,包括三个紧密相连的电位波动,先是向下的 Q 波,接着是向上的高而尖锐的 R 波,最后是向下的 S 波。正常 QRS 波群时间占 0.06～0.1 s,波幅在不同导联中变化较大,肢导联为 0.6～1.5 mV。在心室肥厚或心室内兴奋传导异常等情况时,QRS 波群将发生改变。

3. T 波 它代表心室各部分复极化过程。正常 T 波方向与 R 波方向一致,波幅为 0.1～0.8 mV,一般不低于同导联 R 波的 1/10,历时 0.05～0.25 s。当心肌损伤、缺血或血中离子浓度发生变化时,T 波将发生改变。

4. P-R 间期(或 P-Q 间期) P-R 间期是指从 P 波起点到 QRS 波群起点之间的这段时间。它

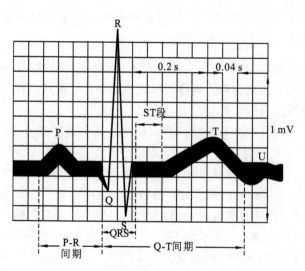

图 4-3 正常人心电图

代表由窦房结产生的兴奋,经过心房、房室交界、房室束及其分支到心室肌开始去极化所需的时间,正常为 0.12～0.2 s。若时间超过正常,则提示有房室传导阻滞。P-R 间期包括 P 波和 PR 段两部分。PR 段是指从 P 波终点到 QRS 波起点之间的线段。通常与基线处于同一水平,主要是由于兴奋在通过房室交界时传导极慢,电位变化很弱,未能记录出来所致。

5. Q-T 间期 Q-T 间期是指从 QRS 波群的起点到 T 波终点之间这段时间,它表示心室肌从去极化开始到复极化结束总共所需的时间,正常为 0.36～0.44 s。Q-T 间期延长,常见于心肌炎、心功能不全以及血 Ca^{2+} 过低时。Q-T 间期包括 QRS 波群、ST 段和 T 波三部分。

6. ST 段 ST 段是指从 QRS 波群终点到 T 波起点之间的线段。正常时和基线平齐,一般上移不超过 0.1 mV,下移不超过 0.05 mV。它是由于心室肌全部处于去极化状态,心室肌细胞之间无电位差存在所致。若 ST 段偏离超过正常范围,常表示心肌有损伤或冠状动脉供血不足。

在上述心电图波形中,没有代表心房肌复极化过程的波形,这是由于心房复极化电位很低,被 PR 段、QRS 波群等所掩盖,因此心电图上看不到心房复极化的波形。

近几十年来,心电图技术获得长足的发展,并已广泛应用于临床诊断工作中,有关心电图各波段产生的机制、测量方法等方面的知识将在诊断学课程中学习。这里需要指出的是,心电图只能反映心脏内兴奋的产生、传导和恢复过程,与心脏机械收缩活动是两个不同的概念。心电图用于临床诊断时,必须结合其他检查结果综合分析判断,才能得出正确的结论。

二、心肌的生理学特性

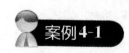

1. 患者,女,58 岁,患冠心病 6 年,因反复头晕、晕厥、乏力 5 天入院。心率 48 次/分,动态心电图检查提示病态窦房结综合征。

具体任务:试分析病态窦房结综合征患者发病的生理机制;该患者目前最好的治疗方案是什么?

2. 患者,女,54 岁,因突然心悸、胸痛、头晕、头痛、视力模糊 3 h 急诊入院。患者曾诊断为"风湿性心脏病",院外长期口服地高辛治疗。心电图检查提示为室性期前收缩二联律。

具体任务:分析患者期前收缩产生的原因及生理机制。

3. 患者,男,62 岁,突然心前区疼痛 1 h,急诊就医,心电图提示二度房室传导阻滞。

具体任务:运用心肌生理知识分析房室传导阻滞产生的生理机制。

心肌细胞具有自律性、兴奋性、传导性和收缩性。前三者都以细胞膜生物电活动为基础,称

NOTE

为电生理特性,而后者是由细胞膜动作电位引起的机械活动,故称为机械特性。

（一）自律性

心肌细胞在没有外来刺激的条件下,自动地产生节律性兴奋的特性,称为自动节律性,简称自律性。具有自律性的组织或细胞称为自律组织或自律细胞。衡量自律组织自律性高低的指标是每分钟产生自动节律性兴奋的次数(次/分)。

1. 心脏的起搏点　心内特殊传导系统具有自律性。其中窦房结的自律性最高(100 次/分),房室交界次之(50 次/分),浦肯野纤维最低(25 次/分)。心房、心室依当时自律性最高的兴奋频率而搏动。正常情况下,窦房结的自律性最高,它主导着整个心脏兴奋和收缩,称为正常起搏点(normal pacemaker)。以窦房结为起搏点的心脏节律性活动称为窦性节律。窦房结以外的自律细胞在正常情况下,不能表现其自律性,因此称为潜在起搏点。潜在起搏点的自律性升高或窦房结的兴奋传导阻滞时,潜在起搏点可取代窦房结成为异位起搏点,控制部分或整个心脏的活动。由异位起搏点控制的心脏节律性活动称为异位节律。

知识拓展

著名的经典实验——斯氏结扎

1851 年德国斯丹尼(H. Stannius)在蛙心房与静脉窦之间用细线结扎,发现静脉窦仍有节律性地跳动,而整个心脏却停止搏动,这就是著名的第一斯氏结扎。等心脏恢复跳动后,心搏的频率低于静脉窦;再在蛙的心房与心室之间结扎,发现心房仍能按原来的节律跳动,心室却停止了搏动,经过一段时间后心室搏动恢复,但频率比心房要慢得多,这就是第二斯氏结扎。实验说明:蛙静脉窦的自律性最高,心房其次,心室最低。在整体情况下,心房和心室的自律性受自律性最高的部位静脉窦(窦房结)控制。

2. 影响自律性的因素

(1)4 期自动去极化速度:影响心肌自律性最主要的因素。4 期自动去极化速度快,从最大复极电位到阈电位所需时间短,单位时间内产生兴奋次数多,自律性高;反之,自律性低(图 4-4)。

(2)最大复极电位与阈电位之间的差距:最大复极电位的绝对值减小或阈电位下移,均使二者间的差距减小,自动去极化达阈电位所需时间缩短,自律性升高;反之,自律性降低(图 4-4)。

（二）兴奋性

心肌细胞和骨骼肌细胞一样具有对刺激发生反应的能力,即具有兴奋性。

1. 心肌细胞兴奋性的周期性变化

心肌细胞在受到刺激,发生兴奋的过程中,其兴奋性会发生周期性变化,即经过有效不应期、相对不应期和超常期,然后恢复到原来状态(图 4-5)。

(1)有效不应期:从去极化 0 期开始到复极化 3 期膜电位约 -60 mV 的期间内,心肌细胞不能产生动作电位,称为有效不应期(effective refractory period,ERP),它包括绝对不应期和局部反应期两部分。绝对不应期是指从去极化 0 期开始到复极化 3 期膜电位约 -55 mV 的期间内,不论给予多么强大的刺激,都不能引起反应,此期兴奋性已降低到零;这是由于此期膜内电位过低,Na^+ 通道处于完全失活状态,膜的兴奋性完全丧失。局部反应期是指从复极化 3 期膜内电位达 $-60 \sim -55$ mV 期间内,受到足够强度刺激,可引起局部去极化(局部兴奋),表示此期心肌细胞兴奋性稍有恢复,因 Na^+ 通道刚开始复活,如给予强刺激可引起少量 Na^+ 通道开放,产生局部去极化,但远没有恢复到可被激活的备用状态,故仍不能产生兴奋和收缩。因此从 0 期去极化开始到 3 期复极化至 -60 mV 这段时间内,Na^+ 通道完全失活或大部分没有恢复到备用状态,任何刺激均不能引起动作电位,称为有效不应期。

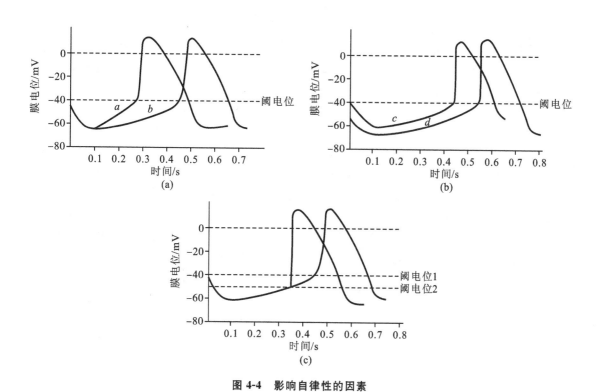

图 4-4 影响自律性的因素

(a)自动去极化速度(a、b)对自律性的影响　(b)最大复极电位(c、d)对自律性的影响

(c)阈电位水平(1、2)对自律性的影响

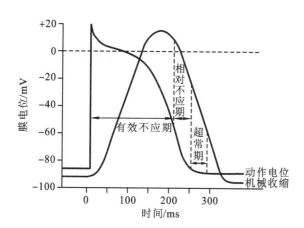

图 4-5 心肌细胞动作电位期间兴奋性的变化及其与机械收缩的关系

(2)相对不应期:从复极化$-80\sim-60$ mV的时间内,须给予阈上刺激才可以使心肌细胞膜产生可传的动作电位,这一段时间称为相对不应期。其发生原因是此时钠通道尚未完全复活,其开放能力未达到正常状态,细胞的兴奋性仍低于正常,只有给予阈上刺激才能引起细胞兴奋,并且产生动作电位去极化的速度和幅度均小于正常,兴奋的传导速度也比较慢。

(3)超常期:从复极化$-90\sim-80$ mV的时间段为超常期。在此期用低于阈刺激强度的刺激即能引起动作电位,表明兴奋性高于正常。这是由于钠通道已基本恢复到备用状态。此时膜电位与阈电位之间的距离小于正常,容易产生兴奋,因而细胞兴奋性高于正常。此时,动作电位去极化的速度和幅度小于正常,兴奋传导的速度较慢。超常期之后,膜电位恢复到静息电位水平,兴奋性恢复正常。

由于心肌的有效不应期特别长,相当于整个收缩期和舒张早期,因而在心脏收缩期内,任何强度的刺激都不能使心肌产生兴奋。心肌的这一特点使心肌只产生单收缩,不会产生强直收缩,从而保证心肌收缩与舒张交替有节律性进行,这对心脏的泵血功能具有重要意义。

2. 影响心肌兴奋性的因素

(1)静息电位和阈电位之间的差距:在一定范围内,静息电位水平上移或阈电位水平降低,使两者之间的差距减小时,兴奋性增高;反之,静息电位水平下移或阈电位水平上移,使两者之间的差距增大时,则兴奋性降低。

(2)钠离子通道的活性:心肌细胞产生兴奋,是以膜钠离子通道能被激活为前提的。钠离子通道的状态是决定兴奋性高低的主要因素。在静息电位-90 mV 时,膜上的钠通道处于备用状态,细胞兴奋性正常。如给予刺激,膜去极化到-70 mV 时,钠通道被激活,Na^+ 快速内流,很快钠通道失活而关闭,进入失活状态,细胞的兴奋性暂时丧失。只有等到膜电位复极化回到静息电位水平时,钠通道又完全复活到备用状态,细胞兴奋性也恢复正常。

3. 期前收缩和代偿性间歇　正常情况下,整个心脏是按照窦房结发出的兴奋节律进行活动的。如果在有效不应期之后,下一次窦房结的兴奋到达之前,有一人工或病理性的额外刺激作用于心肌,将导致心肌产生一次提前出现的兴奋,即期前兴奋,由期前兴奋所引起的收缩称为期前收缩(premature systole),又称早搏。期前收缩也有自己的有效不应期。如果正常窦房结的节律性兴奋正好落在心室期前收缩的有效不应期中,便不能引起心室兴奋,即出现一次兴奋"脱失",必须等到下一次窦房结的兴奋到来才能引起心室的兴奋和收缩。因此,在一次期前收缩之后往往出现一段较长时间的心室舒张期,称为代偿性间歇(compensatory pause)(图 4-6)。

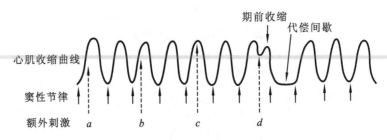

图 4-6　期前收缩与代偿性间歇

(三)传导性

心肌细胞具有传导兴奋的能力,称为传导性。心脏内由自律细胞构成的特殊传导系统将窦房结产生的兴奋按一定的途径传遍整个心脏。动作电位沿细胞膜传播的速度可作为衡量传导性的指标。

1. 心内兴奋传播的途径与特点　心内兴奋传播的途径见图 4-7。传导性的高低是以兴奋传播速度的快慢来衡量的。不同心肌细胞的传导性是不同的,即兴奋传导速度不同。普通心房肌传导速度较慢,约为 0.4 m/s,优势传导通路传导速度较快,为 1.0～1.2 m/s,心室肌约 1.0 m/s,浦肯野纤维传导速度最快,约 4.0 m/s,而房室交界的结区传导速度最慢,约 0.02 m/s。心房肌与心室肌之间由结缔组织形成的纤维环相隔,房室之间无直接的电联系,心房的兴奋不能直接传给心室。房室交界是兴奋传入心室的唯一通路,而此处传导速度极慢,造成兴奋传导的房室延搁(atrioventricular delay)。房室延搁使得心房收缩结束后心室才开始收缩,心室和心房不可能同时收缩,这对于心室的充盈和射血是十分重要的。

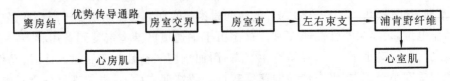

图 4-7　心内兴奋传播途径

2. 影响传导性的因素

(1)心肌细胞的结构:细胞的直径与细胞内电阻成反变关系。细胞直径大,细胞内电阻小,产生的局部电流大,兴奋传导速度快。房室交界区的细胞直径最小,传导速度最慢;而浦肯野纤维的直径最大,传导速度最快。细胞间缝隙连接的数量及功能也是影响传导性的重要因素。

(2)0期去极化的幅度和速度:心肌细胞的兴奋传导是通过局部电流实现的。0期去极化的幅度愈大,兴奋部位与未兴奋部位间的电位差也愈大,形成的局部电流也愈强,对未兴奋部位的影响也愈强,传导也愈快。0期去极化的速度愈快,局部电流的形成也愈快,对未兴奋部位的影响也愈快,传导也愈快。

(3)邻近未兴奋部位膜的兴奋性:邻近膜的静息电位与阈电位之间的差距增大,去极化达阈电位所需时间延长,则兴奋性降低,兴奋传导速度减慢。如果邻近未兴奋部位上膜的 Na^+ 通道处于失活状态,则无兴奋性,传导受阻;如果邻近未兴奋部位上膜的 Na^+ 通道处于部分失活状态,则传导速度减慢。

(四)收缩性

心肌细胞能在动作电位的触发下产生收缩反应,称为收缩性。心肌细胞的收缩原理与骨骼肌基本相同,但有其自身的特点。

1. 不发生强直收缩 由于心肌细胞的有效不应期特别长,相当于收缩期和舒张早期,在心肌的收缩期和舒张早期内,无论刺激强度多么大,都不可能引起心肌细胞发生新的兴奋和收缩。所以心脏始终保持收缩和舒张的交替,不会发生强直收缩。

2. 对细胞外液中 Ca^{2+} 的依赖性 心肌中肌质网不发达,贮存的 Ca^{2+} 较少,所以心肌细胞收缩需要的 Ca^{2+} 一部分来自肌质网的释放,还有一部分来自细胞外液中的 Ca^{2+} 内流。在一定范围内增加细胞外液中的 Ca^{2+},可增强心肌细胞的收缩力;相反,降低细胞外液中的 Ca^{2+},则使心肌细胞的收缩力减弱。如去除细胞外液中的 Ca^{2+},心肌细胞仍能产生动作电位,但不能发生收缩,即所谓的兴奋-收缩脱耦联。

3. "全或无"式收缩 由于心肌具有功能合胞体的特性,加之心内特殊传导系统的传导速度快,故当心房或心室受到阈刺激时,会引起所有心房肌细胞或心室肌细胞几乎同时同步收缩,称为"全或无"式收缩。"全或无"式收缩是指在其他条件不变时,心房肌细胞或心室肌细胞要么全部不收缩,要么全部收缩。因此,心肌细胞收缩的强度与刺激强度无关。这种方式的收缩力量大,可提高心脏的泵血效率。

(五)理化因素对心肌生理特性的影响

上述心肌生理特性多与心肌细胞生物电活动的特点有关,而心肌细胞的生物电活动又是以跨膜离子流为基础的。因此,细胞外液中离子浓度的变化必然会对心肌生理特性产生影响。其中以 K^+、Ca^{2+} 对心肌的影响最为重要。例如,血液中 Ca^{2+} 浓度增高可使心肌收缩力增强。一般生理条件下,Ca^{2+} 浓度的变化达不到明显影响心功能的水平。细胞外液中 K^+ 浓度的变化对心肌活动有明显的影响。高血钾对心肌的主要影响是抑制,引起心肌自律性、传导性和收缩性均下降,表现为心动过缓、传导阻滞和心肌收缩力减弱,严重时导致心跳停止在舒张状态。故临床上给患者补钾时,不能由静脉直接推注,必须稀释后以低浓度缓慢滴注。反之,低血钾时,心肌的自律性、兴奋性、收缩性均增强,但传导性减弱,易发生期前收缩及异位心律。

案例4-2

患者,女,62岁,患有"风湿性心脏病二尖瓣关闭不全"10年,2天前淋雨后逐渐出现咳嗽、咳痰,1 h 前上述症状加重,并出现咳粉红色泡沫样痰。查体:T 37.8 ℃,R 32 次/分,BP 90/70 mmHg,P 110 次/分,患者端坐呼吸,口唇发绀,双肺闻及广泛的湿啰音,心尖部第一心音减弱,可闻及吹风样全收缩期杂音。临床诊断:风湿性心脏病二尖瓣关闭不全;急性左心衰竭。

具体任务:

1.分析患者二尖瓣狭窄后在一个心动周期中心腔内压力、瓣膜、血流及容积将发生如何改变,写出详细的分析结果。

2.分析患者心尖部为什么会听到收缩期杂音。

3.运用影响心输出量因素的相关知识分析患者左心衰竭发生的机制。

三、心脏的泵血功能

(一)心动周期与心率

在人的生命过程中,心脏不断地跳动,即不断节律性收缩与舒张。心房或心室每收缩和舒张一次所构成的机械活动周期称为一个心动周期(cardiac cycle)。每分钟心脏搏动的次数称为心率(heart rate)。在一个心动周期中,心房和心室各自具有收缩期和舒张期。

心动周期的时程与心率成反变关系。正常成人静息时的心率为 60～100 次/分,平均 75 次/分,每个心动周期历时 0.8 s。在一个心动周期中,两侧心房首先收缩,持续 0.1 s,然后心房舒张,舒张期占 0.7 s。心房进入舒张期时,两心室开始收缩,收缩期持续 0.3 s,随后进入舒张期,持续 0.5 s。从心室舒张开始到下一个心动周期心房开始收缩之间的 0.4 s,心房和心室都处于舒张状态,称为全心舒张期(图 4-8)。无论是心房还是心室,其舒张期均明显长于收缩期,这样使心脏有足够时间接纳静脉回流的血液,既保证心室的血液充盈,又能让心肌得到充分休息。当心率过快时,心动周期缩短,其中收缩期和舒张期均缩短,舒张期缩短更为明显,故对心脏的充盈和持久活动不利。在泵血过程中心室起主要作用,所以通常所说的心室收缩期和心室舒张期一般是指心室的收缩期和舒张期。

【重点提示】

心动周期与心率的概念。

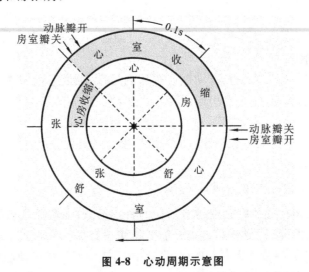

图 4-8　心动周期示意图

(二)心脏的泵血过程

在心脏的泵血过程中心室起决定性的作用。在一个心动周期中,左、右两侧心室的活动是同步的,故以左心室为例说明在一个心动周期中心室内压力、瓣膜开闭和血流方向的动态变化过程(图 4-9)。

【重点提示】

心脏泵血过程中心室容积、心脏内压力、瓣膜和血流方向的变化。

1.心室收缩期　心室收缩期包括等容收缩期、快速射血期和减慢射血期。

(1)等容收缩期(period of isovolumic contraction):心室开始收缩,室内压迅速升高,当室内压超过房内压时,房室瓣关闭,血液不能倒流入心房。此时室内压还低于动脉压,动脉瓣仍关闭,血液还不能射入动脉。从房室瓣关闭到动脉瓣开放之前这段时间,心室内血量不减少,心室容积不变,室内压急剧升高,故称为等容收缩期。此期历时 0.05 s。

(2)快速射血期(period of rapid ejection):随着心室收缩,室内压升高,当其超过动脉压时,主动脉瓣开放,血液由心室快速射入动脉。此期射入动脉的血量占总射血量的 2/3,心室容积减小,室内压随心室强烈收缩而继续升高达峰值。此期历时 0.1 s。

(3)减慢射血期(period of slow ejection):随着心室内血液减少以及心室肌收缩的减弱,室内压自峰值逐渐下降,射血速度减慢。此期历时 0.15 s。

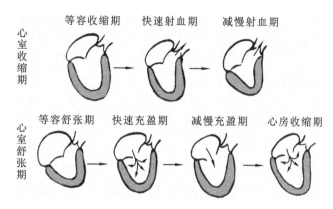

心室收缩期 | 等容收缩期 快速射血期 减慢射血期

心室舒张期 | 等容舒张期 快速充盈期 减慢充盈期 心房收缩期

图 4-9　心脏泵血过程示意图

实验证明,在快速射血期的中期或稍后期,室内压已低于主动脉压,但是心室内的血液因具有较高的动能,依其惯性作用仍能逆压力梯度继续流入动脉。

2. 心室舒张期　心室舒张期包括等容舒张期、快速充盈期、减慢充盈期和心房收缩期。

(1)等容舒张期(period of isovolumic relaxation):心室开始舒张,室内压急剧下降,主动脉内血液向心室方向反流,推动主动脉瓣关闭,主动脉内血液不能反流入心室。此时室内压仍高于房内压,故房室瓣还处于关闭状态,心房内血液不能流入心室。从动脉瓣关闭到房室瓣开放之前的这段时间,心室容积不变,室内压快速下降,故称为等容舒张期。此期历时 0.06～0.08 s。

(2)快速充盈期(period of rapid filling):随着心室的继续舒张,室内压进一步下降,当室内压低于房内压时,房室瓣开放,大静脉、心房内的血液快速流入心室,心室容积增大。此期称为快速充盈期,其间流入心室的血量占总充盈量的 2/3,历时 0.11 s。

(3)减慢充盈期(period of slow filling):随着心室血液的不断充盈,房、室间压力梯度逐渐减小,血液充盈心室的速度减慢,心室容积继续增大。此期历时 0.22 s。

(4)心房收缩期(period of atrial systole):心室舒张的最后 0.1 s,心房开始下一个周期的收缩。心房收缩使房内压升高,房内血液继续流入心室,使心室得到进一步充盈。此期流入心室的血量占总充盈量的 10%～30%。

如上所述,心室肌的收缩和舒张引起室内压的升降,造成心房和心室之间、心室和主动脉之间压力差的形成,而压力差是决定瓣膜开闭和血液流动的动力,瓣膜的开闭又决定了血液只能是单向流动即从心房流向心室,再从心室流向动脉。可见,心动周期中心室的收缩与舒张是主要变化,它引起压力、瓣膜、血液和容积的改变,决定了心脏的充盈和射血的交替进行(图 4-10)。

(三)心音

在每一个心动周期中,由心肌舒缩、瓣膜开闭以及血流撞击心室和大动脉壁等机械振动所产生的声音,称为心音(heart sound)。可用听诊器在胸壁听到,并可用记录仪描记成心音图。在一个心动周期中,可听到两个心音,分别称为第一心音和第二心音。

1. 第一心音　第一心音发生在心室收缩期,是心室收缩开始的标志。第一心音主要是由于心室肌收缩、房室瓣关闭以及心室射出的血液冲击动脉壁引起振动而产生的。其特点是音调较低,持续时间较长(约为 0.12 s)。它的强弱可反映心室肌收缩强弱,它的性质可反映房室瓣的功能状态。第一心音在心尖部听诊最清楚。

2. 第二心音　第二心音发生在心室舒张期,是心室舒张开始的标志。第二心音是由于心室舒张时,动脉瓣关闭及血液冲击主动脉根部引起振动而产生的。其特点是,音调较高,持续时间较短(约为 0.08 s)。它的强弱可反映动脉血压的高低,其性质可反映动脉瓣的功能状态。第二心音在心底部听诊最清楚。

NOTE

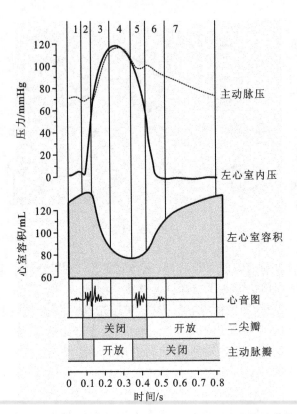

图 4-10 心动周期中左心室内压力、容积和瓣膜等的变化
1.心房收缩期 2.等容收缩期 3.快速射血期 4.减慢射血期 5.等容舒张期 6.快速充盈期 7.减慢充盈期

知识拓展

心脏杂音

由于心音可反映心脏舒缩和心瓣膜开闭的情况，因而在心肌发生病变或心瓣膜开闭发生障碍时，心音便出现异常，此称为心杂音。例如：房室瓣闭锁不全或动脉瓣狭窄时，在第一心音后可出现杂音，此称为收缩期杂音；动脉瓣闭锁不全或房室瓣狭窄时，在第二心音后可出现杂音，此称为舒张期杂音。心音听诊在心脏疾病的诊断中具有重要意义。

（四）心脏泵血功能的评价

心脏的主要功能是不断地泵出血液以适应机体新陈代谢的需要。因此，对心脏泵血功能进行正确的评价，具有重要的生理学意义和临床实用价值。

1.每搏输出量和射血分数 一侧心室每收缩一次所射出的血量，称为每搏输出量，简称搏出量(stroke volume)，相当于心室舒张期末容量与收缩期末容量之差。正常成人静息状态下，心室舒张期末的容积左心室约为 145 mL，右心室约为 137 mL，搏出量为 60～80 mL，即射血完毕时心室内尚有一定量的余血。搏出量占心室舒张末期容积的百分比称为射血分数(ejection fraction，EF)。正常人射血分数为 55%～65%。心室肌收缩力增强时，射血分数增大。当心室出现病理性扩大，心功能减退时，由于心室舒张期末充盈量增加，搏出量与正常人差异不大，而射血分数却有明显下降，所以用射血分数作为评价心功能的指标更为全面。目前射血分数已经成为临床工作中评定心功能的重要指标之一。

【重点提示】
搏出量及心输出量的概念。

2.每分输出量和心指数 每分钟由一侧心室射出的血量，称为每分输出量，简称心输出量(cardiac output)，它等于搏出量与心率的乘积。如心率按 75 次/分计算，搏出量为 60～80 mL，心输出量为 4.5～6.0 L,平均约为 5 L。左右心室的心输出量基本相等。成年女性比同体重男性心输出量约低 10%,青年时期的心输出量高于老年时期。重体力劳动或剧烈运动时,心输出量可比安静时提高 5～7 倍,情绪激动时心输出量可增加 50%～100%。心输出量始终与机体代谢水平相适应。心输出量可因性别、年龄、体型等差异而不同,为比较不同个体间的心泵血功能,可用体表面积对心输出量进行验正,资料显示静息状态下,心输出量与体表面积(m²)成正比关系。以每平方米体表面积计算的心输出量[L/(min·m²)]称为心指数(cardiac index)。一般身材的成年人体表面积为 1.6～1.7 m²,安静和空腹时心输出量为 4.5～6.0 L/min,故心指数为 3.0～3.5 L/(min·m²)。心指数是分析、比较不同个体静息时心脏功能的评定指标。

心指数可因不同生理条件而异。一般 10 岁左右的儿童,静息心指数最大,可达 4 L/(min·m²)以上。以后随年龄增长逐渐下降,到 80 岁时,静息心指数降到接近于 2 L/(min·m²)。运动、妊娠、情绪激动、进食等情况下,心指数均增大。

3. 心脏做功量 心脏活动时所做的功推动血液流动,故心室所做的功是衡量心功能的主要指标之一。心室收缩一次所做的功,称为每搏功。心室每分钟所做的功,称为每分功或分功。左心室每搏功可以用下式表示:左心室每搏功=搏出量×(平均主动脉压－平均左心房压)。由此可见,心脏做功不仅与心输出量有关,还与血压有关。因此,用心脏做功量作为评价心泵血功能的指标要比单纯心输出量更为全面、更有意义。特别在动脉压不相等的情况下,例如:正常情况下左、右心室搏出量基本相等,但肺动脉平均压仅为主动脉平均压的 1/6,所以右心室做功量只有左心室做功的 1/6。

(五)影响心输出量的因素

心输出量等于搏出量和心率的乘积,因此凡能影响搏出量和心率的因素都能影响心输出量。搏出量又受心肌前负荷、后负荷和心肌收缩力的影响。

知识拓展

心力衰竭

心是生命动力的源泉,心每收缩一次,排到血管的血液就达 70 mL,三年半时间所泵出的血液足可以浮起一艘万吨巨轮。它算得上是最卓越的"水泵"了。但在患某些心脏疾病,如心肌梗死、心瓣膜病、心肌炎等时,心室射血能力过低,不能有效地射出静脉回心血量,心输出量不能适应机体的需要,出现循环功能不足,称为心力衰竭。慢性心力衰竭患者出现代偿性心室扩大(心肌纤维拉长)或心肌肥厚(心肌纤维增粗),从而相应地增强心室肌收缩能力,可在一定限度内使心输出量恢复到接近正常水平,称为心功能代偿。

【重点提示】
影响心输出量的因素。

1. 前负荷 心室收缩前所承受的负荷,称为前负荷。通常指心室舒张末期充盈量,相当于静脉回心血量与心室射血后剩余血量之和。在正常情况下,静脉回心血量和心输出量之间保持着动态平衡。搏出量在一定程度上取决于静脉回心血量,当静脉回心血量增多时,心室舒张末期充盈量也增多,心肌前负荷增大,心室容积相应扩大,使心肌"初长度"(即收缩前的长度)增长,心肌收缩力增强,搏出量增多;相反,静脉回心血量减少时,搏出量也减少。这种通过改变心肌初长度来调节搏出量的方式,称为异长自身调节。这种调节有一定范围,如果静脉血回心速度过快,量过多,可造成前负荷过大,心肌的初长度过长,超过最适限度,则心肌收缩力反而减弱,使搏出量减少。故临床输液或输血时,应控制其速度和量,以防发生心力衰竭。

2. 后负荷 肌肉开始收缩时才遇到的负荷称为后负荷。大动脉血压是心室收缩开始后遇到的阻力,称为心肌的后负荷。心室收缩时,必须克服动脉血压才能将血液射入动脉。当其他因素不变,动脉血压增高时,心肌后负荷增大,使动脉瓣开放推迟,等容收缩期延长,射血期缩短,搏出量减少。在正常情况下,由后负荷增大所致的搏出量减少,心室余血量增多,心室舒张末期容积增大,可使前负荷增加,通过心肌的自身调节能使心肌收缩力增强,搏出量恢复正常。但如果动脉血压长期持续性增高,心室肌长期加强收缩,将会导致心室肌肥厚等病理性变化,可导致心力衰竭。因此,对由后负荷增大引起的心力衰竭患者,可考虑使用扩张血管的药物,通过降低动脉血压来改善患者的心功能。

3.心肌收缩力 心肌收缩力是指心肌细胞不依赖于前、后负荷而改变其收缩强度和速度的一种内在特性。心肌细胞兴奋-收缩耦联过程中活化横桥的数量和 ATP 酶的活性是影响心肌收缩力的主要因素。在一定初长度的条件下,粗、细肌丝的重叠提供一定数量可连接的横桥,活化的横桥数增多,心肌细胞的收缩力增强,搏出量即增大;反之则减少。神经、体液、药物等因素都可通过改变心肌收缩力来调节心脏每搏输出量。如肾上腺素能使心肌收缩力增强,乙酰胆碱则使心肌收缩力减弱。这种与心肌初长度无关,主要取决于心肌细胞本身力学活动的强度和速度的变化而引起心输出量改变的调节方式称为等长自身调节。

4.心率 搏出量不变,心率在一定范围增加时,心输出量相应增加,但是,心率过快,超过 180 次/分时,心输出量反而减少,这是由于心率过快导致心室舒张期明显缩短而影响心室的充盈,使搏出量减少。反之,心率过慢,低于 40 次/分时,心输出量也会减少。这是因为心室舒张期足够长时,心室充盈已接近极限,再延长心室舒张期时间也不能相应增加搏出量。

第二节 血管生理

一、各类血管的功能特点

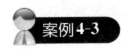

患者,男,70 岁,患高血压 10 年,因头晕、突然呼吸困难 1 h 入院。查体:T 36.8 ℃,R 30 次/分,BP 158/88 mmHg,P 110 次/分,表情紧张,大汗淋漓、端坐呼吸,口唇发绀,双肺闻及广泛的湿啰音,心尖搏动向左下移位。X 线胸片:心脏扩大,有肺淤血表现。

具体任务:

1.简述该患者动脉血压值(即收缩压、舒张压及脉压)的特点。

2.试用动脉血压相关知识推测该老年人血压如此改变的原因,写出分析结果。

血管是血液运行的管道,人体的血管分为动脉、毛细血管和静脉三大类。血液由心室射入动脉,经毛细血管和静脉返回心房。血管具有参与形成和维持动脉血压,输送血液和分配器官血流量,以及实现血液与组织细胞间物质交换的功能。各类血管因管壁的组织结构和所在部位不同,功能上各有特点。主动脉、大动脉因管壁含有大量弹性纤维,有明显的扩张性和较大的弹性,称为弹性贮器血管;中动脉管壁主要成分是平滑肌,故收缩力强,称为分配血管;小动脉与微动脉管壁富含平滑肌,能通过改变其口径来影响器官的灌流量和血流阻力,称为阻力血管;毛细血管有数量多、分布广、血流速度慢、通透性大的特点,因此是实现血管内外物质交换的场所,称为交换血管;静脉数量较多,管壁较薄,具有较大的可扩张性,管腔较大,所以有贮存血液的作用,能容纳全身循环血量的 60%~70%,故称为容量血管。血管不单是运输血液的管道,在形成和维持血压、调节组织器官血流量、实现血液与组织细胞间的物质交换以及使心室的间断射血变为血液在动脉管内连续流动等方面都有重要作用。

二、血流量、血流阻力及血压

(一)血流量

血流量是指单位时间内流过血管某一截面的血量,也称容积速度,常用单位为 mL/min 或

L/min。血流量(Q)与血管两端的压力差(ΔP)成正比,与血流阻力(R)成反比,可表示为:$Q=\dfrac{\Delta P}{R}$。在整个体循环系统中,Q 相当于心输出量,R 相当于总外周阻力,ΔP 相当于主动脉压与右心房压之差。右心房压接近零,故 ΔP 接近平均主动脉压。就某个器官而言,Q 为该器官血流量,ΔP 为该器官的平均动脉压和静脉压差,R 为该器官的血流阻力。

血液中的一个质点在血管内移动的线速度,称为血流速度。当血液在血管内流动时,血流速度与血流量成正比,而与血管的横截面积成反比。在完整体内,每一横截面的血流量是相同的,都等于心输出量。主动脉的总横截面积最小。毛细血管数量极大,其总的横截面积最大。因此主动脉内的血流速度最快,为 180~220 mm/s,毛细血管内的血流速度最慢,为 0.3~0.7 mm/s。此外,动脉内的血流速度还受心脏活动的影响,心室收缩期的流速比心室舒张期快。

(二)血流阻力

血液在血管内流动时所遇到的阻力称为血流阻力。它主要由两部分构成,一是血液和血管壁之间的摩擦力,二是血液内部各组成成分间的摩擦力。计算血流阻力的方程式为:$R=8\eta L/\pi r^4$,式中,R 为血流阻力,η 为血液黏滞度,L 为血管长度,r 为血管半径。从上式可以看出,血流阻力与血液黏滞度和血管长度成正比,与血管半径的四次方成反比。在生理条件下,血液黏滞度和血管长度相对稳定,而血管半径易受神经、体液因素的影响而变化。机体主要通过调节血管的口径,改变血流阻力,进而调节各器官的血流量。生理学上将心脏和大血管称为循环系统的中心部分,小动脉、微动脉则是其外周部分,因此将小动脉及微动脉处产生的血流阻力称为外周阻力。

(三)血压

流动在血管内的血液对单位面积血管壁的侧压力,称为血压(blood pressure,BP)。在不同血管内分别称为动脉血压、毛细血管血压和静脉血压。血压的计量单位用水银柱的高度即毫米汞柱(mmHg)或千帕(kPa)来表示,1 mmHg≈0.133 kPa。

在循环系统中,各类血管的血压均不相同。在体循环和肺循环各类血管中的血压具有如下几个特点(图 4-11):①整个血管系统存在着压力差,即动脉血压>毛细血管血压>静脉血压,这个压力差是推动血液流动的基本动力;②动脉血压在心动周期中呈周期性波动,心室收缩期血压上升,心室舒张期血压下降;③血液从大动脉流向心房的过程中,由于克服血流阻力而不断消耗能量,故血液在血管内流动时血压逐渐下降,其中流经小动脉和微动脉时的血压降落幅度最大,到腔静脉时血压已接近于零。

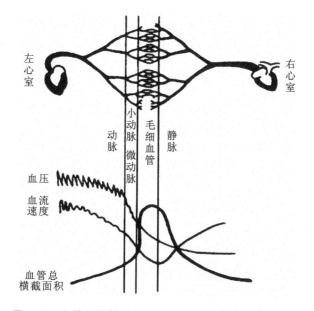

图 4-11 血管系统各段血压、横截面积及血流速度的关系

NOTE

三、动脉血压

(一)动脉血压的概念及正常值

1. 动脉血压的概念 流动在动脉管道内的血液对动脉管壁的侧压力,称为动脉血压(arterial blood pressure)。通常所说的血压是指动脉血压。在每一心动周期中,心室收缩期动脉血压升高到最高值称为收缩压(systolic pressure),心室舒张期动脉血压下降到最低值称为舒张压(diastolic pressure)。收缩压与舒张压之差,称为脉搏压或脉压(pulse pressure)。脉压反映动脉血压波动的幅度。在整个心动周期中,动脉血压的平均值称为平均动脉压。因心动周期中心室舒张期长于心室收缩期,故平均动脉压低于收缩压和舒张压两个数值的平均值,约等于舒张压加1/3脉压。

2. 动脉血压的正常值 动脉血压一般是指主动脉压。因肱动脉压与主动脉压相差很小,临床上常常测量肱动脉压以代表主动脉压。我国健康成年人在安静状态时收缩压为 100～120 mmHg(13.3～16.0 kPa),舒张压为 60～80 mmHg(8.0～10.6 kPa),脉压为 30～40 mmHg(4.0～5.3 kPa),平均动脉压接近 100 mmHg(13.3 kPa)。动脉血压存在着个体、年龄和性别等差异。

知识拓展

血压计的发明

18 世纪的欧洲有一位著名的医生、生理学家黑尔斯(Stephe Hales,1672—1761),他于 1731 年做了一项著名的动物实验,把一匹老母马捆绑在一扇大门板上,将一根金属管插入马的颈动脉中,并将此管与一根玻璃管相连,观察到血液在玻璃管中达到的高度为 9 英尺 6 英寸(相当于 290 cmH_2O 或 213 mmHg,这样高的动脉压是不正常的,可能由于测量的马没有被麻醉所致)。这是世界上首次直接测量动脉压。黑尔斯的实验是后来血压计设计的雏形。大约过了一百年后,1828 年又一位医生波伊塞尤里也投身于这项科学试验,大胆提出用人体做测量试验,他通过反复实验和临床应用,改进了测量方法,用水银做流体压力计的流动载体,克服和避免了试验者的流血。1847 年又一位医生凯尔路德维格(Karl Ludiwig)又在水银柱上装一浮标和像钟表刻度盘并能够来回活动的圆筒,在测量血压时以记录其变化。这以后又有一位医学家詹姆斯·瓦特(James Watt),对路德维格的血压计再次进行改进,瓦特给路氏血压计添加上一个气体压力球,最后完成了外力测压的设想。至此,人类第一架"完整的"血压计基本定型,它诞生在于 19 世纪的欧洲。

(二)动脉血压形成的机制

1. 循环血量 心血管系统内足够的血液充盈是血压形成的前提。血液的充盈程度用循环系统平均充盈压表示,平均充盈压的大小取决于循环血量和血管容量之间的相对关系。正常情况下,血管内保持一定的充盈压。人体的循环系统平均充盈压也接近于 7 mmHg(0.93 kPa)。

【重点提示】
动脉血压的形成及影响因素。

2. 心脏射血 形成血压的能量来源是心室肌的收缩和射血。心室肌收缩所释放的能量分为两部分:一部分表现为血液的动能,用于推动血液向前流动;另一部分表现为血液对血管壁的侧压力,使动脉血管扩张,贮存血液,形成势能,即压强能形成动脉血压。若心脏停止射血,血压就会立即下降。因此,心脏是产生血压的动力,是形成血压的一个根本因素。

3. 外周阻力 在动脉系统中,血压形成的另一基本条件是外周阻力。如果没有外周阻力,心脏射入动脉的血液将全部流至外周,即心室肌收缩所释放的能量将全部表现为血液的动能,而不对动脉血管壁产生侧压力,也就不能形成动脉血压。

4.大动脉管壁的弹性 正常时左心室收缩射出大约 70 mL 的血液,但由于外周阻力和大动脉的可扩张性,在心室收缩期只有小部分(约 1/3)血液流至外周,大部分(约 2/3)暂时贮存在大动脉内,因此动脉血压随之升高,即形成收缩压。同时此期大动脉管壁的被动扩张,使收缩压不致过高(图 4-12)。心室舒张时射血停止,由于大动脉管壁的弹性回缩,推动血液继续向外周流动,因此舒张期血压缓慢下降,但大动脉内仍保持一定量的血液充盈,因此舒张压下降不致过低。

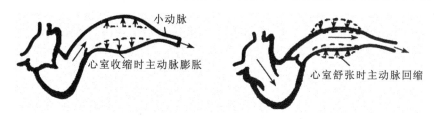

图 4-12 主动脉管壁弹性对血流和血压的作用

简言之,动脉血压形成需要一个前提,即足够的血液充盈心血管系统;两个根本因素是心脏射血和外周阻力;一个调节因素是大动脉管壁的弹性,能缓冲收缩压、维持舒张压,并能保持血流的连续流动。

(三)影响动脉血压的因素

凡是参与动脉血压形成的因素都可以影响动脉血压。

1.搏出量 搏出量增大时,射入动脉内的血量增多,收缩压明显升高。由于主动脉压升高,血流速度加快,到舒张末期主动脉内剩余血量增加不多,故舒张压轻度升高,脉压增大。一般情况下收缩压的高低主要反映搏出量的多少。

2.心率 心率加快时,心动周期缩短,心室舒张末期存留在主动脉内的血量增多,舒张压升高。因动脉血压升高,血流速度加快,心室收缩期主动脉内血量更多、更快流向外周,故收缩压升高不明显,脉压减小。如心率过快,心输出量减少,则动脉血压下降。

3.外周阻力 外周阻力增大时,心室舒张期血流速度减慢,主动脉内剩余血量增多,舒张压明显升高。由于动脉血压升高,血流速度加快,心室收缩期有较多的血液流向外周,故收缩压升高不明显,脉压减小。一般情况下舒张压的高低主要反映外周阻力的大小。

4.主动脉和大动脉的弹性 大动脉的弹性对动脉血压起缓冲作用。当大动脉弹性减退时,收缩压升高,舒张压降低,导致脉压增大。老年人在大动脉硬化、弹性减退时,常常伴有小动脉硬化,外周阻力增大,故在收缩压升高的同时舒张压也升高,但舒张压升高的幅度小于收缩压升高的幅度,脉压也增大。

5.循环血量与血管系统容量的比例 循环血量与血管系统容量相适应,保持一定的循环系统平均充盈压,是形成动脉血压的前提。如循环血量减少或血管系统容量增大,都会使动脉血压降低。

为了讨论方便,上述分析是假设其他因素不变的情况下,某单一因素改变时,对动脉血压的影响,实际情况可能是多个因素同时改变,并相互作用、相互影响。

(四)动脉脉搏

在每一心动周期中,动脉内压力发生周期性变化,导致动脉管壁发生周期性搏动,称为动脉脉搏(arterial pulse)。用脉搏记录仪记录出的动脉脉搏波形,称为脉搏图(图 4-13)。典型的脉搏图包括以下几部分。

1.上升支 由于心室快速射血、主动脉血压迅速升高、管壁扩张所致。上升支的上升速度和幅度受射血速度、心输出量、射血阻力的影响。如射血阻力大、射血速度慢、心输出量少则上升支的上升速度较慢,上升幅度也较小。

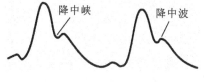

图 4-13 脉搏图

2.下降支 心室减慢射血期,射血速度减慢,动脉内的血液流向外周,动脉血压逐渐下降,形成脉搏图下降支的前段。心室开始舒张,室内压下降,主动脉内的血液向心室方向反流。反流的血液使主动脉根部容积增大,并被已关闭的主动脉瓣阻挡、弹回。主动脉压再次稍有上升,形成降中波。降中波之前的小切迹,称为降中峡。随后心室继续舒张,室内压继续下降,形成下降支的其余部分。下降支的形状可反映外周阻力的大小,如外周阻力大,则下降支的下降速度慢,切迹的位置较高。

动脉脉搏可沿动脉管壁向外周小动脉传播。它的传播速度远远超过血流速度。动脉脉搏的传播速度与动脉管壁的顺应性成反变关系。主动脉的顺应性最大,传播速度最慢。老年人大动脉弹性减退,顺应性减小,动脉脉搏波的传播速度增快。

四、静脉血压

(一)静脉血压的概念

右心房和胸腔内大静脉的血压,称为中心静脉压(central venous pressure)。各器官静脉的血压,称为外周静脉压(peripheral venous pressure)。中心静脉压的正常值为 $4\sim12$ cmH$_2$O($0.4\sim1.2$ kPa)。中心静脉压的高低取决于心脏射血能力和静脉回心血量的相互关系。如心脏射血能力强,能将静脉回心的血液及时射出,中心静脉压就低;反之,心脏射血能力弱,中心静脉压就高。测定中心静脉压可反映心血管的功能状态以及回心血量的多少。因此,临床上可将其作为控制输液速度和输液量的指标。

知识拓展

中心静脉压的测定及临床意义

(1)直接法:在 X 线透视下,将消毒的静脉导管从颈外静脉或锁骨下静脉或股静脉插入上、下腔静脉与右心房交界处。

(2)间接法:取半卧位,观察颈外静脉充盈情况。通常颈外静脉充盈不会超过胸骨柄水平。如果在胸骨柄水平以上,显示颈外静脉怒张,则表示中心静脉压过高。

(3)临床意义:临床上在输液时,尤其对心功能不全的患者输液时,常须通过观察中心静脉压的变化来控制输液速度和输液量。如中心静脉压偏低或有下降趋势,常提示输液量不足;如中心静脉压高于正常并有呈进行性升高的趋势,则提示输液量过大、速度过快或心脏射血功能不全。当中心静脉压超过 16 cmH$_2$O 时,输液应慎重或暂停。

(二)影响静脉回心血量的因素

单位时间内由静脉回流入心的血量,称为静脉回心血量。促进静脉血回流的基本动力是外周静脉压与中心静脉压之间的压力差,凡能改变两者之间压力差的因素,都能影响静脉回心血量。由于静脉管壁薄、易扩张,静脉血流还易受到重力和体位的影响。

【重点提示】
影响静脉回心血量的因素。

1.循环系统平均充盈压 循环系统平均充盈压是反映血管系统充盈程度的重要指标,它取决于循环血量和血管容量之间的相对关系。当循环血量增加,或容量血管收缩时,循环系统平均充盈压升高,静脉回心血量即增多;反之,当循环血量减少或血管容量增大时,循环系统平均充盈压降低,静脉回心血量则减少。

2.心肌收缩力 心肌收缩力愈强,搏出量愈多,心室舒张期心室内压愈低,对心房和大静脉血液的抽吸力量也愈大,静脉回心血量愈多;相反,当右心衰竭时,右心收缩力减弱,搏出量减少,血液淤积于右心房和腔静脉内,使静脉回心血量减少。此时,静脉系统淤血,患者可出现颈静脉怒张、肝肿大、下肢水肿等症状。如左心衰竭,则可造成肺淤血和肺水肿。

3.重力和体位 由于静脉管壁薄、易扩张,且静脉内压力较低,因此静脉血流受体位的影响明显。当人体由平卧位转为立位时,因重力作用,心脏以下静脉血管扩张,容量增大,可多容纳500 mL血液,引起静脉回心血量减少,心输出量随之减少。长期卧床或体弱多病的人,静脉管壁的紧张性较低,可扩张性较高,腹壁和下肢肌肉的收缩力量减弱,对静脉的挤压作用减小,由卧位突然站立起来时,可因大量血液淤积在下肢,回心血量过少,继而心输出量减少,引起血压下降,导致脑供血不足而出现眩晕、眼前发黑,甚至晕厥等症状。

4.骨骼肌的挤压作用 骨骼肌收缩时,挤压静脉血管,促进静脉血液回流;由于外周静脉内壁有瓣膜,因而静脉内血液只能向心脏方向回流,不能倒流。骨骼肌舒张时,静脉不受挤压,使静脉血压降低,又促使毛细血管血液流入静脉。因此,骨骼肌的节律性舒缩活动,对克服重力影响,降低下肢静脉压,促进肢体静脉血液回心具有重要的"肌肉泵"作用。如长期直立,下肢静脉压和毛细血管压升高,易引起下肢静脉淤血,组织液生成增多而回流减少,可致下肢水肿,乃至形成下肢静脉曲张。

5.呼吸运动 胸膜腔内压低于大气压,称为胸膜腔负压。胸膜腔负压的形成原理将在第五章讨论。吸气时胸廓扩大,胸膜腔内的负压值增加,回心血量增加。呼气时胸内负压值减小,由腔静脉回流入右心房的血量也相应减少。因此,呼吸运动对静脉回心血量也起着"泵"的作用。

五、微循环

微动脉和微静脉之间的血液循环称为微循环(microcirculation)。微循环的最根本功能是实现血液和组织液之间的物质交换。

(一)微循环的组成及血流通路

1.组成 典型的微循环是由微动脉、后微动脉、毛细血管前括约肌、真毛细血管、通血毛细血管、动-静脉吻合支和微静脉七个部分组成(图4-14)。

【重点提示】
微循环的组成及血流通路。

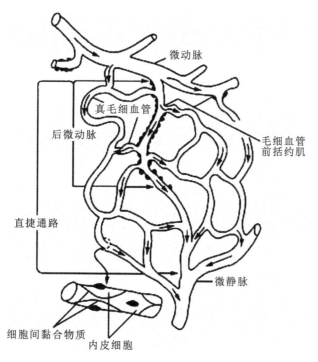

图4-14 微循环的模式图

2.通路 从微动脉到微静脉有三条通路。

(1)直捷通路(thoroughfare channel):血液由微动脉、后微动脉、通血毛细血管到微静脉。由于通血毛细血管管腔较大,血流速度较快,故其主要功能不是进行物质交换,而是使一部分血液能较快通过微循环经静脉回流到心脏。这条通路经常处于开放状态,在骨骼肌内这类微循环通路较多。

（2）迂回通路（circuitous channel）：血液经微动脉、后微动脉、毛细血管前括约肌、真毛细血管到微静脉。由于真毛细血管管壁薄，通透性大，分支多，血流缓慢，故该通路的主要功能是进行物质交换，此通路又称"营养通路"。真毛细血管是交替开放的。安静时骨骼肌中的真毛细血管在同一时间内大约开放 20%。

（3）动-静脉短路（arteriovenous shunt）：血液由微动脉经动-静脉吻合支到微静脉。该通路经常处于关闭状态。皮肤的微循环中此通路较多，其主要功能是参与体温调节。当环境温度升高时，动-静脉短路开放，皮肤的血流量增大，皮肤温度升高，皮肤与环境的温差增大，散热加强；当环境温度下降时，则相反。

（二）微循环血流量的调节

微动脉平滑肌的舒缩控制微循环的血流量，称为微循环的"总闸门"。后微动脉和毛细血管前括约肌的舒缩控制部分真毛细血管网的血流量，称为微循环的"分闸门"。微动脉、后微动脉和毛细血管前括约肌三者是微循环的前阻力血管。微静脉的舒缩控制微循环血液的流出，微静脉是微循环的后阻力血管，也称为微循环的"后闸门"。

微循环的血流量主要受局部代谢产物的影响，神经、体液因素的调节作用相对较小。在安静状态下，真毛细血管是轮流开放和关闭的。当组织代谢水平低时，组织中代谢产物积聚较少，后微动脉和毛细血管前括约肌收缩，使真毛细血管网关闭；一段时间后，代谢产物积聚，氧分压降低，导致局部的后微动脉和毛细血管前括约肌舒张及毛细血管开放，于是积聚的代谢产物被血流清除，后微动脉和毛细血管前括约肌又收缩，使毛细血管网再次关闭，如此周而复始。后微动脉和毛细血管前括约肌每分钟交替性收缩和舒张 5～10 次，并保持约 20% 的真毛细血管处于开放状态。当组织代谢活动加强时，代谢产物积聚，导致更多的微动脉和毛细血管前括约肌舒张，更多的真毛细血管网开放，以适应代谢活动水平的增高（图 4-15）。

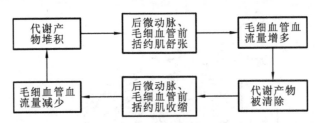

图 4-15　微循环血流量的调节示意图

六、组织液、淋巴液的生成和回流

存在于组织间隙的液体称为组织液。绝大部分组织液呈胶冻状，不能流动，故不致因重力作用而流至身体的低垂部位，也难从组织间隙中抽吸出来。除蛋白质含量低外，其成分基本与血浆相同。血液与组织细胞之间的物质交换必须通过组织液，组织液不断生成，又不断地回流入血液，组织液得以不断更新，才能保证细胞新陈代谢的正常进行。

（一）组织液生成与回流的机制

【重点提示】
组织液的生成与回流及其影响因素。

组织液是血浆从毛细血管滤出而形成的。毛细血管壁的通透性是组织液生成的结构基础，血浆中除大分子蛋白质外，其余成分都可通过毛细血管壁滤出。组织液生成和回流的动力取决于有效滤过压，有效滤过压取决于毛细血管血压、组织液静水压、血浆胶体渗透压和组织液胶体渗透压四种力量的对比。毛细血管血压和组织液胶体渗透压是促进组织液生成的力量；血浆胶体渗透压和组织液静水压是促进组织液回流的力量。生成力量与回流力量的差值称为有效滤过压。可用下式表示：

有效滤过压＝（毛细血管血压＋组织液胶体渗透压）－（血浆胶体渗透压＋组织液静水压）

毛细血管动脉端的血压平均为 30 mmHg（4.0 kPa），组织液胶体渗透压约为 15 mmHg（2.0 kPa）；血浆胶体渗透压约为 25 mmHg（3.33 kPa），组织液静水压约为 10 mmHg（1.33 kPa）。按上式可算出,在毛细血管动脉端的有效滤过压为正值,约为 10 mmHg(1.34 kPa),促使血浆中的一部分液体滤出毛细血管壁而生成组织液。当血液由毛细血管的动脉端流到静脉端时,其中血压下降到 12 mmHg(1.60 kPa)左右,而其他三个因素变化不大,故静脉端有效滤过压为负值,约为 -8 mmHg(-1.06 kPa)。这就促使大部分组织液又回流入血管,另一小部分组织液进入组织间隙中的毛细淋巴管,形成淋巴液(图 4-16)。

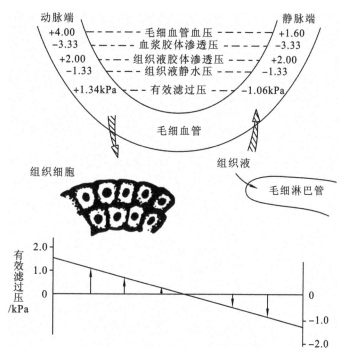

图 4-16 组织液生成与回流示意图

(二)影响组织液生成与回流的因素

在正常情况下,组织液的生成量和回流量经常保持着动态平衡。任何使毛细血管血压升高、血浆胶体渗透压降低、淋巴回流障碍、毛细血管通透性增高的因素,都可导致组织液生成增多或回流减少,使组织液在组织间隙潴留,形成水肿。

1. 毛细血管血压 毛细血管血压是促进组织液生成,阻止组织液回流的主要因素。毛细血管血压的高低取决于动脉压与静脉压和毛细血管前、后阻力的比值等因素。当微动脉舒张或静脉回流受阻时,均使毛细血管血压增高,有效滤过压增大,组织液生成增多,引起水肿。例如:右心衰竭时,中心静脉压升高,静脉回流障碍,全身毛细血管后阻力增大,从而使毛细血管血压增高,引起全身水肿。炎症时,炎症部位小动脉扩张,毛细血管前阻力减小,进入毛细血管的血量增加而使毛细血管血压增高,引起局部水肿。

2. 血浆胶体渗透压 血浆胶体渗透压是促进组织液回流的因素,它主要由血浆蛋白质分子形成。由于营养不良,机体摄入蛋白质不足,或患某些肾脏疾病时,因蛋白质可以随尿排出,机体丢失蛋白质过多,血浆胶体渗透压降低,导致有效滤过压增大而引起水肿。

3. 淋巴液回流 从毛细血管滤出的组织液约有 10% 经淋巴系统回流入血液。当淋巴回流受阻时,受阻部位远心端的组织液积聚而出现局部水肿,如丝虫病患者的下肢水肿。

4. 毛细血管壁通透性 在正常情况下,蛋白质难以通过毛细血管壁,使血浆胶体渗透压比组织液胶体渗透压高。在过敏、烧伤等病理情况下,局部释放大量组胺、缓激肽等,使毛细血管壁通透性增大,部分血浆蛋白渗出毛细血管,使病变部位组织液胶体渗透压升高,有效滤过压增大而发生局部水肿。

(三)淋巴液的生成与回流

淋巴系统是组织液回流入血液的一个重要的辅助系统。毛细淋巴管以盲端起始于组织间隙,彼此吻合成网,逐渐汇合成大的淋巴管。全身的淋巴液经淋巴管收集,最后由右淋巴导管和胸导管汇入静脉。

1.淋巴液的生成与回流 组织液进入淋巴管即成为淋巴液。毛细淋巴管壁的结构简单,只有一层内皮细胞,没有基膜,故通透性很高。相邻的内皮细胞边缘呈叠瓦状相互覆盖,形成向管腔内开放的单向活瓣,阻止进入淋巴管的组织液反流到组织间隙。组织中的胶原纤维和毛细淋巴管之间的胶原细丝可以将相互重叠的内皮细胞边缘拉开,使内皮细胞之间出现较大的缝隙,因此,组织液包括其中的血浆蛋白、红细胞、细菌等均可进入淋巴管。淋巴液的成分和组织液非常接近。

组织液和毛细淋巴管内淋巴液之间的压力差是促进组织液进入淋巴管的动力。组织液压力升高能加快淋巴液的生成速度。正常成年人在安静状态下每小时大约有 120 mL 淋巴液流入血液循环。每天生成的淋巴液总量为 2~4 L,相当于一个人的血浆总量。

2.淋巴液回流的生理意义

(1)回收蛋白质:组织液中的蛋白质不能进入毛细血管,但是可以通过毛细淋巴管壁进入淋巴液,然后被运回到血液中。每天由淋巴循环运送到血液的蛋白质有 75~200 g,这对于维持血浆蛋白的正常浓度具有重要意义。

(2)运输脂肪及其他营养物质:食物中的脂肪 80%~90%经小肠绒毛中的毛细淋巴管间接入血。少量胆固醇和磷脂也经淋巴管吸收被运输进入血液循环。

(3)调节体液平衡:淋巴系统是组织液向血液回流的一个重要辅助系统,在调节血浆量与组织液量的平衡中起重要作用。

(4)防御和免疫功能:淋巴系统中有多个淋巴结,在淋巴结中的淋巴窦内有大量具有吞噬功能的巨噬细胞。淋巴液流经淋巴结时,其中的红细胞、细菌或其他微粒将被清除。淋巴结还能产生具有免疫功能的淋巴细胞,参与机体的免疫功能。

第三节 心血管活动的调节

在不同的生理状况下,机体各器官、组织对血流量的需要是不同的。通过神经或体液因素的作用调节心脏和血管的活动,使其满足机体各器官不同代谢水平的需要,并保持动脉血压相对稳定。

一、神经调节

(一)心脏的神经支配

1.心迷走神经 心迷走神经的节前纤维起源于延髓迷走神经背核和疑核,进入心脏后,在心内神经节换元,节后纤维支配心脏各部,但心室内心迷走神经的纤维很少。心迷走神经节前、节后纤维末梢释放的递质均为乙酰胆碱。乙酰胆碱与心肌细胞膜上的 M 受体结合,提高心肌细胞膜对 K^+ 的通透性,使心率减慢(负性变时作用)、房室传导减慢(负性变传导作用)、心肌收缩力减弱(负性变力作用)。

2.心交感神经 心交感神经的节前纤维起源于脊髓胸第 1~5 节段的灰质侧角,在星状神经节或颈交感神经节交换神经元,节后纤维支配心脏各部。心交感神经节前纤维末梢释放乙酰胆碱。乙酰胆碱与节后神经元膜上的 N_1 受体结合,使节后神经元兴奋。心交感神经节后纤维末梢释放去甲肾上腺素(norepinephrine,NE)。去甲肾上腺素与心肌细胞膜上的 β_1 受体结合,使心肌细胞膜对 Ca^{2+} 的通透性增强,对 K^+ 的通透性降低,其作用结果是心率加快(正性变时作用)、房室传导加快(正性变传导作用)、心肌收缩力增强(正性变力作用)。

(二)血管的神经支配

除真毛细血管外,血管壁内都有平滑肌分布。绝大部分血管平滑肌均接受自主神经支配。

支配血管平滑肌的血管运动神经纤维可分为缩血管神经纤维和舒血管神经纤维两大类。

1.缩血管神经纤维 缩血管神经纤维属于交感神经,故一般称为交感缩血管神经纤维。其节前纤维起自脊髓胸腰段（$T_1 \sim L_{2\sim3}$）的灰质侧角,在椎旁或椎前神经节交换神经元。节后神经纤维末梢释放去甲肾上腺素,主要与血管平滑肌细胞膜的 α 受体结合,引起缩血管效应。体内绝大多数血管只接受交感缩血管神经纤维的支配。正常安静状态下,交感缩血管纤维持续发放低频的神经冲动,称为交感缩血管紧张。这种紧张性活动使血管平滑肌经常维持一定程度的收缩状态。当交感缩血管纤维紧张性增强时,血管平滑肌的收缩增强,血管的口径变小,血流的阻力增大,血压增高;交感缩血管纤维紧张性减弱时,血管平滑肌的收缩程度亦减弱,血管的口径变大,血流阻力减小。

2.舒血管神经纤维 体内有少部分血管除接受缩血管神经纤维支配外,还接受舒血管神经纤维的支配。舒血管神经纤维主要有以下两种。

（1）交感舒血管神经纤维:主要分布于骨骼肌血管,其节后神经纤维末梢释放的递质是乙酰胆碱,与血管平滑肌的 M 型胆碱能受体结合,使血管舒张。在安静状态下这类神经纤维无紧张性活动,只在人体情绪激动、恐慌或准备做剧烈运动时才发放冲动,使骨骼肌血管舒张,血流量增加。

（2）副交感舒血管神经纤维:主要分布于脑、唾液腺、胃肠道外分泌腺和外生殖器等少数器官的血管平滑肌。其节后纤维末梢释放的递质是乙酰胆碱,与血管平滑肌细胞上的 M 型胆碱能受体结合,使血管舒张。其活动只对组织、器官的局部血流起调节作用,对循环系统总外周阻力的影响甚小。

（三）心血管中枢

在中枢神经系统中,与调节心血管活动有关的神经元相对集中的部位称为心血管中枢（cardiovascular center）。这些神经元广泛地分布在从脊髓至大脑皮质的各级中枢神经系统内。各级中枢对心血管活动调节具有不同的作用,它们互相联系,协调配合,使心血管系统的活动与整个机体的活动相适应。

1.延髓心血管中枢 心血管活动的基本中枢位于延髓。在延髓腹外侧部存在心交感中枢和交感缩血管中枢,分别发出神经纤维控制脊髓内心交感和交感缩血管神经的节前神经元。心迷走中枢位于延髓的迷走神经背核和疑核,发出心迷走神经的节前纤维。这些中枢在平时都有紧张性活动,分别称为心交感紧张、交感缩血管紧张和心迷走紧张。在整体情况下,各种心血管反射并不是由延髓心血管中枢独立完成,而是在延髓以上各有关中枢的共同参与下完成的。

2.延髓以上心血管中枢 在延髓以上的脑干、下丘脑、小脑和大脑中都存在与心血管活动有关的神经元。它们对心血管活动的调节作用主要表现为协调心血管与其他生理功能活动之间的整合功能。中枢部位越高,整合功能越强。所谓整合,是指把许多不同的生理反应统一起来,构成一个完整的互相配合、互相协调的生理过程。例如,通过神经系统的整合作用,可以使心血管活动和情绪变化相适应,与机体的体温调节和防御反应相协调,与人体的随意运动相配合等。可见,心血管活动的中枢调节是通过上下联系、相互作用、协调统一来完成的。

（四）心血管反射

心血管的神经调节以反射的方式进行。人体有多种心血管反射,其意义在于维持人体内环境的相对稳定,以适应机体所处的状态或环境的变化。

1.颈动脉窦和主动脉弓压力感受器反射 在颈动脉窦和主动脉弓血管壁外膜下有丰富的感觉神经末梢,分别称为颈动脉窦压力感受器和主动脉弓压力感受器。它们的适宜刺激是血液对动脉壁的机械牵张（图 4-17）。颈动脉窦压力感受器的传入神经为窦神经,它并入舌咽神经进入延髓;主动脉弓压力感受器的传入神经加入迷走神经后进入延髓。压力感受器反射的传出神经为心迷走神经、心交感神经和交感缩血管纤维,效应器为心脏和血管。

当血压上升时,压力感受器兴奋性增强,窦神经和主动脉神经传入延髓心血管中枢的冲动增多,使心迷走中枢的紧张性活动增强,心交感中枢和缩血管中枢的紧张性活动减弱。通过心迷走

【重点提示】
降压反射的过程及生理意义。

神经、心交感神经和交感缩血管神经传出到达心脏和血管,使心率减慢、心肌收缩力减弱,心输出量减少;血管舒张,外周阻力下降;静脉血管舒张,回心血量减少,最后导致血压下降。因此,颈动脉窦和主动脉弓压力感受反射又称为降压反射(depressor reflex)。

降压反射是一种负反馈调节,它的生理意义在于使动脉血压维持相对稳定。当动脉血压升高时,通过此反射使血压降低,当血压下降时,从颈动脉窦和主动脉弓压力感受器发出传入冲动的频率减少,最终导致血压上升。

颈动脉窦、主动脉弓压力感受器反射对突然发生的动脉血压变化进行快速、准确的调节,使动脉血压稳定在正常范围之内,不至于发生过大的波动。原发性高血压病患者的压力感受器产生适应现象,对牵张刺激的敏感性降低,压力感受器反射在一个高于正常水平的范围内工作。所以,不会通过压力感受器反射使血压下降到正常水平。

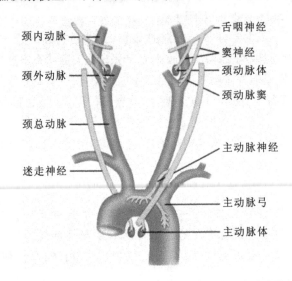

图 4-17　颈动脉窦与主动脉弓的压力感受器及颈动脉体与主动脉体的化学感受器

2. 颈动脉体和主动脉体化学感受性反射　在颈总动脉分叉处和主动脉弓下方,有一些直径为 1~2 mm 的小球体,称为颈动脉体和主动脉体(图 4-17),它们对血液中某些化学成分的变化比较敏感,当缺 O_2、$PaCO_2$ 升高、H^+ 浓度升高时兴奋,发放冲动经舌咽神经和迷走神经传向延髓。此反射的效应主要是兴奋呼吸中枢,间接使心率加快,心输出量增多,血管收缩,外周阻力增大,血压升高。此反射在平时对心血管活动的影响不大,只有在低氧、窒息、失血、动脉血压过低和酸中毒等紧急情况下,对维持动脉血压和重新分配血量,保证心、脑等重要生命器官的血液供应有重要意义。

知识拓展

颈动脉窦综合征

　　强力压迫正常人颈部颈总动脉分叉处,因刺激颈动脉窦的压力感受器,可引起动脉血压降低达 2.66 kPa(20 mmHg)。一些老年人,特别是颈动脉有动脉粥样硬化者,压迫颈动脉窦常引起强烈反应,如动脉压急剧下降,甚至心跳停止。颈动脉窦压力感受器敏感者,甚至因穿紧身的领圈或高硬领的衣服或理发师用剃刀在颈动脉窦部位剃刮而引起血压明显降低,甚至产生昏厥(颈动脉窦昏厥)。如不及时抢救可引起死亡。这就是颈动脉窦综合征。

二、体液调节

心血管活动的体液调节是指血液和组织液中一些化学物质对心肌和血管平滑肌活动的调节

作用。这些化学物质有些通过血液运输,广泛作用于心血管系统,有些则主要作用于局部血管,调节局部血流量。

（一）全身性体液调节

1. 肾上腺素和去甲肾上腺素 肾上腺素和去甲肾上腺素同属儿茶酚胺类物质。血液中的肾上腺素和去甲肾上腺素主要来自肾上腺髓质。交感神经节后纤维末梢释放的去甲肾上腺素有一小部分也可以进入血液循环。肾上腺髓质释放的儿茶酚胺中肾上腺素约占 80%,去甲肾上腺素约占 20%。

肾上腺素和去甲肾上腺素对心血管系统的作用相似,但不完全相同。原因是它们对受体的作用不同,以及不同器官上受体的分布不同。能与肾上腺素和去甲肾上腺素结合的受体称为肾上腺素能受体,肾上腺素能受体分为 α 受体和 β 受体。β 受体又分为 $β_1$ 受体和 $β_2$ 受体两种。肾上腺素兴奋 α 受体、$β_1$ 受体和 $β_2$ 受体;去甲肾上腺素主要兴奋 α 受体,也可兴奋 $β_1$ 受体,但对 $β_2$ 受体的兴奋作用很弱。心肌细胞膜上主要是 $β_1$ 受体;皮肤、肾脏、胃肠道等的血管上 α 受体占优势;骨骼肌血管、肝血管、冠状血管上 $β_2$ 受体占优势。

对心脏:肾上腺素和去甲肾上腺素都能通过兴奋 $β_1$ 受体,使心率加快,收缩力加强,心输出量增多。但在整体情况下,应用去甲肾上腺素时使血压明显升高,引起降压反射,对心脏又产生抑制作用,心率减慢。

对血管:肾上腺素通过兴奋 α 受体,可使皮肤、肾脏、胃肠道等的血管收缩;通过兴奋 $β_2$ 受体,使骨骼肌血管、肝血管、冠状血管舒张;总外周阻力变化不大。去甲肾上腺素有较强的兴奋 α 受体的作用,使全身大多数血管发生强烈收缩,总外周阻力增大,血压大幅度升高。临床工作中,常将肾上腺素作为强心剂,而去甲肾上腺素作为升压药使用。

2. 肾素-血管紧张素系统 肾素-血管紧张素系统(renin-angiotensin system,RAS)是人体内重要的体液调节系统。当肾血流量减少或血 Na^+ 浓度降低时,肾脏球旁细胞合成释放肾素(renin)增多。肾素是一种酸性蛋白酶,进入血液后,使血浆中的血管紧张素原(由肝脏合成的球蛋白)转变为血管紧张素Ⅰ(AngⅠ)(10 肽)。AngⅠ在血浆、组织液,特别是肺血管内皮表面的血管紧张素转换酶的作用下水解,生成血管紧张素Ⅱ(AngⅡ)(8 肽)。血管紧张素Ⅱ在氨基肽酶作用下,脱下一个氨基酸生成血管紧张素Ⅲ(AngⅢ)(7 肽)。血管紧张素Ⅱ的作用最强,其主要作用包括:使全身微动脉收缩,外周阻力增大;静脉收缩,回心血量增多;作用于中枢,使交感缩血管中枢紧张性活动加强;促进交感神经节后纤维末梢释放去甲肾上腺素;促进肾上腺皮质释放醛固酮,促进肾小管对 Na^+、水的重吸收,尿量减少,循环血量增多。上述血管紧张素Ⅱ的作用总结果是血压升高。

3. 血管升压素 血管升压素(vasopressin,VP)又称抗利尿激素(antidiuretic hormone,ADH),在下丘脑的视上核和室旁核合成,经下丘脑-垂体束运输到神经垂体贮存,在适宜刺激下释放入血。它的主要作用是促进肾远曲小管和集合管对水的重吸收,使尿量减少,具有抗利尿作用。对循环系统的主要作用是引起全身血管平滑肌收缩,血压升高。它是已知最强的缩血管物质之一,生理剂量只出现抗利尿效应,剂量高于正常时,才有收缩血管、升高血压的作用。但是在人体大量失血、严重失水等情况下,血管升压素大量释放,对保留体内液体量、维持动脉血压具有重要意义。

4. 心房钠尿肽 心房钠尿肽(atrial natriuretic peptide,ANP)又称为心钠素或心房肽,是心房肌细胞合成和释放的多肽类激素。心房壁受牵拉可引起 ANP 释放,ANP 主要作用于肾脏,抑制 Na^+ 的重吸收,具有强大的利钠和利尿作用。ANP 可使血管舒张,外周阻力降低,还可使心率减慢,心输出量减少。此外,ANP 还能抑制肾素、血管紧张素、醛固酮、血管升压素的释放。这些作用都可导致体内细胞外液量减少,血压降低。

（二）局部性体液调节

1. 激肽释放酶和激肽 激肽(kinin)是一类具有生物学活性的多肽类物质。激肽原在激肽释放酶的作用下水解生成激肽。激肽释放酶分两类：一类存在于血浆中，称为血浆激肽释放酶，能使血浆中的激肽原生成缓激肽；另一类存在于肾、唾液腺、胰、汗腺等器官组织中，称为组织激肽释放酶，能使上述器官中的激肽原生成赖氨酰缓激肽，又称血管舒张素。赖氨酰缓激肽可在氨基肽酶作用下脱去赖氨酸，成为缓激肽。缓激肽可在激肽酶作用下水解失活。缓激肽能够促进血管平滑肌舒张和增大毛细血管的通透性。缓激肽和血管舒张素是目前已知最强的舒血管活性物质，能使局部血流量增加。循环血液中的激肽也参与动脉血压的调节，引起全身血管舒张，外周阻力减小，表现血压降低的效应。

2. 前列腺素　前列腺素（prostaglandin，PG）是一类脂肪酸类物质，活性强、种类多、功能复杂，几乎存在于全身各种组织中，不同类型的前列腺素对于血管平滑肌的作用不同。如前列腺素 E_2（PGE_2）、前列环素（PGI_2）有强烈的舒血管作用，前列腺素 $F_{2\alpha}$（$PGF_{2\alpha}$）可使静脉收缩。

3. 组胺　组胺是由组氨酸脱羧所产生的，许多组织，特别是皮肤、肺和肠系膜的肥大细胞含有大量的组胺。组织损伤、炎症或过敏反应，都可促使组胺释放。组胺可使局部微血管平滑肌舒张，毛细血管壁和微静脉通透性增加，形成局部组织水肿，严重时造成血管容积增大，循环血量相对减少，致使血压下降，甚至引起休克。

4. 血管内皮所生成的血管活性物质　实验证明，血管内皮细胞能生成和释放多种血管活性物质，引起血管平滑肌舒张或收缩。

（1）内皮舒张因子（endothelium-derived relaxing factor，EDRF）：在舒血管物质中比较重要。近年来认为内皮舒张因子是一氧化氮（nitric oxide，NO），一氧化氮激活血管平滑肌细胞内的鸟苷酸环化酶，使 cGMP 浓度升高，游离 Ca^{2+} 浓度降低，故血管舒张。与此同时它还可减弱缩血管物质对血管平滑肌的收缩效应。

（2）内皮素（endothelin，ET）：在缩血管物质中研究比较深入。它是由 21 个氨基酸组成的多肽，是目前已知血管活性物质中缩血管作用最强的物质。其作用机制是内皮素与血管平滑肌上特异性受体结合，促进肌质网释放 Ca^{2+}，从而使血管平滑肌收缩加强。

三、社会心理因素对心血管活动的调节

从生命科学角度研究人体心脏生理、血管生理以及心血管活动的神经和体液调节，大部分资料来自动物实验。也就是说，我们只是把人作为一个生物体来研究，分析其循环功能的生物学属性。但是人还有其社会属性，人体的循环功能和其他生理现象一样，时刻会受到各种社会心理因素的影响。在日常生活中经常可以见到社会心理因素对心血管活动影响的实例。如惊恐时心跳加强加快、愤怒时血压升高、羞怯时面部血管扩张以及一些语言刺激所引起的心血管反应等。

已经证实，许多心血管疾病的发生和发展与社会心理因素有着密切的关系。例如，长期巨大的生活、工作压力，极度紧张的工作氛围等，如果没有良好的生理和心理调节能力，会使原发性高血压病的发病率明显增加。1991 年普查北京市成年人高血压患病率为 22.6%，而在一些偏僻地区，生活比较安定的人群中，高血压患病率却小于 1%。此外，有吸烟、酗酒等不良生活习惯的人群中，冠心病、高血压的发病率明显高于无此类不良习惯的人群。这说明社会心理因素对心血管系统的生理活动以及心血管疾病的发生、发展有着不可忽视的影响，需要引起高度的重视。

第四节　器官循环

人体内每一器官的血流量取决于灌注该器官的动、静脉之间的压力差和该器官的血流阻力。由于器官的结构及功能不同，其内部血液循环也各有特点。

一、冠脉循环

（一）冠脉循环的解剖特点

（1）冠状动脉（简称冠脉）的主干走行于心脏表面，其小分支常以垂直于心脏表面的方向穿入

心肌,并在心内膜下层分支成网。这种分支方式使血管在心肌收缩时容易受到压迫。

(2)分支最终形成毛细血管网,分布于心肌纤维之间,并与之平行走行。心肌毛细血管网分布极为丰富,毛细血管数和心肌纤维数的比例为 1:1,使心肌和冠脉之间的物质交换能很快地进行。

(3)冠状动脉侧支吻合细小,血流量少,因此,当冠状血管突然发生阻塞时,侧支循环往往需要经过相当长的时间才能建立,常可导致心肌梗死。如果阻塞是缓慢形成的,则侧支可逐渐扩张,形成有效的侧支循环而起到代偿作用。

(二)冠脉循环的生理特点

1. 途径短、流速快、压力高 冠脉直接开口于主动脉根部,血液从主动脉根部经冠脉血管到右心房,只需 6~8 s。冠脉血流途径短,并直接流入较小血管,故血压较高。

2. 血流量大 在安静状态下冠脉血流量约 225 mL/min,占心输出量的 4%~5%,平均每 100 g 心肌组织每分钟血流量为 60~80 mL。当剧烈运动使心肌活动增强时,每 100 g 心肌每分钟血流量可增至 300~400 mL,为安静状态时的 4~5 倍,而每 100 g 骨骼肌在相同状态下每分钟血流量仅为 4 mL 左右,远小于心肌。

3. 动-静脉血氧差大 心肌富含肌红蛋白,摄氧能力很强。正常安静情况下,动脉血流经心脏后,其中 65%~70%(12 mL)的氧被心肌摄取,比骨骼肌的摄氧率(5~6 mL)约高一倍,从而能满足心肌较大的耗氧量。心肌提高从单位血液中摄取氧的潜力较小,只能依靠冠脉血管的扩张来增加血流量,从而满足心肌对氧的需求。

4. 心肌供血是在心脏舒张期 由于冠脉血管的大部分分支垂直于心脏表面,深埋在心肌内,心肌的节律性收缩对冠脉血流量影响很大,尤其是左心室收缩对左冠状动脉的影响更为显著(图 4-18)。在左心

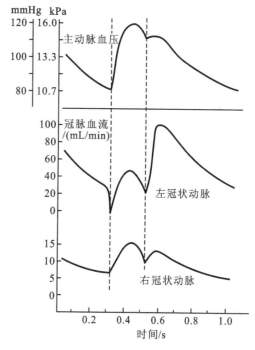

图 4-18 心动周期中冠状动脉血流量的变化

室等容收缩期开始时,由于心室肌的强烈压迫,致使冠状动脉血流量突然减少,甚至发生逆流。在心室射血期,主动脉压迅速升高,冠状动脉血压也随之升高,冠脉血流量增加;到减慢射血期时,冠脉血流量又减少。进入舒张期后,心肌对冠脉的挤压作用解除,冠脉血流阻力减小,血流量迅速增加,其中心室舒张早期冠脉血流量最大。如果主动脉舒张压升高,冠脉流量将显著增加。可见,心室舒张期的长短和主动脉舒张压的高低是影响冠脉血流量大小的最重要因素。

(三)冠脉血流量的调节

在冠脉循环调节的各种因素中,最重要的是心肌本身的代谢水平。交感神经和副交感神经也支配冠脉血管的平滑肌,但作用较弱。

1. 心肌代谢水平的影响 冠状血管扩张主要是心肌代谢产物的作用,其中腺苷最为重要。当心肌代谢增强使局部氧含量降低时,心肌细胞中的 ATP 在 5'-核苷酸酶作用下,分解产生腺苷,它具有强烈的舒张小动脉的作用。心肌的其他代谢产物如 H^+、CO_2、乳酸、缓激肽等,也有使冠状血管舒张的作用。

2. 神经调节 冠状血管接受交感神经和迷走神经支配。交感神经对冠脉血管的作用是先收缩后舒张。交感神经兴奋时,作用在冠脉平滑肌 α 受体上,使血管收缩,同时作用在心肌 β 受体上使心肌活动增强,代谢产物增多,交感神经的缩血管作用很快被代谢产物的舒血管作用所掩盖。

迷走神经对冠脉血管的影响不明显,迷走神经的直接作用是舒张冠脉。但迷走神经兴奋时

直接舒血管的作用会被心肌代谢水平降低所引起的继发性缩血管作用所抵消。

3.体液调节 肾上腺素和去甲肾上腺素可通过增强心肌代谢水平,加大心肌耗氧量而使冠脉血流量增加;也可直接作用于冠脉血管上的肾上腺素受体,引起血管的收缩。甲状腺激素通过增强心肌代谢,使冠脉血管舒张,血流量增大。血管紧张素Ⅱ和大剂量的血管升压素则可使冠脉血管收缩,血流量减少。

二、脑循环

脑的血液供应来自颈内动脉和椎动脉,在脑的底部连成脑底动脉环,并由此分支供应脑的各部。静脉血主要通过颈内静脉返回腔静脉,也可通过颅骨上的吻合支,由颈外静脉返回体循环。

(一)脑循环的特点

1.脑血流量大,耗氧量多 脑的重量仅占体重的2%,但脑血流量约750 mL/min,占心输出量的15%。脑组织的代谢率高,耗氧量多,其耗氧量占全身耗氧量的20%。脑组织对缺氧的耐受力极差,因此,脑功能活动的维持主要依赖于循环血量。如脑血流中断10 s左右,通常出现意识丧失,血流中断超过3~4 min,脑细胞将发生不可恢复的损伤。

2.脑血流量变化小 颅腔的容积是固定的。脑实质、脑血管和脑脊液充填其中,三者容积的总和较恒定。脑组织是不可压缩的,与之相适应的是脑血管的舒缩范围要小。由于神经因素对脑血管的影响很小,这可能是造成脑血流量的变动范围小的主要原因。如中枢强烈兴奋时脑血流量仅增加50%,深度抑制时脑血流量仅减少30%~40%。

(二)脑血流量的调节

调节脑血流量的主要因素是自身调节和体液因素。已知在各种心血管反射中,神经因素对脑血管的调节所起的作用很小。

1.自身调节 脑血流量与脑动、静脉之间的压力差成正比,与血管的阻力成反比。正常状态下,颈内静脉压接近于零,较稳定,故脑血流量主要取决于颈动脉压。动脉血压降低,颅内占位性病变等引起的颅内压升高,都可引起脑血流量减少。当平均动脉压变动于60~140 mmHg范围内时,通过脑血管的自身调节即可保持脑血流量的相对恒定。若平均动脉压超过上述范围,则对脑功能不利。如平均动脉压低于60 mmHg,脑血流量将减少,脑功能将发生障碍。反之,平均动脉压高于140 mmHg,脑血流量将显著增加。若平均动脉压过高,使毛细血管血压过高,有效滤过压增大,易发生脑水肿,甚至脑血管破裂引起脑出血。

2.体液因素 血液$PaCO_2$升高时,可引起脑血管舒张,脑血流量增加;反之,血液$PaCO_2$降低则有相反作用。如人工呼吸含7% CO_2的空气,脑血流量可增加一倍;反之,过度通气则使血液$PaCO_2$降低,脑血流量减少而引起头晕。已知CO_2对脑血管舒张效应是通过提高细胞外液H^+浓度而实现的。相反,动脉血PaO_2过高则引起脑血管收缩。低氧也可以使脑血管舒张,通常动脉血PaO_2低于50 mmHg时,脑血流量才会增加。

此外,脑血流量与脑的代谢率密切相关。当脑的某一部分活动加强时,该部分的血流量就增加。如在握拳时,对侧大脑皮质运动区的血流量增加;读书时,大脑皮质枕叶、颞叶与语言功能有关的部分血流量明显增加。代谢活动增强引起脑血流量的增加也与局部代谢产物CO_2、H^+、K^+腺苷增多以及低氧引起脑血管舒张有关。

3.神经调节 脑血管接受交感缩血管纤维和副交感舒血管纤维的支配,但神经活动在脑血管调节中所起作用甚小。通常情况下在多种心血管反射中,脑血流量变化不大。刺激和切断支配脑血管的神经,脑血流量也没有明显改变。

三、肺循环

肺循环是指右心室射出的静脉血通过肺泡壁与肺泡气进行气体交换后转变成动脉血返回左心房的血液循环。

（一）肺循环的特点

1. 途径短、外周阻力小 从肺动脉到肺静脉其循环途径比体循环短得多。肺动脉分支短、管径大、管壁薄,可扩张性大,血管的总横截面积大,且肺循环的血管都在低于大气压的胸膜腔内,所以肺循环的阻力小。

2. 血压低 因右心室的收缩能力弱,肺循环的血压较低,仅为体循环的 $1/6\sim1/5$。肺动脉收缩压约 22 mmHg,舒张压约 8 mmHg,肺动脉平均血压约 13 mmHg,肺静脉血压为 $1\sim4$ mmHg,肺毛细血管平均血压只有 0.9 kPa(7 mmHg)。故肺循环是一个低压力系统,易受心功能的影响。当左心功能不全时常引起肺淤血和肺水肿,导致呼吸功能障碍。

由于肺毛细血管的压力(7 mmHg)低于血浆胶体渗透压(25 mmHg),因此,肺泡间隙没有组织液的生成。另外,肺组织液的压力为负压,使肺泡膜与肺毛细血管壁紧密相贴,有利于肺泡与血液之间的气体交换。

3. 血容量变化大 通常肺循环血量约 450 mL,占全身血量的 9% 左右。用力呼气时,肺部可减少到约 200 mL,而用力吸气时可增加到 1000 mL 左右。因此,肺循环血管起到贮血库的作用。当人体失血时,肺循环可将一部分血液转移到体循环,起代偿作用。肺循环血量随呼吸周期发生规律性变化,吸气时增多,呼气时减少。肺循环血量的周期性变化引起心输出量的变化,使体循环动脉血压随呼吸周期发生波动,称为动脉血压的呼吸波。

（二）肺循环血量调节

1. 肺泡气氧分压的调节 低氧能使肺部血管收缩,血流阻力增大。引起肺血管收缩的原因不是血管内血液的氧含量降低,而是肺泡内氧含量降低。当肺泡内氧含量降低时,肺泡周围的微动脉即收缩,血流阻力增大,使该部位局部的血流量减少。这一反应的生理意义在于能使较多的血液流经通气充足的肺泡,进行有效的气体交换。长期居住在高海拔地区的人,由于空气中氧气稀薄,肺泡内普遍低氧,可引起肺微动脉广泛收缩,血流阻力增大,常因此引发右心室肥厚。

2. 神经调节 肺循环血管受交感神经和迷走神经的支配。交感神经兴奋对肺血管的直接作用是引起收缩和血流阻力增大。但在整体情况下,交感神经兴奋使体循环血管收缩,将一部分血液挤入肺循环,故使肺血容量增加。循环血液的儿茶酚胺也有同样效应。刺激迷走神经可使肺血管轻度舒张,肺血流阻力稍下降。

3. 体液调节 肾上腺素、去甲肾上腺素、血管紧张素Ⅱ、组胺均能引起肺血管收缩。前列环素、乙酰胆碱可使肺血管舒张。

练习题

一、**A₁ 型题**（单句型最佳选择题）

1. 心室肌细胞动作电位平台期是下列哪些离子跨膜流动的综合结果？（　　）

A. Na^+ 内流,Cl^- 外流　　　　B. Na^+ 内流,K^+ 外流　　　　C. Na^+ 内流,Cl^- 内流

D. Ca^{2+} 内流,K^+ 外流　　　　E. Ca^{2+} 外流,K^+ 内流

2. 窦房结能成为心脏正常起搏点的原因是（　　）。

A. 静息电位仅为 -60 mV　　　　　　　　B. 4 期电位去极速度快

C. 动作电位没有明显的平台期　　　　　　D. 0 期去极速度快

E. 动作电位没有明显的超射

3. 心内兴奋传导最易发生阻滞的部位是（　　）。

A. 心房肌　　　B. 房室交界　　　C. 浦肯野纤维　　　D. 心室肌　　　E. 左右束支

4. 房室交界传导速度较慢的生理意义是（　　）。

A. 有利于增强心肌收缩力　　　　　　　　B. 有利于心房或心室同步收缩

C. 有利于心室射血和充盈的交替　　　　　D. 有效避免出现完全强直收缩

E.有利于避免心肌收缩力过强

5.传导速度最快的心肌细胞是( )。

A.窦房结细胞　　B.心房肌　　　　　C.浦肯野纤维　　D.心室肌　　　　E.房室交界

6.心动周期中,心室充盈主要是由于( )。

A.血液依赖地心引力而回流　　　　　　　　B.心房收缩的挤压作用

C.心室舒张的抽吸作用　　　　　　　　　　D.骨骼肌的挤压作用

E.呼吸运动

7.心动周期中,占时间最长的是( )。

A.心房收缩期　　B.等容收缩期　　C.射血期　　　　D.等容舒张期　　E.充盈期

8.房室瓣开放见于( )。

A.等容收缩期末　　　　　　　B.心室收缩期初　　　　　　　C.等容舒张期末

D.等容收缩期初　　　　　　　E.快速射血期末

9.主动脉瓣关闭见于( )。

A.快速射血开始时　　　　　　B.快速充盈开始时　　　　　　C.等容收缩开始时

D.等容舒张开始时　　　　　　E.快速射血期末

10.心动周期中,从动脉瓣关闭到下一次动脉瓣开放的时间相当于( )。

A.等容收缩期　　　　　　　　　　　　　　B.心室射血期

C.心室射血期＋等容收缩期　　　　　　　　D.心室舒张期＋等容收缩期

E.快速射血期

11.心输出量是指( )。

A.每分钟由一侧心房射出的血量　　　　　　B.每分钟由一侧心室射出的血量

C.每分钟由左右心室射出的血量之和　　　　D.一次心跳一侧心室射出的血量

E.每分钟由心房和心室射出的血量之和

12.每搏输出量在下列哪个容积的百分数,称为射血分数?( )

A.回心血量　　　　　　　　　B.每分输出量　　　　　　　　C.心室收缩末期容积

D.心室舒张末期容积　　　　　E.快速射血期末容积

13.心室肌的前负荷是指( )。

A.收缩末期容积或压力　　　　　　　　　　B.舒张末期容积或压力

C.等容收缩期容积或压力　　　　　　　　　D.等容舒张期容积或压力

E.心房收缩初期容积或压力

14.心室肌的后负荷是指( )。

A.心房压力　　　　　　　　　　　　　　　B.大动脉血压

C.快速射血期心室内压　　　　　　　　　　D.减慢射血期心室内压

E.小动脉口径

15.第一心音的产生是由于( )。

A.动脉瓣关闭　　　　　　　　B.动脉瓣开放　　　　　　　　C.房室瓣关闭

D.房室瓣开放　　　　　　　　E.房室瓣关闭和半月瓣开放,血液撞击动脉壁

16.第二心音的产生是由于( )。

A.心室收缩时,血液冲击动脉瓣引起的振动

B.心室舒张时,动脉管壁回缩引起的振动

C.心室收缩时,动脉瓣突然开放时的振动

D.心室舒张时,动脉瓣迅速关闭时的振动

E.心室舒张动脉瓣迅速关闭,房室瓣开放血液撞击心室壁的振动

17.当血流通过下列哪一部位时,血压的降落最大?( )

A.主动脉和大动脉　　　　　　B.小动脉和微动脉　　　　　　C.毛细血管

D. 微静脉   E. 小静脉

18. 影响正常人舒张压的主要因素是（　　）。

A. 大动脉弹性   B. 心输出量

C. 阻力血管口径   D. 血液黏滞性

E. 血流速度

19. 中心静脉血压的高低主要取决于以下哪些因素？（　　）

A. 血管容量与血量   B. 动脉血压和静脉血压之差

C. 心脏射血能力和静脉回心血量   D. 心脏射血能力和外周阻力

E. 外周静脉血压

20. 静脉注射乙酰胆碱后，心输出量减少的主要原因是（　　）。

A. 心肌细胞传导减慢   B. 心房肌收缩力减弱   C. 心率减慢

D. 后负荷增大   E. 前负荷增大

21. 进行物质交换的血液不流经下列哪个微循环血管？（　　）

A. 微动脉   B. 后微动脉   C. 通血毛细血管

D. 微静脉   E. 真毛细血管网

22. 肾小球肾病或慢性肝病时，发生组织水肿的主要原因是（　　）。

A. 毛细血管血压升高   B. 血浆胶体渗透压降低

C. 组织液胶体渗透压升高   D. 静脉回流受阻

E. 组织液静水压升高

23. 心交感神经节后纤维释放的神经递质是（　　）。

A. 乙酰胆碱   B. 去甲肾上腺素   C. 血管升压素

D. 缓激肽   E. 肾上腺素

24. 心交感神经兴奋后，可引起（　　）。

A. 心率减慢、心内传导加快、心肌收缩力减弱

B. 心率加快、心内传导加快、心肌收缩力减弱

C. 心率减慢、心内传导减慢、心肌收缩力增强

D. 心率加快、心内传导加快、心肌收缩力增强

E. 心率加快、心内传导减慢、心肌收缩力增强

25. 心迷走神经节后纤维释放的神经递质是（　　）。

A. 乙酰胆碱   B. 去甲肾上腺素   C. 血管升压素

D. 谷氨酸   E. 肾上腺素

26. 平均动脉压等于（　　）。

A.（收缩压－舒张压）/2   B. 收缩压＋脉压/3   C. 舒张压＋脉压/3

D. 收缩压＋脉压   E.（收缩压＋舒张压）/2

二、A₂型题（病例摘要型最佳选择题）

27. 患者，女，48 岁，患慢性肾功能衰竭 2 年，因突然出现血压下降、疲乏无力、四肢松弛性瘫痪急诊入院。心律 56 次/分，脉搏细弱，心电图提示基底窄而高尖的 T 波，急查血电解质：Na^+ 150 mmol/L，K^+ 6.8 mmol/L，Ca^{2+} 1.8 mmol/L。该患者心率减慢、心电图异常的主要是由于（　　）。

A. 血钠升高   B. 血钾升高   C. 血钙降低   D. 血钠降低   E. 以上都不对

28. 患者，男，78 岁，患高血压 20 年，因突然呼吸困难、咳嗽、咳痰 1 h 入院。患者一直间断口服降压药，具体不详。查体：T 36.8 ℃，R 30 次/分，BP 170/98 mmHg，P 110 次/分，表情紧张、大汗淋漓、端坐呼吸，口唇发绀，双肺闻及广泛的湿啰音，心尖部第一心音减弱。X 线胸片：心脏扩大，肺纹理紊乱，有肺淤血征，考虑肺水肿表现。血流动力学检查：搏出量 45 mL，左心室舒张末压 16 mmHg，左心室射血分数为 40％。临床初步诊断：急性左心衰竭；高血压病。请问导致该

患者左心衰的主要原因是(　　)。

　A.左心室前负荷增加　　　　　　　　　B.左心室后负荷增加

　C.毛细血管通透性增加　　　　　　　　D.血浆胶体渗透压降低

　E.以上都不对

29.该病例患者发生肺水肿的原因是(　　)。

　A.血浆胶体渗透压降低　　　　　　　　B.毛细血管血压增高

　C.组织液静水压降低　　　　　　　　　D.淋巴液回流受阻

　E.有效滤过压降低

(王爱梅)

第五章 呼 吸

 学习目标

掌握:呼吸的概念及过程;肺通气的概念及动力;胸膜腔内压的形成及生理意义;影响肺换气的因素;呼吸节律的基本中枢,化学感受性反射。

熟悉:肺泡表面张力的形成及肺泡表面活性物质的作用;肺通气功能的评价;气体在血液中的运输形式;肺的牵张反射。

了解:呼吸过程中肺内压、胸膜腔内压的变化;气体交换的原理。

机体与外界环境之间的气体交换过程称为呼吸(respiration)。通过呼吸,机体从外界环境摄取新陈代谢所需要的 O_2,排出代谢过程中产生的 CO_2。正常成年人在安静状态时每分钟大约要消耗 250 mL 的 O_2,同时产生大约 200 mL 的 CO_2。机体 O_2 最大贮存量为 1000 mL 左右,停止呼吸几分钟即可导致机体严重缺氧和 CO_2 在体内的积聚。由于 CO_2 与 H_2O 反应生成 H_2CO_3,因此呼吸停止还会导致严重的酸中毒。因此,呼吸是维持机体生命活动所必需的基本生理过程之一,一旦呼吸停止,生命便将终结。

人体组织细胞不能直接与外界环境进行气体交换,呼吸需要通过呼吸器官,并通过血液运输来完成。因此,整个呼吸过程包括四个相互联系又同步进行的阶段(图 5-1):①肺通气:肺与外界的气体交换过程。②肺换气:肺泡与肺毛细血管之间的气体交换过程。③血液运输:气体在血液中的运输。④组织换气:血液与组织细胞之间的气体交换过程。肺通气和肺换气又合称为外呼吸;组织换气又称为内呼吸。而通常所说的呼吸,一般指外呼吸。

【重点提示】
掌握呼吸的过程。

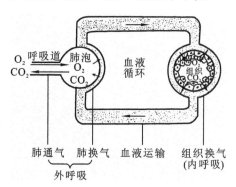

图 5-1 呼吸全过程示意图

第一节 肺 通 气

肺通气(pulmonary ventilation)是指肺与外界环境之间的气体交换过程。实现肺通气的结构包括呼吸道、肺、胸廓、呼吸肌等。呼吸道是气体进出肺的通道,同时还具有加温、加湿、过滤和清洁吸入气体以及引起防御反射(咳嗽反射和喷嚏反射)等保护作用;肺悬浮于胸廓内,两者之间有密闭的胸膜腔。气体能否进出肺取决于两种力的相互作用,即推动气体流动的动力必须克服阻止气体流动的阻力才能实现肺通气。

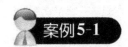

患者,男,19岁,于一天前搬重物时突然出现右侧剧烈胸痛,无肩背部放射痛,无心悸心慌,阵发性咳嗽,无痰,气促,呼吸窘迫。查体:右侧胸廓饱满,肋间隙增宽,右侧呼吸动度减弱,叩诊呈鼓音,呼吸音消失。初步诊断:自发性气胸。

具体任务:

1.分析患者出现胸痛、呼吸困难等症状的原因,并写出分析结果。

2.总结归纳实现正常肺通气的基本结构及条件。

3.试为该患者提供治疗方案及有效的护理措施。

一、肺通气的动力

肺与外界环境之间的气体交换过程,称为肺通气。气体是在大气和肺泡之间的压力差推动下进出肺的。因此,肺内压与大气压之间的差值,是实现肺通气的直接动力。肺内压大于大气压时,气体出肺,产生呼气;肺内压小于大气压时,气体进入肺,产生吸气。一般情况下大气压是一个常数,因而可变的只有肺内压,而肺内压的变化主要由呼吸肌舒缩引起胸廓的节律性运动,即呼吸运动引起。肺本身无主动扩张和回缩的能力,其容积大小完全依赖于胸廓容积的变化。胸廓扩大则肺容积增大,肺内压下降;胸廓缩小则肺容积减小,肺内压升高。胸廓由脊柱、肋骨和肋间肌等构成,是一个弹性体,它的扩大与缩小是由呼吸肌的收缩和舒张造成的。因此,呼吸运动是实现肺通气的原动力。

(一)呼吸运动

呼吸肌收缩和舒张引起的胸廓节律性扩大和缩小,称为呼吸运动,呼吸运动包括吸气运动和呼气运动。参与呼吸运动的肌肉统称为呼吸肌。凡是使胸廓扩大,参与吸气运动的肌肉称为吸气肌,主要有膈肌和肋间外肌;凡是使胸廓缩小,参与呼气运动的肌肉称为呼气肌,主要有肋间内肌和腹壁肌群(图 5-2)。此外,用力呼吸时才参与呼吸运动的肌肉称为呼吸辅助肌,主要有斜角肌和胸锁乳突肌。

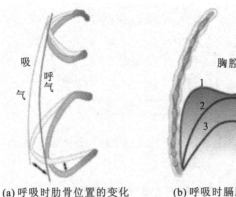

(a)呼吸时肋骨位置的变化   (b)呼吸时膈肌位置的变化

图 5-2 呼吸时肋骨和膈肌位置的变化

1.平静呼气 2.平静吸气 3.深吸气

1.吸气运动 平静吸气时,吸气运动的产生主要由膈肌和肋间外肌收缩引起。膈肌收缩,膈顶下降,增大了胸腔的上下径;肋间外肌收缩,肋骨上举,胸腔前后径和左右径均增大,从而导致胸腔容积增大,肺随之被动扩张,肺容积也增大,肺内压下降并低于大气压。于是,空气便顺此压力差进入肺,产生吸气。

2.呼气运动 平静呼气时,呼气运动不是由呼气肌收缩引起,而是由于膈肌和肋间外肌舒张,使胸腔上下径、前后径和左右径均缩小,肺依靠本身的回缩力量而回位,肺容积减小,肺内压升高并高于大气压,肺内气体便顺此压力差流出肺,产生呼气。所以,平静呼吸时,呼气是被动的。

(二)呼吸运动的形式

根据参与呼吸运动的呼吸肌主次、多少和用力程度不同,可将呼吸运动分成不同的形式。

1.平静呼吸和用力呼吸 人体在安静状态时,平稳而均匀的自然呼吸,称为平静呼吸(eupnea),每分钟为12～18次,主要由吸气肌有节律地收缩和舒张形成。吸气的产生是由于膈肌和肋间外肌的收缩引起,肌肉收缩需要做功,因此吸气是主动过程。而平静呼吸的呼气则是由膈肌和肋间外肌的舒张所致,肌肉不需要做功,所以呼气是被动过程。

当机体活动增强时,如劳动或运动时,呼吸运动将加深、加快,称为深呼吸(deep breathing)或用力呼吸(labored breathing)。用力吸气时,除膈肌与肋间外肌加强收缩外,胸锁乳突肌、斜角肌等呼吸辅助肌也收缩,从而使胸腔容积与肺容积进一步增大,肺内压比平静吸气时更低,与大气压之间的差值进一步增大,从而吸入更多气体。因此,肌肉收缩做功更多,故吸气是主动过程。用力呼气时,除吸气肌群舒张外,肋间外肌和腹肌等呼气肌群也收缩,从而使胸腔容积和肺容积进一步缩小,肺内压比平静呼气时更高,从而呼出更多气体。因此,呼气也是主动过程。在某些病理情况下,如严重的缺氧或二氧化碳增多时,即使用力呼吸,仍不能满足人体需要,这时患者不仅呼吸大大加深,还会出现鼻翼扇动,主观上有喘不过气的感觉,临床上称为呼吸困难(dyspnea)。

2.腹式呼吸和胸式呼吸 膈肌收缩时,使膈顶下移,腹腔内的器官因受压迫而使腹壁膨出,膈肌舒张时,腹腔内脏和腹壁恢复原位。这种以膈肌舒缩为主引起腹壁明显起伏的呼吸运动,称为腹式呼吸(abdominal breathing)。如婴儿因其胸廓尚不发达,肋骨与脊柱较为垂直且不易提起,常以腹式呼吸为主。当胸廓有病变,如患胸膜炎时,胸廓的运动受限,也呈现出腹式呼吸。以肋间外肌舒缩为主引起胸壁明显起伏的呼吸运动,称为胸式呼吸(thoracic breathing)。如:妊娠晚期的妇女,因膈肌活动受限,常以胸式呼吸为主;当腹腔有巨大肿块或严重腹水时,患者也多呈胸式呼吸。一般情况下,正常成人呼吸大多是腹式呼吸和胸式呼吸共存的混合式呼吸。

(三)呼吸时肺内压与胸膜腔内压的变化

1.肺内压的变化 肺泡内的压力称为肺内压(intrapulmonary pressure)。在呼吸运动过程中,肺内压随胸腔容积的变化而呈现周期性的改变。平静吸气初,随着胸腔容积逐渐扩大,肺容积增大,肺内压下降,比大气压低0.133～0.266 kPa(1～2 mmHg),空气在此压力差推动下经呼吸道进入肺泡。随着肺内气体逐渐增加,肺内压也逐渐升高,到平静吸气末,肺内压已升高到与大气压相等,气体在肺和大气之间停止流动。在平静呼气初,随着胸腔容积逐渐减小,肺容积减小,肺内压升高,超过大气压0.133～0.266 kPa(1～2 mmHg),肺内气体便流出肺,使肺内气体逐渐减少,肺内压也逐渐下降,到平静呼气末,肺内压又降到和大气压相等,气体在肺和大气之间停止流动。肺内压变化的幅度与呼吸运动的深浅、缓急和呼吸道通畅程度有关。若呼吸浅而快,则肺内压变化幅度较小;反之,呼吸深而慢,或呼吸道不够畅通,则肺内压变化幅度增大。可见,在呼吸运动过程中,肺内压的周期性交替变化是肺通气的直接动力。

知识拓展

人 工 呼 吸

当人的自主呼吸停止时,可以采用人为的方法改变肺内压,建立肺内压和大气压之间的压力差,维持肺的通气,这就是人工呼吸(artificial respiration)。人工呼吸的方法有很多,例如用人工呼吸机进行正压通气、简便易行的口对口人工呼吸、节律性地举臂压背或挤压胸廓等。在施行人工呼吸时,首先要保持患者的呼吸道通畅,否则人工呼吸的操作对肺通气仍将是无效的。人的心脏和大脑需要不断地供给氧气,如果中断供氧

3 min以上就会出现不可逆性损害。所以在发生某些意外如溺水、触电和心脑血管意外时，一旦发现心跳、呼吸停止，首要的抢救措施就是迅速进行人工呼吸和胸外心脏按压，以保持有效肺通气和血液循环，保证重要脏器的氧气供应。

2.胸膜腔内压 如上所述，在呼吸运动过程中，肺随着胸廓的运动而运动。而事实上，肺和胸廓在结构上并不相连，肺为什么会随胸廓的运动而舒缩呢？这是由胸膜腔的结构特点和胸膜腔内压决定的。

胸膜腔是一对密闭而互不相通的潜在腔隙，由两层胸膜构成，即紧贴于肺表面的脏层和紧贴于胸廓内壁的壁层。胸膜腔内没有气体，仅存少量浆液，这一薄层浆液有两方面的作用：一是在两层胸膜之间起润滑作用，减轻呼吸运动中两层胸膜的摩擦；二是由于浆液分子的内聚力，两层胸膜紧密贴附在一起，不易分开，从而保证肺可以随胸廓的运动而舒缩。

胸膜腔内的压力称为胸膜腔内压（intrapleural pressure）。胸膜腔内压的测定有两种方法。一种是直接法，即将与检压计相连接的注射针头斜刺入胸膜腔内，检压计的液面水平即可直接反映胸膜腔内压（图 5-3）。直接法的缺点是有刺破胸膜脏层和肺的危险。另一种是间接法，即通过测量食管内压的变化来间接反映胸膜腔内压的变化。经测定，通常胸膜腔内压比大气压低，故习惯上称为胸内负压。

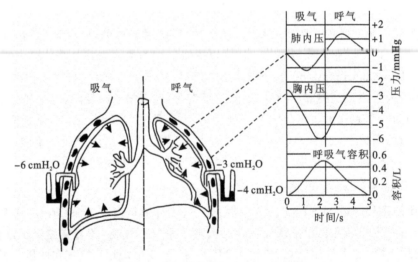

图 5-3 呼吸时肺内压、胸膜腔内压及呼吸气量的变化

向外的箭头表示肺内压，向内的箭头表示肺回缩压

胸膜腔内压是人在出生后形成的，在生长发育过程中，胸廓的生长速度比肺快，胸廓的自然容积大于肺的自然容积。胎儿出生后，一旦开始呼吸，肺便被充气而始终处于扩张状态。即使是最强呼气时，肺泡也不能完全被压缩。而两层胸膜又紧密贴在一起，因此肺总是受到胸廓的被动牵拉而处于一定程度的扩张状态，这是形成胸膜腔内压的前提条件。另一方面，肺本身是弹性组织，通过呼吸道与大气相通，当它被扩张时，便产生弹性回缩力。所以正常情况下，胸膜腔实际上是通过胸膜的脏层受到方向相反的两种力的影响：一是肺内压，使肺泡扩张；二是肺回缩压，使肺泡缩小。两者之差即为胸膜腔内压，即

$$胸膜腔内压＝肺内压－肺回缩压$$

在吸气末或呼气末，由于气流停止，肺内压等于大气压，因而

$$胸膜腔内压＝大气压－肺回缩压$$

若将大气压视为零，则

$$胸膜腔内压＝－肺回缩压$$

可见，胸膜腔内压实际上是由肺回缩压造成的。吸气时，肺被扩张，使肺回缩压增大，胸膜腔内压增大；呼气时，肺缩小，肺回缩压也就减小，因此胸膜腔内压也减小。而在平静呼气之末，胸

膜腔内压仍然为负。因此,即使在呼气而胸廓缩小时,肺仍然处于扩张状态,只是扩张程度比吸气时减小。所以,在正常情况下肺总是表现出回缩倾向,平静吸气或呼气过程中,胸膜腔内压均为负值。

胸膜腔内压的存在有重要的生理意义。第一,保持肺总是处于扩张状态而不至于萎陷,有利于肺泡内不间断地进行气体交换。第二,胸膜腔内压加大了胸膜腔内一些管壁薄、压力低的管道(如腔静脉、胸导管等)的内外压力差,从而有利于静脉血和淋巴液回流。第三,在胸廓容积和肺容积改变之间起耦联作用,使肺能随胸廓的扩大而扩张。

【重点提示】
胸膜腔内压的生理学意义。

由于胸膜腔的密闭性是胸膜腔内压形成的前提,因此,若胸膜受损(如胸壁贯通伤或肺损伤累及胸膜脏层),空气将顺压力差进入胸膜腔,造成气胸,此时,大量的气体使得两层胸膜彼此分开,胸膜腔负压减小或消失,肺因其本身的回缩力而萎陷,造成肺不张,这时尽管呼吸运动仍在进行,肺却不能随胸廓的运动而舒缩,引起肺通气障碍,严重时还导致血液循环功能受损,甚至危及生命。最常见的临床症状是患者突然发生或突然加剧的呼吸困难,局部胸痛、干咳,严重者可出现呼吸困难、发绀、烦躁、大汗等,甚至发生呼吸功能衰竭和心功能衰竭,因此必须进行紧急处理。

【重点提示】
肺通气的原动力和直接动力。

综上所述,呼吸运动是肺通气的原动力,它引起胸廓的舒缩。肺与外界大气之间的压力差,是实现肺通气的直接动力。胸膜腔内压的存在,保证了肺的容积能随胸廓的变化而变化,是使原动力转化为直接动力的关键。

二、肺通气阻力

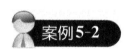案例5-2

患者,男,60岁。因反复咳嗽、咳痰伴喘息、胸闷、气促25年,加重3天入院。曾诊断为"慢性阻塞性肺疾病"。3天前因受凉后症状加重,咳黄色脓痰,气喘不能平卧。查体:T 37.8 ℃,R 25次/分,BP 135/86 mmHg,P 110次/分。神志清,口唇轻度发绀,桶状胸,肋间隙增宽,语颤减弱,叩诊呈过清音,双肺呼吸音粗,可闻及散在湿啰音。胸部X线提示:两肺野透亮度增加。肺功能检查:VC、FVC及PEF、DLCO轻度下降;MVV、BR中度下降;MMEF、V_{75}、V_{50}、V_{25}重度下降;FEV_1(实/预)47.8%,FEV_1/FVC 58%,RV/TLC中度增高。结果提示患者存在重度以阻塞为主的混合性通气功能障碍,大气道气流中度受限,小气道重度受限,中度肺气肿,弥散功能轻度降低,通气贮备功能下降,肺功能重度受损。

具体任务:

1.试用肺通气阻力的知识合理分析该患者临床表现的机制。

2.该患者肺功能检查结果是否正常?总结常见肺功能检查指标及临床意义。

气体在进出肺的过程中,会遇到各种阻止其流动的力,统称为肺通气阻力。肺通气阻力有弹性阻力和非弹性阻力两种,正常情况下,弹性阻力约占总通气阻力的70%。

(一)弹性阻力

弹性阻力是指弹性物体受到外力作用时所产生的一种对抗变形的回位力。肺和胸廓都是弹性物体,因此,当呼吸运动改变其容积时都会产生弹性阻力。呼吸的总弹性阻力即由肺弹性阻力和胸廓弹性阻力组成。

1.肺弹性阻力　肺弹性阻力来自两个方面:一是肺泡表面液体层所形成的表面张力,约占肺弹性阻力的2/3;二是肺弹性纤维的弹性回缩力,约占肺弹性阻力的1/3。肺弹性阻力对吸气起阻力作用,对呼气起动力作用。

肺泡是气体交换的场所,在肺泡的内表面覆盖着薄层液体,与肺泡内气体形成液-气界面,因此存在表面张力,其沿肺泡半球状曲面切线方向拉紧液面,合力构成向心回缩力。肺泡表面张力使肺泡趋于缩小,是肺泡扩张的阻力。肺泡表面的液体层来源于血浆,表面张力较大,它的存在会对呼吸带来以下负面影响:①阻碍肺泡的扩张,使吸气的阻力增大。②使相通的大小肺泡内压不稳定。根据 Laplace 定律,肺泡的回缩压(P)与表面张力(T)成正比,与肺泡半径(r)成反比,即 $P=2T/r$。由此定律推导,小肺泡的回缩压大于大肺泡的回缩压,气体将从小肺泡不断流入大肺泡,其结果是大肺泡膨胀,甚至破裂,小肺泡萎缩(图 5-4(a)、(b))。③促进肺部组织液的生成,使肺泡内液体积聚。因为肺泡表面张力的合力指向肺泡腔内,可对肺泡间质产生"抽吸"作用,致使肺泡间质静水压降低,组织液的生成增多,因而可导致肺水肿的发生,但一般情况下并不会发生,因为肺泡内存在着肺泡表面活性物质(alveolar surfactant)。

肺泡表面活性物质是由肺泡Ⅱ型细胞合成并释放,是一种复杂的脂蛋白混合物,主要成分是二棕榈酰卵磷脂。它以单分子层的形式排列在肺泡液层表面,从而减少液体分子之间的相互吸引,降低肺泡表面张力,其生理意义主要体现在以下三个方面:①减小吸气阻力,有利于肺扩张。

②调节大小肺泡内压,稳定大小肺泡容积。这是因为表面活性物质的分子密度随肺泡的舒缩而改变,小肺泡的表面活性物质密度较大,降低表面张力的作用较强;相反,大肺泡的表面活性物质分子密度较小,降低表面张力的作用较弱,这样就使大小肺泡内的压力趋于稳定(图 5-4(c))。③减少肺部组织液的生成,防止肺泡内液体积聚而出现肺水肿,有利于气体在肺泡处的交换。

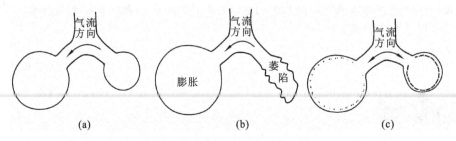

图 5-4 肺泡表面活性物质使相通的大小肺泡容积维持相对稳定

(a)大小肺泡在无表面活性物质时,小肺泡回缩压大,气体流入肺泡 (b)同(a)的结果 (c)大肺泡表面活性物质分布密度小,表面张力大;小肺泡表面活性物质分布密度大,表面张力小,大小肺泡容积维持相对稳定

胎儿肺泡Ⅱ型细胞在妊娠 6~7 个月开始分泌肺泡表面活性物质,到分娩前达高峰,某些早产儿,因肺泡Ⅱ型细胞尚未发育成熟,肺泡内缺乏表面活性物质,肺泡表面张力过大,易发生肺不张和肺水肿,造成新生儿出生后不久就出现进行性呼吸困难、面色青紫、呼气性呻吟,吸气时出现三凹征和呼吸衰竭,称为新生儿呼吸窘迫综合征,此病常导致新生儿死亡。现在可以通过检测羊水中肺泡表面活性物质的含量,预测发生新生儿呼吸窘迫综合征的可能性,从而采取预防措施。如发现该物质缺乏,可通过延长妊娠时间、使用药物(如糖皮质激素)等方法促进其合成或出生后即刻给予外源性肺泡表面活性物质进行替代治疗。成人患肺炎、肺血管栓塞等疾病时,也可因为肺泡Ⅱ型细胞受损致肺泡表面活性物质减少而发生肺不张并引起呼气困难。

此外,肺组织含有弹性纤维,具有弹性回缩力。在一定范围内,肺被扩张得越大,肺弹性回缩力也越大,弹性阻力也越大,这也是构成肺弹性阻力的重要因素之一。肺气肿时,弹性纤维被破坏,弹性回缩力降低,弹性阻力减小,致使平静呼气末,仍存留于肺内的气体量增加,导致肺通气效率降低,严重时可出现呼吸困难。

总之,肺弹性阻力是吸气的阻力,却是呼气的动力。

2. 胸廓弹性阻力 胸廓是一个双向弹性体,其弹性回缩力方向根据胸廓所处的位置而改变。当胸廓处于自然位置(平静吸气末,肺容量约为肺总量的 67%)时,胸廓回位力等于零(图 5-5(a));当胸廓小于自然位置(平静呼气末,肺容量小于肺总量的 67%)时,胸廓的回位力向外,是吸气的动力,但是为呼气的阻力(图 5-5(b));当胸廓大于自然位置(深吸气状态,肺容量大于肺总量的 67%)时,其回位力向内,与肺弹性回缩力方向相同,是吸气的阻力,但是为呼气的动力(图 5-5(c))。由于胸廓顺应性可因肥胖、胸廓畸形、胸膜增厚和腹内占位等病变而降低,临床上因胸廓弹性阻力增大而使肺通气发生障碍的情况较少见,所以临床意义相对较小。

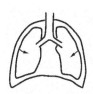 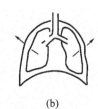 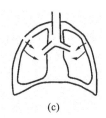

(a)   (b)   (c)

图 5-5　不同情况下肺与胸廓弹性阻力的关系

3.肺和胸廓的顺应性　由于肺和胸廓的弹性阻力不易测定,因此,通常用顺应性来表示肺和胸廓弹性阻力的大小。顺应性(compliance)是指在外力作用下,弹性体扩张的难易程度。容易扩张则顺应性大,不易扩张则顺应性小。肺和胸廓弹性阻力大时,顺应性小,其不易扩张;肺和胸廓弹性阻力小时,则顺应性大,其容易扩张。可见,顺应性与弹性阻力成反比,即

$$顺应性 = \frac{1}{弹性阻力}$$

肺和胸廓的顺应性,通常又用单位压力变化所引起的容积变化来衡量,即

$$顺应性(L/kPa \text{ 或 } L/cmH_2O) = \frac{容积变化(\Delta V)}{压力变化(\Delta P)}$$

据测定,正常人肺顺应性约为 2.0 L/kPa(0.2 L/cmH$_2$O),胸廓的顺应性也约为 2.0 L/kPa(0.2 L/cmH$_2$O)。肺和胸廓是两个串联的弹性体,它们的总顺应性是两者倒数之和,因此,肺和胸廓的总顺应性约为 1.0 L/kPa(0.1 L/cmH$_2$O)。在某些病理情况下,如肺充血、肺水肿、肺纤维化等,弹性阻力增大,肺顺应性减小,肺不容易扩张,可导致吸气困难;而肺气肿时,因弹性组织被破坏,弹性阻力减小,肺顺应性增大,但肺弹性回缩力减小,也可导致呼气困难。

（二）非弹性阻力

非弹性阻力包括惯性阻力、黏滞阻力和气道阻力。惯性阻力是指气流在发动、变速、换向时,因气流和组织的惯性所产生阻止运动的力。平静呼吸时,呼吸频率低、气流流速慢,惯性阻力小,可忽略不计。黏滞阻力是指呼吸时胸廓、肺等组织相对移位发生摩擦所形成的阻力,占非弹性阻力的 $10\%\sim20\%$。气道阻力是指来自气体流经呼吸道时,气体分子间和气体分子与气道之间的摩擦,是非弹性阻力的主要成分,占非弹性阻力的 $80\%\sim90\%$。一般情况下,气道阻力虽然仅占呼吸总阻力的 1/3 左右,但是气道阻力增加却是临床上通气障碍最常见的病因。

影响气道阻力的因素,主要有气道口径、气流速度和气流形式。气道阻力与气道口径的半径 4 次方成反比,因此,当气道口径减小时,气道阻力显著增大,可出现呼吸困难。气道阻力与气流速度成正比,如其他条件不变,气流速度越快,阻力越大。气流形式有层流和涡流。层流阻力小,涡流阻力大。在气流太快或呼吸道管腔不规则时易发生涡流,导致气道阻力增大。如气管内有异物、黏液或渗出物时,可用排痰、清除异物或减轻黏膜肿胀等方法减少涡流,从而降低气道阻力。

呼吸道管壁平滑肌接受交感神经和迷走神经支配。交感神经兴奋时,呼吸道管壁平滑肌舒张,气道口径扩大,气道阻力降低;迷走神经兴奋时,呼吸道管壁平滑肌收缩,气道口径缩小,气道阻力增大。此外,某些体液因素也影响呼吸道管壁平滑肌的舒缩,如儿茶酚胺可使平滑肌舒张,气道阻力降低;组胺、5-羟色胺、缓激肽等,则可引起呼吸道管壁平滑肌强烈收缩,气道阻力升高。

三、肺通气功能的评价指标

肺通气是呼吸过程的一个重要环节,临床上,肺通气障碍的类型主要包括:一类是限制性肺通气不足,主要由于呼吸肌麻痹、肺和胸廓的弹性改变以及气胸所引起的肺扩张受限制;另一类是阻塞性肺通气不足,主要由于支气管平滑肌痉挛、呼吸道异物、气管和支气管黏膜腺体分泌过多以及气道外肿物压迫引起气道口径减小或呼吸道阻塞。因此,掌握评价肺通气功能的指标可以帮助诊断疾病,并可指导人们的日常活动。

【重点提示】
肺通气功能的评价指标。

NOTE

（一）肺容积和肺容量

1.肺容积（pulmonary volume）　肺容积是指肺内气体的容积,包括潮气量、补吸气量、补呼气量和余气量四种互不重叠的基本肺容积。

(1)潮气量:平静呼吸时,每次吸入或呼出的气量称为潮气量(tidal volume,TV)。正常成人平静呼吸时潮气量为0.4～0.6 L,平均约为0.5 L。用力呼吸时,潮气量增大。

(2)补吸气量:平静吸气末再尽力吸气,所能增加的吸入气量,称为补吸气量(inspiratory reserve volume,IRV)或吸气贮备量。正常成人为1.5～2.0 L。补吸气量反映吸气贮备能力。

(3)补呼气量:平静呼气末再尽力呼气,所能增加的呼出气量,称补呼气量(expiratory reserve volume,ERV)或呼气贮备量。正常成人为0.9～1.2 L。补呼气量反映呼气贮备能力。

(4)余气量:最大呼气后,肺内仍残留有不能呼出的气量,称为余气量(residual volume,RV)或残气量。只能用间接方法测定,正常成人为1.0～1.5 L。余气量过大,表示肺通气功能不良。支气管哮喘和肺气肿患者,余气量增加。此外,老年人因肺弹性减弱和呼吸肌力量衰退,余气量也比青壮年大。

2.肺容量（pulmonary capacity）　肺容量是指基本肺容积中两项或两项以上的联合气量,包括深吸气量、功能余气量、肺活量、用力呼气量和肺总量(图5-6)。

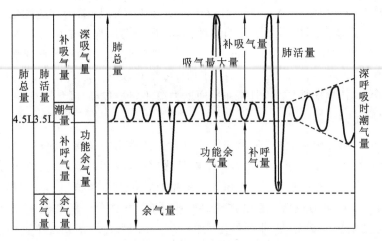

图5-6　肺容积和肺容量示意图

(1)深吸气量:从平静呼气末做最大吸气时所能吸入的气量为深吸气量(inspiratory capacity,IC)。它是潮气量和补吸气量之和,是衡量最大通气潜力的重要指标。深吸气量大,表示吸气贮备能力大。胸廓、胸膜、肺组织及呼吸肌若发生病变,可使深吸气量减少而降低最大通气潜力。

知识拓展

肺通气功能障碍

通气功能障碍可分为三种类型:限制型通气功能障碍、阻塞型通气功能障碍和混合型通气功能障碍。限制型通气功能障碍是由于某些致病因素导致肺的舒缩受到限制而引起的通气功能障碍。临床主要表现为肺活量、深吸气量降低。常见于肺纤维化、气胸和胸腔积液等疾病。阻塞型通气功能障碍是由于某些致病因素导致气道阻塞,从而引起的通气障碍。临床主要表现为最大通气量、用力肺活量降低。常见于慢性支气管炎、晚期支气管哮喘、肺气肿等疾病。混合型通气功能障碍是两种通气功能障碍同时存在。

(2)功能余气量:平静呼气末仍存留于肺内的气量,称为功能余气量(functional residual capacity,FRC),是补呼气量与余气量之和。正常成人约为2.5 L。其意义在于缓冲呼吸过程中肺泡气氧分压（PaO_2）和二氧化碳分压（$PaCO_2$）的变化幅度,有利于肺换气。当肺弹性回缩力降低（如肺气肿）时,功能余气量增大;肺弹性阻力增大（如肺纤维化）时,功能余气量减小。

（3）肺活量:在做一次最深吸气后再尽力呼气时,所能呼出的最大气量称为肺活量（vital capacity,VC）,它是潮气量、补吸气量和补呼气量三者之和。正常成年男性平均约为 3.5 L,女性约为 2.5 L。肺活量的大小反映一次呼吸时最大通气潜力,是肺静态通气功能的一项重要指标,可在一定程度上用于评价肺通气功能。但是,由于肺活量的数值与身材、性别、年龄、呼吸肌强弱等有关,有较大的个体差异,故只宜做自身比较。

（4）用力呼气量:由于测定肺活量时,不限制呼气的时间,所以不能充分反映肺组织的弹性状态和呼吸道的通畅程度,即通气功能的好坏。如某些患者肺组织弹性降低或呼吸道狭窄,通气功能已经受到损害,但是如果延长呼气时间,所测得的肺活量仍是正常的。因此,提出用力呼气量（forced expiratory volume,FEV）,也称时间肺活量,来反映一定时间内所能呼出的气量。用力呼气量是在一次最深吸气后,用力尽快呼气,计算第 1 s、2 s、3 s 末呼出气量占其肺活量的百分数。正常成人第 1 s、2 s、3 s 末呼出的气量分别为其肺活量的 83%、96%、99%,其中第 1 s 末的用力呼气量（FEV_1）最有意义。用力呼气量是一种动态指标,它不仅能反映肺活量的大小,还能反映呼吸阻力的变化,是评价肺通气功能的较理想指标。肺组织弹性降低或阻塞性呼吸系统疾病时,往往需要 5～6 s 或更长的时间才能呼出全部肺活量,故用力呼气量显著降低。

（5）肺总量:指肺可容纳的最大气体量。其大小因性别、年龄、身材和锻炼情况而异。成年男子平均约为 5.0 L,成年女子约为 3.5 L。肺总量是由潮气量、补呼气量、补吸气量及余气量四部分组成。

值得注意的是,随着年龄的增长,呼吸系统结构产生退行性变化,表现为呼吸肌收缩力下降,肺弹性回缩力降低,小气道口径变窄,气流阻力增加,结果余气量、功能余气量随年龄增加而增多,补吸气量、补呼气量、肺活量尤其是用力呼气量随年龄增加而降低,说明老年人的肺通气功能随年龄增长而下降。

（二）肺通气量

肺通气量（pulmonary ventilation）是指单位时间内吸入或呼出肺的气体总量,包括每分通气量和肺泡通气量。

1. 每分通气量（minute ventilation volume） 每分钟内吸入或呼出肺的气体量,称为每分通气量,它是潮气量与呼吸频率的乘积。正常成人平静呼吸时,呼吸频率每分钟为 12～18 次,潮气量约为 500 mL,则每分通气量为 6～9 L。

每分通气量随性别、年龄、身材和活动量不同而有差异。剧烈运动和从事重体力劳动时,每分通气量增大,可达 70 L 以上。为便于比较,最好在基础条件下测定,并以每平方米体表面积为单位来计算。通常把最大限度地做深而快的呼吸时,每分钟吸入或呼出的气量,称为最大随意通气量（maximal voluntary ventilation,MVV）。最大随意通气量能反映单位时间内呼吸器官发挥最大潜力后,所能达到的最大量,它是评价一个人能进行多大运动量的一项重要指标,一般可达 70～150 L/min。

最大随意通气量与每分平静通气量之差值,占最大随意通气量的百分数,称为通气贮量百分比,它反映通气功能的贮备能力。正常人在 93% 以上,若小于 70%,则表明通气贮备功能不良。

$$通气贮量百分比 = \frac{最大随意通气量 - 每分平静通气量}{最大随意通气量} \times 100\%$$

2. 无效腔和肺泡通气量 无效腔（dead space）是指从鼻到肺泡之间无气体交换功能的管腔,它包括解剖无效腔和肺泡无效腔两部分。从鼻到终末细支气管内的气体均不参与肺泡与血液之间的气体交换,称为解剖无效腔（anatomical dead space）,正常成人约为 0.15 L。此外,进入肺泡内的气体,也可因血流在肺内分布不均而未能都与血液进行气体交换,这部分肺泡容量称为肺泡无效腔（alveolar dead space）。解剖无效腔与肺泡无效腔合称为生理无效腔（physiological dead space)。健康人平卧时,肺泡无效腔接近于零,则生理无效腔等于或接近于解剖无效腔。

由于解剖无效腔的存在,每次吸气时,最先吸入的气体是上次呼气末存留在无效腔中已进行气体交换的气体,这部分气体氧含量较低;每次呼气时,则先要呼出前次吸入的最后一部分新鲜空气。可见,由于解剖无效腔的存在,使每分通气量中有一部分气体不能进行气体交换,所以每分通气量并不等于能与血液进行气体交换的气量。

因此,为了计算真正有效的气体交换量,应以肺泡通气量为准。肺泡通气量(alveolar ventilation volume)也称为有效通气量,是指每分钟吸入肺泡的新鲜空气量,即

肺泡通气量=(潮气量—无效腔气量)×呼吸频率

由于这部分气体一般情况下能与血液进行气体交换,且解剖无效腔的容积是个常数,因此,肺泡通气量主要受潮气量和呼吸频率的影响。由表 5-1 可知,在潮气量减半和呼吸频率加倍或潮气量加倍而呼吸频率减半时,肺通气量保持不变,但是肺泡通气量却发生明显变化。因此,在一定范围内,深而慢的呼吸使肺泡通气量增大,肺泡气体更新率也增大,换气效率高。人们在进行长跑比赛时,采用深而慢的呼吸感觉身体轻松、耐力持久的原因也在于此。

表 5-1　不同呼吸形式时的通气量

呼 吸 形 式	每分通气量/(mL/min)	肺泡通气量/(mL/min)
平静呼吸	500×12 = 6000	(500—150)×12=4200
浅快呼吸	250×24 = 6000	(250—150)×24=2400
深慢呼吸	1000×6 = 6000	(1000—150)×6=5100

第二节　呼吸气体的交换

呼吸气体的交换包括肺泡与肺毛细血管血液之间,以及血液与组织细胞之间的 O_2 和 CO_2 的交换,前者称为肺换气,后者称为组织换气。

一、气体交换原理

根据物理学原理,各种气体无论是处于气体状态,还是溶解于液体之中,气体分子总是由压力高处向压力低处移动,直至两处压力相等为止,这一过程称为扩散。气体扩散的动力是换气部位气体分子间的压力差。呼吸气体在人体内的交换过程也遵循这一原则。单位时间内气体分子扩散的量,称为扩散速率(diffusion rate,DR),它与气体的压力差成正变关系。压力差愈大,气体分子扩散速率愈大。此外,气体扩散速率还与气体分子的相对分子质量和它在液体中的溶解度有关。

(一)气体的分压差

大气是由 O_2、CO_2、N_2 等多种气体组成的混合气体,其总压力约为 760 mmHg。在混合气体的总压力中,某种气体分子运动所产生的压力称为该气体的分压(partial pressure)。其数值与该气体在混合气体中所占体积分数成正比,即

气体分压=总压力×该气体的体积分数

空气中,O_2 的体积分数为 20.9%,则空气中的氧分压(PaO_2)为 760 mmHg×20.9%=159 mmHg;CO_2 的体积分数为 0.04%,则空气中的二氧化碳分压($PaCO_2$)为 760 mmHg×0.04%=0.3 mmHg。混合气体中各组成气体分子的扩散只与该气体的分压差有关,即从分压高处向分压低处扩散,而与总压力和其他气体的分压差无关。分压差大,扩散快,扩散速率大;反之,分压差小则扩散速率小。空气、肺泡气、血液和组织中的各种气体分压见表 5-2。

表5-2 空气、肺泡气、血液和组织中各种气体的分压(mmHg)

项　　目	PaO_2	$PaCO_2$	PaN_2	PaH_2O	合　　计
空气	159	0.3	597	3.7	760
肺泡气	104	40	569	47	760
动脉血	100	40	573	47	760
静脉血	40	46	573	47	706
组织	30	50	573	47	700

当气体与液体相遇时,气体分子可扩散而溶解于液体中,溶解在液体中的气体分子也可从液体中逸出。溶解的气体分子从液体中逸出的力,称为张力(tension)。张力就是液体中气体的分压,气体的运动方向和量取决于分压与张力之间的压力差。

（二）气体的相对分子质量和溶解度

质量轻的气体扩散较快。在相同条件下,气体扩散速率和气体相对分子质量的平方根成反比。如果扩散发生于气相和液相之间,则扩散速率还与气体在溶液中的溶解度成正比,溶解度是单位分压下溶解于单位容积溶液中的气体量。一般以1个大气压,38 ℃时,100 mL 液体中溶解的气体的体积(mL)来表示。CO_2 的相对分子质量为44,O_2 的相对分子质量为32,CO_2 与 O_2 的相对分子质量的平方根之比为1.17∶1,当 O_2 和 CO_2 分压差相同时,CO_2 的扩散速率约为 O_2 的21倍,而 O_2 和 CO_2 在血浆中的溶解度分别是21.1 mL/L 和515.0 mL/L,CO_2 在血浆中的溶解度约为 O_2 的24倍。由此可见,气体扩散速率与气体分压差和溶解度成正比,与其相对分子质量的平方根成反比,即

$$扩散速率 \propto \frac{分压差 \times 溶解度}{\sqrt{相对分子质量}}$$

在肺泡与静脉血之间,O_2 的分压差约比 CO_2 分压差大10倍,因此,各种因素综合影响的结果是 CO_2 的扩散速率比 O_2 的扩散速率大2倍。由于 CO_2 比 O_2 容易扩散,故临床上缺氧比 CO_2 潴留更为常见,呼吸困难的患者常常最先出现缺氧。

二、气体交换过程及影响因素

（一）肺换气

1. 肺换气的过程　在呼吸膜两侧,由于肺泡气的 PaO_2（104 mmHg）远高于静脉血的 PaO_2（40 mmHg）,而肺泡气的 $PaCO_2$（40 mmHg）低于静脉血的 $PaCO_2$（46 mmHg）,因此,当肺动脉的静脉血流经肺毛细血管时,在分压差的推动下,O_2 由肺泡扩散入血液,CO_2 由静脉血扩散入肺泡,完成肺换气,结果使静脉血变成含 O_2 较多、CO_2 较少的动脉血。O_2 和 CO_2 均为脂溶性物质,因此肺泡处的扩散都极为迅速,肺换气仅需0.3 s 即可完成。通常情况下,血液流经肺毛细血管的时间约0.7 s,所以当血液流经约肺毛细血管全长1/3时,已基本上完成交换过程(图5-7),可见肺换气有很大的贮备能力。

2. 影响肺换气的因素　凡影响气体扩散速率的因素都可影响肺换气。此外,肺换气还受呼吸膜的面积和厚度、肺通气与血流比值的影响。

（1）呼吸膜的面积和厚度:呼吸膜指的是肺泡腔与肺毛细血管腔之间的膜,它由六层结构组成,即含有表面活性物质的液体分子层、肺泡上皮细胞层、肺泡上皮基膜层、肺泡与毛细血管之间的间质、毛细血管基膜层、毛细血管内皮细胞层(图5-8)。正常呼吸膜非常薄,平均厚度不足1 μm,有的部位只有0.2 μm,气体分子很容易通过。在病理情况下,任何使呼吸膜增厚或扩散距离增大的疾病,都会降低扩散速率,减少扩散量,如肺纤维化、肺水肿等,特别是运动时,由于血流加速,缩短了气体在肺部的交换时间,这时呼吸膜的厚度或扩散距离的改变对肺换气的影响显得更加突出。

【重点提示】
影响肺换气的因素。

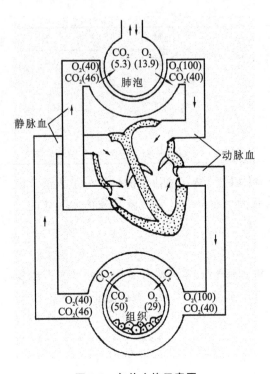

图 5-7 气体交换示意图

注：图中数值单位均为 mmHg。

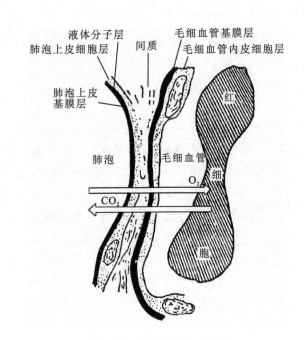

图 5-8 呼吸膜结构示意图

正常人的肺约有 3 亿个肺泡，呼吸膜的总扩散面积约为 70 m²，平静呼吸时，可供气体交换的呼吸膜面积约 40 m²，故有相当大的贮备面积。运动时，因肺毛细血管开放数量和开放程度增加，扩散面积也大大增大，可达 60～70 m²。肺不张、肺实变、肺气肿或肺毛细血管阻塞均可使呼吸面积减少，因而气体扩散量减少。

（2）肺通气与血流比值（ventilation/perfusion ratio，简称 V_A/Q）：每分钟肺泡通气量（V_A）与肺血流量（Q）之间的比值。正常成人安静时，呼吸频率为 12 次/分，则肺泡通气量为 4.2 L/min，肺血流量为 5 L/min，V_A/Q 为 0.84。此时肺泡通气量与肺血流量配合适当，气体交换效率最高，静脉血流经肺毛细血管时，将全部变为动脉血（图 5-9(a)）。

如果 V_A/Q 增大，说明肺通气过度或肺血流量不足，多见于部分肺泡血流量减少。如部分肺血管栓塞（图 5-9(b)），使相对过多的肺泡气不能与足够的血液充分交换，导致肺泡无效腔增大，尽管此时肺通气正常，气体交换效率也会降低。

如果 V_A/Q 减小，说明肺通气不足或肺血流量过多，多见于部分肺泡通气不良。如支气管痉挛（图 5-9(c)），使相对过多的血流量流经通气不良的肺泡，不能充分进行气体交换，形成了功能性动-静脉短路，此时虽然肺血流量正常，但实际进行气体交换的血流量减少，换气效率也降低。

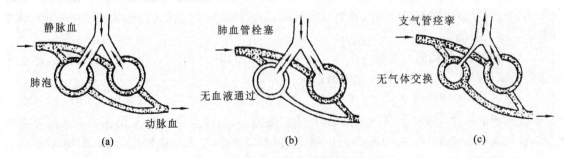

图 5-9 肺通气与血流比值变化示意图

以上两种情况均可降低肺换气效率，导致机体缺 O_2 或 CO_2 潴留。可见，肺泡通气量与肺血流量之间必须保持恰当的比值，才能正常进行肺换气。

（二）组织换气

1. 过程 在组织中，由于细胞有氧代谢不断地消耗 O_2，产生 CO_2，故组织中 PaO_2 较低，而 $PaCO_2$ 较高。当动脉血液流经组织毛细血管时，在分压差的推动下，O_2 由血液扩散入组织细胞，CO_2 则从组织细胞扩散入血液，完成组织换气，结果使动脉血变成含 O_2 较少、CO_2 较多的静脉血。

2. 影响因素 组织换气的影响因素主要有毛细血管血流量、细胞代谢水平、毛细血管通透性及其开放数量、气体扩散距离等。这些因素既可直接改变换气动力又彼此间相互作用，影响换气过程。如组织细胞代谢增强时，血液与细胞之间的 PaO_2 差和 $PaCO_2$ 差加大，则促进气体交换。组织水肿时，毛细血管与组织之间距离增大，气体扩散距离增大，毛细血管受压，血流量减少，均可妨碍气体交换。

第三节 气体在血液中的运输

O_2 和 CO_2 在血液中的运输方式有物理溶解和化学结合两种，物理溶解的气体量少，化学结合的气体量多。但是气体必须先在血液中溶解后，才能发生化学结合，而结合状态的气体也必须分解成溶解状态后才能逸出血液，故物理溶解是实现化学结合运输所必需的环节。因此，物理溶解的气体和化学结合的气体之间总是处于动态平衡之中。

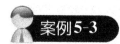 案例5-3

患者，女，居住在北方集体宿舍，条件简陋，因天气寒冷，夜间用煤球生火取暖并关窗。同室人员下夜班回来后发现室内有浓烈煤烟味，呼唤患者不应，摇之不醒，随即将患者送往医院救治。查体：口唇樱桃红色，张口呼吸，节律不齐，瞳孔对光反射和角膜反射迟钝，血液 HbCO 30%。

具体任务：

1. 根据患者表现，给出临床诊断。

2. 运用气体在血液中的运输机制，分析患者发病的机理。

3. 试为该类患者制订合理的急救措施。

一、氧的运输

（一）物理溶解

气体的溶解量取决于该气体的溶解度和分压大小。分压高，溶解度高，溶解的气体量多；反之，则比较少。氧气在血液中的溶解度较低，在动脉血的 PaO_2 为 13.3 kPa（100 mmHg）时，每 100 mL 血液中仅溶解 0.3 mL O_2，约占血液运输 O_2 总量的 1.5%。

（二）化学结合

化学结合是指 O_2 与红细胞内血红蛋白（Hb）的结合。正常成人每 100 mL 动脉血中 Hb 结合的 O_2 约为 19.5 mL，约占血液运输 O_2 总量的 98.5%。

1. O_2 与 Hb 的结合 O_2 能与红细胞中的 Hb 结合，一个 Hb 分子由一个珠蛋白和四个血红素构成。每个血红素含一个 Fe^{2+}，Fe^{2+} 能与 O_2 进行可逆性结合，形成氧合血红蛋白（HbO_2）而进行运输。O_2 和 Hb 结合能力很强，但是它们结合时其中的铁离子并没有电子的转移，仍保持二价铁形式，故不属于氧化，而是一种可逆结合，生理学上称为氧合（oxygenation）。氧合和氧化不同，其特点是既能迅速结合，也能迅速解离，是结合还是解离，取决于血液中 PaO_2 的高低。当血液流经 PaO_2 高的肺部时，Hb 与 O_2 结合，形成氧合血红蛋白（HbO_2）；当血液流经 PaO_2 低的组织时，HbO_2 迅速解离，释放 O_2，成为去氧血红蛋白。以上过程可用下式表示：

$$Hb + O_2 \underset{PaO_2\text{ 低（组织）}}{\overset{PaO_2\text{ 高（肺）}}{\rightleftharpoons}} HbO_2$$

HbO₂呈鲜红色,去氧血红蛋白呈紫蓝色,当体表表浅毛细血管床血液中去氧血红蛋白含量达50 g/L以上时,皮肤、黏膜呈青紫色,称为发绀(cyanosis)。人体缺氧时一般表现出发绀,但是也有例外,例如某些严重贫血患者,因其血液中血红蛋白含量大幅减少,人体虽缺O₂,但由于去氧血红蛋白含量达不到50 g/L,所以也不出现发绀。反之,某些红细胞增多的人(如高原型红细胞增多症),血液中Hb含量大大增多,人体即使不缺O₂,由于去氧血红蛋白含量可超过50 g/L,也可出现发绀。此外,由于CO与Hb的亲和力是O₂的210倍,因此当CO中毒时,大量形成一氧化碳血红蛋白(HbCO),使血红蛋白失去与O₂结合的能力,也可造成人体缺O₂,但此时去氧血红蛋白并不增多,患者可不出现发绀,而是出现HbCO特有的樱桃红色。

2. 血氧饱和度 血液含氧的多少通常用血氧饱和度表示。1分子Hb可以结合4分子O₂。在足够的氧分压下(≥100 mmHg),1 g Hb可以结合约1.34 mL的O₂。每100 mL血液中血红蛋白所能结合的最大O₂量,称为血氧容量,也称氧容量(oxygen capacity)。氧容量受Hb浓度的影响。每100 mL血液的实际含O₂量,称为氧含量(oxygen content)。氧含量主要受PaO₂的影响。氧含量占氧容量的百分数,称为血氧饱和度,简称氧饱和度(oxygen saturation)。血氧饱和度=(氧含量/氧容量)×100%。通常用血氧饱和度表示血液含氧量的多少,经过计算得出动脉血氧饱和度约为98%,静脉血氧饱和度约为75%。

3. 氧解离曲线及其影响因素

(1)氧解离曲线:以氧分压为横坐标,Hb氧饱和度为纵坐标,所得到的两者之间的关系曲线称为氧解离曲线,简称氧离曲线(oxygen dissociation curve)。该曲线既表示不同PaO₂下O₂与Hb的分离情况,同样也反映不同PaO₂下O₂与Hb的结合情况。在一定范围内,血氧饱和度与氧分压成正相关,但并非完全的线性关系,而是呈近似S形的曲线(图5-10)。

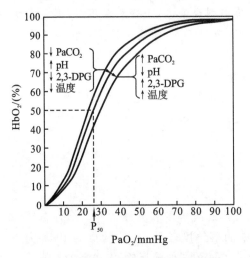

图5-10 氧解离曲线及主要影响因素

氧解离曲线的特点及意义:①上段曲线较平坦,相当于PaO₂在60~100 mmHg之间的血氧饱和度,是反映Hb和O₂结合的部分,表明PaO₂在这个范围变化时,血氧饱和度变化很小。如当PaO₂为100 mmHg时,血氧饱和度为98%;当PaO₂为80 mmHg时,血氧饱和度仍有96%。因此,在高原、高空或轻度呼吸功能不良时,只要PaO₂不低于60 mmHg,血氧饱和度仍能保持在90%以上,血液仍可携带足够量的O₂,不致发生明显的低氧血症。②中段曲线较陡,相当于PaO₂为40~60 mmHg之间时的血氧饱和度,是反映HbO₂释放O₂的部分,表明血液流经组织后,PaO₂由100 mmHg下降到40 mmHg,血氧饱和度由98%下降到75%,血氧含量由194 mL/L血液降至144 mL/L血液,意味着每升血液可释放50 mL的O₂,其生理意义是血液流经组织时可释放适量的O₂,保证安静状态下组织代谢的需氧量。③下段坡度最陡,相当于PaO₂为15~40 mmHg之间时的血氧饱和度,该段反映Hb与O₂解离的部分,表明当PaO₂稍有降低,HbO₂就释放大量的O₂。在组织活动加强时,耗氧增加,可促使HbO₂进一步大量解离,PaO₂进一步下降到15 mmHg,血氧饱和度降至22%左右,血氧含量只有 44 mL/L 血液,说明每升血液能供给组织约 150 mL O_2,为安静时的 3 倍。可见该段曲线代表 O_2 的贮备,能适应组织活动增强时机体对 O_2 的需求。

(2)影响氧解离曲线的因素:主要是血液中 $PaCO_2$、pH 和温度(图 5-10)。血液中 $PaCO_2$ 升高,pH 减小,温度升高,使氧解离曲线向右移,即 Hb 与 O_2 的亲和力降低,O_2 的释放增多;反之,血液中 $PaCO_2$ 降低,pH 增大,温度降低,使氧解离曲线向左移,即 Hb 与 O_2 的亲和力增加,O_2 的释放减少。血液中 $PaCO_2$、pH 和温度对氧解离曲线的影响有重要的生理意义。如人体在剧烈运动或劳动时,组织代谢活动增强,产热量、CO_2 生成量及酸性代谢产物增多,均可使氧解离曲线向右移,促使更多的 HbO_2 解离,对组织的供氧量明显增多。此外,红细胞在无氧糖酵解中形成的2,3-二磷酸甘油酸(2,3-DPG),也能使氧解离曲线向右移,这有利于人体对低氧环境的适应。

二、二氧化碳的运输

CO_2 在血液中的运输形式也是物理溶解和化学结合两种形式。其中物理溶解的 CO_2 仅占血液中 CO_2 总量的 5%,化学结合的 CO_2 占 95%(其中以碳酸氢盐形式运输的占 88%,以氨基甲酸血红蛋白形式运输的占 7%)。

(一)碳酸氢盐形式

组织细胞生成的 CO_2 先扩散入血浆,然后迅速扩散入红细胞,在碳酸酐酶的作用下,CO_2 与 H_2O 结合形成 H_2CO_3,H_2CO_3 又解离生成 H^+ 和 HCO_3^-。红细胞内生成的 HCO_3^- 小部分与红细胞内的 K^+ 结合形成 $KHCO_3$,大部分扩散入血浆与 Na^+ 结合生成 $NaHCO_3$。与此同时,为了保持红细胞内外电荷的平衡,血浆中的 Cl^- 就向红细胞内扩散,这种现象称为氯转移。氯转移可避免 HCO_3^- 在细胞内堆积,有利于 CO_2 的运输。红细胞膜对正离子如 H^+ 通透性极低,因此,H_2CO_3 解离出的 H^+ 不能伴随 HCO_3^- 外移,在红细胞内与 HbO_2 结合,形成 HHb,同时释放出 O_2。由此可见,进入血浆的 CO_2 最后主要以 $NaHCO_3$ 形式在血浆中运输(图 5-11)。

上述反应是可逆反应,反应的方向取决于 $PaCO_2$ 的高低。当静脉血流到肺泡时,肺泡内 $PaCO_2$ 较低,反应向相反方向进行,即 HCO_3^- 自血浆进入红细胞,在碳酸酐酶的作用下形成 H_2CO_3,再解离出 CO_2。CO_2 先扩散入血浆,然后扩散入肺泡,排出体外。

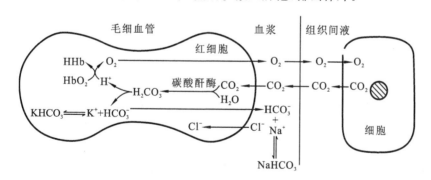

图 5-11 CO_2 在血液中的运输

(二)氨基甲酸血红蛋白形式

进入红细胞中的 CO_2 还能直接与 Hb 的氨基结合,形成氨基甲酸血红蛋白(HbNHCOOH),又称碳酸血红蛋白。这一反应不需要酶的催化,反应迅速,并且是一种可逆反应。该反应主要受氧合作用的影响。HbO_2 与 CO_2 结合形成 HbNHCOOH 的能力比去氧血红蛋白的小。当动脉血流经组织时,HbO_2 解离释放出 O_2,变成去氧血红蛋白,与 CO_2 结合生成 HbNHCOOH;在肺部,由于 HbO_2 形成,迫使已结合的 CO_2 解离,从血浆逸出,并扩散入肺泡。

以 HbNHCOOH 形式运输的 CO_2,虽然只占运输总量的 7%,但在肺部排出的 CO_2 总量中,约有 18% 由 HbNHCOOH 所释放,这种形式的运输对 CO_2 的排出有重要意义。

可见,O_2 和 CO_2 在血液中的运输是沟通肺换气和组织换气的重要中间环节,其主要形式是化学结合。O_2 与 Hb 的可逆结合是 O_2 在血液中运输的主要形式,CO_2 则主要以碳酸氢盐的形式在血浆中运输。由于碳酸氢盐是体内重要的碱贮备,因此,肺在完成呼吸功能的同时,还具有调节体内酸碱平衡的作用。

$$HbNH_2O_2 + CO_2 \underset{\text{肺}}{\overset{\text{组织}}{\rightleftharpoons}} HbNHCOOH + O_2$$

第四节 呼吸运动的调节

呼吸运动是由呼吸肌舒缩活动完成的一种节律性运动。当机体内、外环境因素发生变化时,呼吸节律也会自动随之改变,从而使肺通气量与人体代谢水平相适应。呼吸节律的形成及其与人体代谢水平的适应,主要是通过神经系统的调节而实现的。

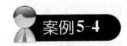

李某,男,68 岁,因反复咳嗽、咳痰 15 年,进行性呼吸困难半年余,加重伴嗜睡 1 天入院。患者有"慢阻肺"病史。查体:T 38 ℃,R 22 次/分,BP 110/86 mmHg,P 110 次/分。嗜睡,口唇发绀,桶状胸,肋间隙增宽,语颤减弱;叩诊呈过清音,双肺呼吸音粗,可闻及少许湿啰音。动脉血气分析:PaO_2 45 mmHg、$PaCO_2$ 68 mmHg。临床考虑:慢阻肺急性加重期;肺性脑病。

具体任务:
1.试分析患者出现嗜睡的生理机制。
2.入院后护士给予低流量低浓度吸氧,患者症状稍缓解,试分析为什么不给患者吸纯氧。

一、呼吸中枢与呼吸节律的形成

(一)呼吸中枢

呼吸中枢(respiratory center)是指中枢神经系统内,与呼吸运动产生和调节有关的神经细胞群。这些细胞群广泛分布在大脑皮质、间脑、脑桥、延髓和脊髓等不同部位,形成各级呼吸中枢。脑的各级部位在呼吸节律的产生和调节中发挥着不同的作用,正常呼吸是在各级中枢的相互协调配合下进行的。

动物实验中观察到,在延髓和脊髓之间(图 5-12,A 平面)横断,动物的呼吸运动立即停止,并不再恢复;在中脑和脑桥之间(图 5-12,D 平面)横断,仅保留下位脑干(延髓与脑桥)与脊髓联系,呼吸节律无明显变化;在脑桥上、中部之间(图 5-12,C 平面)横断,动物的呼吸变深变慢,如再切断双侧迷走神经,吸气时间大大延长;在脑桥与延髓之间(图 5-12,B 平面)横断,动物出现喘息样呼吸。由此可说明脊髓只是联系脑和呼吸肌的中继站和整合某些呼吸反射的初级中枢,延髓是产生原始呼吸节律的基本中枢,脑桥有调整延髓呼吸神经元活动的结构,主要作用是抑制吸气,使吸气向呼气转化,故称其为呼吸调整中枢。所以目前我们认为,正常呼吸节律是由延髓和脑桥呼吸中枢共同活动形成的。

呼吸还受脑桥以上高位中枢,如大脑皮质、边缘系统、下丘脑等的影响,尤其是大脑皮质对呼吸运动的控制作用十分强大。例如,大脑皮质可以随意控制呼吸,发动说、唱等动作,在一定限度内可以随意屏气或加强、加快呼吸。因此,大脑皮质控制着随意呼吸,而不随意的、自发的节律性呼吸(自主呼吸)受下位脑干的控制。

下丘脑、边缘系统是内脏活动的重要中枢,可引起呼吸等内脏功能的变化。另外,下丘脑、边缘系统还是心理活动的高级整合部位。因此,呼吸运动与心理活动之间也有密切的关系。心理因素可制约、调节呼吸运动。例如,人们在紧张、哭泣、叹息、发怒等心理变化过程中,呼吸频率和深度都会发生明显的变化。在临床上人们还观察到,哮喘病患者越是恐惧、焦虑,发作就越严重,

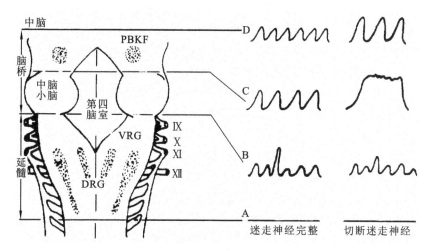

图 5-12　脑干内呼吸核团和在不同平面横断脑干后呼吸的变化(脑干背侧面)

DRG:背侧呼吸组　　VRG:腹侧呼吸组　　PBKF:臂旁内侧核

A、B、C、D:表示不同平面

也反映出心理因素对呼吸功能的影响。

(二)呼吸节律的形成

关于呼吸节律的形成机制有多种假说。目前研究认为正常呼吸节律的形成有两种假说:一是起步细胞学说,二是神经元网络学说。前者认为,节律性呼吸是由延髓内具有起搏样活动的神经元的节律性兴奋引起的。后者认为呼吸节律的产生依赖于延髓内呼吸神经元复杂的相互联系和相互作用。20世纪70年代提出了吸气活动发生器和吸气切断机制模型。该模型的核心是当中枢吸气活动发生器自发地兴奋时,其冲动沿轴突传至脊髓吸气运动神经元,引起吸气动作。与此同时,发生器的兴奋通过三条途径使吸气切断机制兴奋:①加强脑桥呼吸调整中枢的活动;②增加肺牵张感受器传入冲动;③直接兴奋吸气切断机制。当吸气切断机制被激活后,以负反馈形式,切断中枢吸气活动发生器的活动,从而使吸气停止,转为呼气(图5-13)。关于呼气如何转为吸气,呼吸加强时呼气又如何成为主动的,还有待进一步研究。

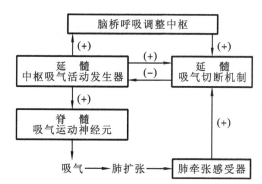

图 5-13　呼吸节律形成机制示意图

＋:表示兴奋　　－:表示抑制

二、呼吸的反射性调节

中枢神经系统接受各种感受器的传入冲动,实现对呼吸运动的反射性调节,使呼吸运动的频率、深度和形式等发生相应的改变。呼吸的反射性调节包括化学感受性反射、机械感受性反射和防御性呼吸反射三类。

(一)化学感受性反射

动脉血、脑脊液或脑细胞外液中的 $PaCO_2$、PaO_2 和 H^+ 浓度的变化,通过化学感受器,反射性地改变呼吸运动,称为化学感受性反射。它是一种经常发挥作用的调节活动,对维持血液中 $PaCO_2$、PaO_2 和 H^+ 浓度有着十分重要的作用。

1. 化学感受器 按其所在部位的不同分为外周化学感受器和中枢化学感受器。

(1)外周化学感受器:颈动脉体和主动脉体能感受血液中 $PaCO_2$、PaO_2 和 H^+ 浓度的变化。在动脉血 PaO_2 降低、$PaCO_2$ 或 H^+ 浓度升高时受到刺激,冲动经窦神经(混入舌咽神经内)和主动脉神经(混入迷走神经内)传入延髓,兴奋呼吸中枢,反射性地引起呼吸加深加快。颈动脉体调节呼吸的作用远大于主动脉体。

(2)中枢化学感受器:位于延髓腹外侧浅表部位,左右对称,分头、中间、尾三区,头、尾两区是刺激的感受区,中间区是将头、尾两区传入冲动投射到脑干呼吸中枢的中继站。中枢化学感受器对脑脊液和脑细胞外液的 H^+ 浓度改变极为敏感。

2. CO_2、低 O_2、H^+ 浓度对呼吸运动的影响

(1)CO_2对呼吸运动的调节:CO_2是呼吸的生理性刺激物,是调节呼吸最重要的体液因素。血液中一定浓度的 CO_2 是维持正常呼吸活动的重要条件。当过度通气时,由于 CO_2 排出过多,血液中 CO_2 浓度降低,可发生呼吸暂停。适当增加吸入气中 CO_2 浓度,$PaCO_2$ 升高,使呼吸增强,表现为呼吸加深、加快,肺通气量增加(图 5-14)。当吸入气中 CO_2 含量由正常的 0.04% 增加到 1% 时,肺通气量开始增加;当吸入气中 CO_2 含量增加到 4% 时,肺通气量可增加一倍,这时通过肺通气的增大可以增加 CO_2 的清除,使肺泡气和动脉血 $PaCO_2$ 接近于正常水平。当血液中 $PaCO_2$ 过高,超过 7% 时,肺通气量增大已不足以将 CO_2 完全清除,血液中的 $PaCO_2$ 将明显升高,可出现头昏、头痛等症状,当吸入气中 CO_2 含量超过 15%~20% 时,呼吸被抑制,肺通气量显著下降,可出现惊厥、昏迷,甚至呼吸中枢麻痹导致呼吸停止。

CO_2通过刺激中枢化学感受器和外周化学感受器兴奋呼吸,且以前者为主。当血液中的 $PaCO_2$ 升高时,能迅速通过血-脑脊液屏障,在碳酸酐酶的作用下与 H_2O 结合成 H_2CO_3,然后 H_2CO_3 解离出 H^+,使脑脊液和脑细胞外液中 H^+ 浓度升高,从而刺激中枢化学感受器,引起呼吸中枢兴奋。此外,刺激外周化学感受器,冲动经窦神经和迷走神经传入延髓呼吸中枢,反射性地使呼吸加深、加快,肺通气量增加。若去除外周化学感受器的作用后,CO_2引起的通气反应仅下降约 20%。可见,中枢化学感受器在 CO_2通气反应中起主要作用,约占总效应的 80%。

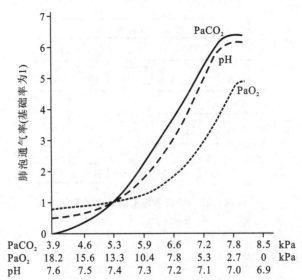

图 5-14 动脉血 $PaCO_2$、PaO_2、pH 值改变对肺泡通气率的影响
(仅改变一种体液因素而保持另两种因素于正常水平的情况)

(2)低 O_2 对呼吸的调节:动脉血中 PaO_2 降低(低 O_2)也可以使呼吸增强,肺通气量增多,但需血液中 PaO_2 降到 8.0 kPa(60 mmHg)以下时才有效应。在动物实验中观察到,若摘除动物的外周化学感受器,低 O_2 对呼吸的兴奋作用消失,呼吸反而被抑制,说明低 O_2 对呼吸的兴奋作用是通过刺激外周化学感受器而实现的(图 5-14)。低 O_2 对呼吸中枢的直接作用是抑制,并随低 O_2 程度加重而加强,这可能与中枢神经系统对低 O_2 的耐受力低有关。在轻、中度低 O_2 情况下,来自外周化学感受器的传入冲动对呼吸中枢的兴奋作用,在一定程度上能抵消低 O_2 对呼吸中枢的抑制作用,使呼吸中枢兴奋,呼吸加强,肺通气量增加,纠正低 O_2。但严重低 O_2 时,来自外周化学感受器的兴奋作用不足以抵消低 O_2 对呼吸中枢的抑制作用,导致呼吸抑制。

由于低 O_2 对呼吸的兴奋作用,只有在血液 PaO_2 降到 60 mmHg 以下时才有明显效应,因此,在海平面上,PaO_2 的变化对正常人的呼吸调节作用不大。只有在高山或高空区,由于大气压较海平面低,吸入空气中氧含量低,血中 PaO_2 也随之明显降低,才可刺激外周化学感受器,使呼吸加深、加快,此时,低 O_2 兴奋外周化学感受器是提高血中 PaO_2 的一个重要途径。在临床上,低 O_2 对呼吸的兴奋作用也有重要意义。例如一些严重的慢性呼吸功能障碍的患者,既有低 O_2,又有 CO_2 潴留。由于血中长期保持高浓度的 CO_2,呼吸中枢对 CO_2 刺激的敏感性已降低,此时,低 O_2 刺激外周化学感受器是维持呼吸中枢兴奋性的重要因素。因此,对于这种患者不宜快速给氧,而应采取低浓度持续给氧,以免突然解除低 O_2 的刺激作用,导致呼吸抑制。

(3)H^+ 浓度对呼吸运动的调节:当血液中 H^+ 浓度升高时,血浆 pH 值减小,呼吸加深加快,肺通气量增加;反之,当血液中 H^+ 浓度降低时,则血浆 pH 值增大,呼吸抑制,肺通气量减少(图 5-14)。虽然中枢化学感受器对 H^+ 的敏感性较高,约为外周化学感受器的 25 倍,但由于 H^+ 不易通过血-脑屏障,因此,血液中 H^+ 对呼吸的影响是通过外周化学感受器实现的。

综上所述,当血液中 $PaCO_2$ 升高、PaO_2 降低和 H^+ 浓度升高时,分别都有兴奋呼吸的作用,尤以 $PaCO_2$ 兴奋作用显著。在整体情况下,三个因素同时存在,对呼吸的刺激作用既可因相互总和而增强,也可因相互抵消而减弱。因此,呼吸运动的改变常表现为几种因素综合作用的结果。例如,当血液 $PaCO_2$ 增高时,血液 H^+ 浓度也会增加,两者共同作用使兴奋呼吸的作用大大增强;当血中 H^+ 浓度增加时,呼吸增强,肺通气量增大,CO_2 排出增多,血中 $PaCO_2$ 下降,从而抵消一部分 H^+ 兴奋呼吸的作用;血液 PaO_2 降低时,也可因肺通气量增加,使 CO_2 排出过多,结果血中 $PaCO_2$ 和 H^+ 浓度均降低,使低 O_2 对呼吸的兴奋作用大为减弱。因此,在临床工作中,必须对各种化学因素引起的呼吸变化做全面分析,找出主要矛盾,给予恰当处理,才能获得良好的效果。

(二)机械感受性反射

1.肺牵张反射 肺扩张或缩小而引起呼吸的反射性变化,称为肺牵张反射,也称黑-伯反射(Hering-Breuer reflex)。肺牵张反射包括肺扩张引起的吸气抑制和肺缩小引起的吸气反射。

(1)肺扩张反射:肺充气或扩张时抑制吸气的反射。感受器位于从气管到细支气管的平滑肌中,对扩张刺激敏感,故常被称为牵张感受器,其阈值低,适应慢。吸气时,肺扩张,当肺内气体量达到一定容积时,牵拉支气管和细支气管的感受器,使牵张感受器兴奋,冲动经迷走神经传入延髓。在延髓内通过一定的神经联系使吸气切断机制兴奋,吸气及时终止,转为呼气。呼气时,肺缩小,牵张感受器的放电频率降低,经迷走神经传入的冲动减少,对延髓吸气神经元的抑制解除,吸气神经元兴奋,转为呼气。由此可见,肺牵张反射的生理意义是阻止吸气过深、过长,促使吸气转为呼气,调节呼吸的频率与深度。

肺扩张反射有种属差异,兔的最强,人的最弱。若切断动物双侧迷走神经,将出现深而慢的呼吸。人类呼吸中枢对迷走神经传入冲动有较高阈值。正常成年人只在潮气量增至 800 mL 以上时才会引起肺扩张反射。所以,正常成年人平静呼吸时,肺扩张反射并不发挥重要作用。但对于新生儿,这一反射较为明显,在出生后数天即迅速减弱。在某些病理情况下,如肺炎、肺充血、肺水肿等,由于肺的顺应性降低,肺不易扩张,吸气时对牵张感受器的刺激作用增强,传入冲动增多,可以引起该反射,使呼吸变浅、变快。

(2)肺缩小反射:肺缩小时引起吸气的反射。该反射在平静呼吸调节中意义不大,只在肺明显缩小时才出现,对阻止呼气过度和肺不张等可能起一定作用。

2. 呼吸肌的本体感受器反射　由呼吸肌本体感受器传入冲动引起的反射性呼吸变化,称为呼吸肌本体感受器反射。感受器是肌梭,位于骨骼肌内部。当呼吸肌受牵张时,肌梭受刺激而兴奋,冲动经背根传入脊髓中枢,反射性地引起受牵张的呼吸肌收缩,使呼吸增强,但平静呼吸时这一反射不明显。运动或呼吸阻力增大时,肌梭受到较强的刺激,可反射性地引起呼吸肌收缩加强。因此,呼吸肌本体感受器反射参与呼吸运动的调节,其意义在于随着呼吸肌负荷的增加而相应地加强呼吸运动,在克服气道阻力上起重要作用。

(三)防御性呼吸反射

呼吸道黏膜受到机械或化学刺激时引起的一系列保护性呼吸反射称为防御性呼吸反射,其中主要有咳嗽反射、喷嚏反射和屏气反射。

1. 咳嗽反射　咳嗽反射是常见的重要防御反射。其感受器位于喉、气管和支气管的黏膜。传入冲动经迷走神经传入延髓,触发一系列协调的反射效应。咳嗽时,先是短促的深吸气,接着声门紧闭,呼气肌强烈收缩,肺内压迅速上升,然后突然打开声门,由于气压差极大,气体便以极高的速度从肺内冲出,将呼吸道内异物或分泌物排出。正常的咳嗽反射对呼吸道有清洁作用,但剧烈或频繁的咳嗽对人体不利。

2. 喷嚏反射　喷嚏反射与咳嗽反射类似,不同的是刺激作用于鼻黏膜感受器,传入神经是三叉神经,反射效应是腭垂下降,舌压向软腭,而不是声门关闭,呼出气主要从鼻腔急促喷出,将鼻腔中的刺激物清除。

3. 屏气反射　突然吸入冷空气或有害气体时,可发生屏气反射,引起呼吸暂停。其主要表现为声门关闭,支气管平滑肌收缩,以抵御理化刺激侵入呼吸器官。

练习题

一、A₁型题(单句型最佳选择题)

1. 评价肺通气功能,下列哪个指标较好?(　　)

A. 时间肺活量　　B. 肺活量　　　　C. 潮气量　　　　D. 深吸气量　　　　E. 潮气量

2. 肺活量等于(　　)。

A. 潮气量+补吸气量　　　　　　　　　　B. 潮气量+补吸气量+补呼气量

C. 潮气量+补呼气量　　　　　　　　　　D. 潮气量+功能残气量

E. 余气量+补吸气量

3. 下列关于肺泡表面活性物质的描述,错误的是(　　)。

A. 维持肺泡的扩张状态　　　　　　　　　B. 降低肺泡表面张力

C. 稳定肺泡容积　　　　　　　　　　　　D. 降低肺的顺应性

E. 防止毛细血管内液体流入肺泡

4. 维持胸膜腔内压的必要条件是(　　)。

A. 吸气肌收缩　　　　　　B. 胸膜腔密闭　　　　　　　C. 呼气肌收缩

D. 肺内压低于大气压　　　E. 肺内压等于大气压

5. 肺的有效通气量是指(　　)。

A. 肺活量　　　B. 肺通气量　　C. 时间肺活量　　D. 肺泡通气量　　E. 潮气量

6. 下列关于平静呼吸的描述,错误的是(　　)。

A. 吸气时肋间外肌收缩　　　B. 吸气时膈肌收缩　　　　C. 呼气时呼气肌收缩

D. 呼气时膈肌舒张　　　　　E. 呼气时胸骨和肋骨回复原位

7. 吸气末肺内压(　　)。

A. 大于大气压　　　　　　　B. 等于大气压　　　　　　C. 等于胸膜腔内压

D. 小于大气压　　　　　　　E. 小于胸膜腔内压

8. 胸膜腔内压等于(　　)。

A.大气压＋肺内压 　　　　　　　　　　B.大气压＋肺回缩力

C.大气压－非弹性阻力 　　　　　　　　D.肺内压－肺回缩力

E.肺内压＋弹性阻力

9.呼吸的基本中枢位于(　　　)。

A.脑桥 　　　　B.脊髓 　　　　C.延髓 　　　　D.中脑 　　　　E.大脑皮质

10.肺泡气与血液之间的气体交换称为(　　　)。

A.外呼吸 　　　　　　　　B.肺通气 　　　　　　　　C.肺换气

D.血液气体运输 　　　　　E.内呼吸

11.CO_2对呼吸运动的调节作用,主要通过刺激(　　　)。

A.延髓化学感受器 　　　　　　　　B.颈动脉体和主动脉体化学感受器

C.脑桥呼吸调整中枢 　　　　　　　D.延髓呼气神经元

E.刺激颈动脉窦和主动脉弓压力感受器

12.缺氧对呼吸的刺激主要是通过(　　　)。

A.刺激颈动脉体和主动脉体化学感受器 　　　　B.直接刺激中枢的呼吸神经元

C.刺激中枢化学敏感区 　　　　　　　　　　　D.刺激颈动脉窦和主动脉弓压力感受器

E.脑桥呼吸调整中枢

13.切断兔双侧迷走神经后,呼吸的改变是(　　　)。

A.呼吸幅度减小 　　　　　B.吸气相延长 　　　　　　　　C.呼吸频率加快

D.血液CO_2张力暂时升高 　　　E.呼气相延长

14.在血液中CO_2运输的主要形式是(　　　)。

A.物理溶解 　　　　　　　　B.形成氨基甲酸血红蛋白

C.碳酸氢盐 　　　　　　　　D.与水结合成碳酸

E.形成氢离子

15.肺通气的原动力来自(　　　)。

A.肺的舒缩运动 　　　　　B.肺的弹性回缩力 　　　　　C.呼吸肌的舒缩活动

D.肺内压和胸膜腔内压之差 　　　E.胸内负压的周期性变化

16.血红蛋白结合的氧量和饱和度主要取决于(　　　)。

A.血液的 pH 值 　　　　　B.CO_2分压 　　　　　　　C.血液温度

D.O_2分压 　　　　　　　E.红细胞中 2,3-二磷酸甘油酸的浓度

17.当氧解离曲线向左移时,氧合血红蛋白解离氧(　　　)。

A.增多 　　　　　　　　　B.减少 　　　　　　　　　　C.先增加后减少

D.不变 　　　　　　　　　E.先减少后增加

18.当肺通气与血流比值大于 0.84 时,意味着(　　　)。

A.生理无效腔减少 　　　　B.肺泡无效腔增大 　　　　　C.肺泡无效腔减少

D.功能性动静脉短路 　　　E.气道阻力大

19.血氧饱和度是指(　　　)。

A.血氧容量占血氧含量的百分比 　　　　　B.血氧含量占血氧容量的百分比

C.溶解氧量占血氧容量的百分比 　　　　　D.血浆中溶解的氧量

E.以上全错

20.正常情况下,维持呼吸中枢兴奋性的最有效刺激是(　　　)。

A.一定程度的缺氧 　　　　B.血中 H^+ 浓度升高 　　　C.一定浓度的 CO_2

D.血中 HCO_3^- 升高 　　　E.以上全错

21.肺的顺应性大可反映出(　　　)。

A.肺弹性阻力大 　　　　　　　　　　B.肺泡表面活性物质少

C.肺泡液体层表面张力大 　　　　　　D.肺易扩张

E.气道阻力大

22.肺泡气与大气之间的气体交换称为（　　）。

A.外呼吸   B.肺通气   C.肺换气

D.血液气体运输   E.内呼吸

23.肺换气的直接动力是（　　）。

A.气体的分压差   B.呼吸运动

C.肺内压与大气压之差   D.肺内压与胸膜腔内压之差

E.肺的弹性回缩力

二、A₂型题（病例摘要型最佳选择题）

24.患儿，男，孕30周顺产，出生后4 h出现青紫，并呈进行性加重。查体：面色青紫，呼吸急促，吸气时出现三凹征，呼气时呻吟，双肺呼吸音低。初步诊断为新生儿呼吸窘迫综合征。该病的主要病因是（　　）。

A.病毒感染   B.宫内缺氧   C.细菌感染

D.羊水吸入   E.缺乏肺泡表面活性物质

25.上述病例中，关于该物质的作用，下述哪项不正确？（　　）

A.能降低肺的顺应性   B.能降低肺泡表面张力

C.由肺泡Ⅱ型上皮细胞分泌   D.成分为二棕榈酰基卵磷脂

E.维持肺泡的扩张状态

26.上述病例中，下列哪一种药物能促进该物质的合成？（　　）

A.糖皮质激素   B.促红细胞生成素   C.雄激素

D.肾上腺素   E.去甲肾上腺素

（尚曙玉）

第六章　消化和吸收

　学习目标

> **掌握**：消化和吸收的概念；胃液、小肠液的成分及作用。
> **熟悉**：消化道平滑肌的一般生理特性；自主神经系统对消化道的主要作用；胃及小肠的运动形式；胃液分泌的调节；主要营养物质的吸收。
> **了解**：食物在口腔内的消化；大肠的功能。

第一节　概　　述

消化器官的主要生理功能是对食物进行消化和吸收，为新陈代谢提供必不可少的物质和能量。消化（digestion）是食物在消化道内被分解为可吸收的小分子物质的过程。消化的方式有两种：一种是通过消化道肌肉的舒缩活动，将食物磨碎，与消化液充分混合，并将食物不断地向消化道远端推送，称为机械消化；另一种是通过消化液中各种消化酶的作用，分别分解蛋白质、脂肪和糖类等物质，使之成为小分子物质，这种消化方式称为化学性消化。食物经过消化后，透过消化道的黏膜，进入血液和淋巴循环的过程，称为吸收（absorption）。消化和吸收是两个相辅相成、紧密联系的过程，不能被消化和吸收的食物残渣，最后以粪便的形式排出体外。

一、消化道平滑肌的生理特性

消化道平滑肌既具有肌组织的共同特性，如兴奋性、传导性和收缩性，又有其自身的特点。

1.兴奋性较低，收缩速度慢　消化道平滑肌的兴奋性较骨骼肌低。其收缩的潜伏期、收缩期和舒张期所占的时间比骨骼肌的长得多。

2.自动节律性兴奋　消化道平滑肌在体外适宜的环境中，仍能进行良好的节律性收缩，但其收缩缓慢，节律性远不如心肌收缩规则。

3.紧张性　消化道平滑肌经常保持一种微弱的持续收缩状态，称为紧张性。紧张性使消化道各部分，如胃、肠等能保持一定的形状和位置，紧张性还使消化道的管腔内保持一定的压力。消化道平滑肌的各种收缩活动都是在紧张性的基础上发生的。

4.伸展性　消化道平滑肌有较大的伸展性，能使中空的脏器容纳好几倍于自己初体积的食物，这一特性具有重要生理意义。

5.对机械牵张、温度变化和化学刺激敏感　消化道平滑肌对电刺激较不敏感，但对于机械牵张、温度变化和化学刺激则特别敏感，轻微的刺激常可引起强烈的收缩。例如，用微量的乙酰胆碱就可使消化道平滑肌发生收缩，微量的肾上腺素则使消化道平滑肌发生舒张。

二、消化道的内分泌功能

（一）胃肠激素

从胃到大肠的黏膜层内，存在有 40 多种内分泌细胞，它们分散地分布在胃肠黏膜。由胃肠黏膜层内分泌细胞分泌的激素统称为胃肠激素（gut hormone），其来源、引起释放的主要因素与

NOTE

主要作用见表6-1。胃肠激素都是由氨基酸组成的肽类,相对分子质量大多数在5000以内。由于胃肠黏膜的面积巨大,胃肠内分泌细胞的总数很多。因此,胃肠道不仅仅是消化器官,也是体内最大、最复杂的内分泌器官。对人体消化功能影响较大的胃肠激素有促胃液素、促胰液素、缩胆囊素、抑胃肽等。

表6-1　常见胃肠激素的来源、引起释放的主要因素与主要作用

激　　素	来　　源	引起释放的主要因素	主　要　作　用
促胃液素	胃窦、十二指肠G细胞	迷走神经兴奋、蛋白质的分解产物	促进胃液分泌和胃的运动,促进胰液和胆汁的分泌
促胰液素	小肠黏膜上皮S细胞	盐酸、蛋白质的分解产物	促进胰液和胆汁的分泌,抑制胃液的分泌,抑制胃、小肠的运动
缩胆囊素	小肠黏膜上皮I细胞	盐酸、脂肪、小肠上部蛋白质分解产物	促进胆囊收缩和胆汁排放,加强促胰液素的作用
抑胃肽	小肠黏膜上皮K细胞	氨基酸、葡萄糖、脂肪	抑制胃液分泌和胃的运动,促进胰岛素的释放

（二）胃肠激素的作用

胃肠激素与神经系统一起,共同调节消化器官功能。其作用主要有以下几个方面。

1.调节消化腺的分泌和消化道的运动　如促胃液素促进胃液中的盐酸分泌,促进胃与小肠的运动,促进胰液、胆汁的分泌。促胰液素促进胰液和胆汁的分泌,抑制胃和小肠的运动。缩胆囊素促进胰液、胆汁的分泌,促进胆囊的收缩。

2.调节其他激素的释放　研究已经证明,食物消化时,除了从胃肠释放的抑胃肽有很强的刺激胰岛素分泌的作用,促胃液素、促胰液素、缩胆囊素都可刺激胰岛素分泌。影响其他激素释放的胃肠激素还有生长抑素、胰多肽、血管活性肽等,它们对生长激素、胰岛素、胰高血糖素、胃泌素等的释放均有调节作用。

3.营养作用　胃肠激素具有刺激消化道组织代谢和促进生长的作用,称为营养作用。促胃液素能刺激胃泌酸黏膜和十二指肠黏膜的蛋白质的合成,从而促进其生长。近年来还发现,缩胆囊素也具有重要的营养作用,它能引起胰腺内蛋白质的合成增加,促进胰腺外分泌组织的生长。

（三）脑肠肽的概念

近年来的研究证实,一些肽类物质不仅存在于胃肠道,也存在于中枢神经系统内。而原来认为只存在于中枢神经系统的神经肽,也在消化道中发现。这些双重分布的肽统称为脑肠肽。已知的脑肠肽有胃泌素、缩胆囊素、P物质、生长抑素、神经降压素等20余种。这些肽类双重分布的生理意义已引起人们的重视。例如,缩胆囊素在外周对胰酶分泌和胆汁排放的调节作用及其在中枢对摄食的抑制作用,提示在脑内及胃肠内,缩胆囊素具有协调作用。

三、消化道的神经支配及作用

神经系统对胃肠功能的调节较为复杂,它是通过自主神经和胃肠的内在神经两个系统相互协调统一而完成的。

（一）外来神经系统

支配胃肠的自主神经称为外来神经,包括交感神经和副交感神经。

1.交感神经　交感神经从脊髓胸腰段侧角发出,经过腹腔神经节、肠系膜上神经节或肠系膜下神经节,更换神经元后,节后纤维分布到胃肠各部分,当交感神经兴奋时,节后纤维释放去甲肾上腺素,可抑制胃肠的运动,使胃肠道的运动减弱,腺体分泌减少,但使胃肠道括约肌收缩,如肛门括约肌收缩。

2.副交感神经 副交感神经来自迷走神经和盆神经。支配胃肠道的副交感神经在兴奋时，节后纤维释放乙酰胆碱，引起胃肠道运动增强，消化腺分泌的消化液增多，胃肠道括约肌舒张。

（二）内在神经系统

胃肠的内在神经是由存在于食管至肛门的管壁内的两种神经丛组成的：一种是位于胃肠壁黏膜下的神经丛；另一种是位于环行肌与纵行肌层之间的肌间神经丛。内在神经丛的多数副交感纤维是兴奋性胆碱能纤维，少数是抑制性纤维。内在神经丛的神经纤维（包括进入消化管壁的交感和副交感纤维）把胃肠壁的各种感受器及效应细胞与神经元互相连接起来，起着传递感觉信息、调节运动神经元活动的作用。

第二节 消 化

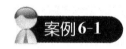
案例6-1

患者，男，48岁，因上腹部疼痛反复发作3年，加重3天伴呕吐、黑便入院。3年前患者曾诊断为"胃溃疡"，给予奥美拉唑抗酸药物治疗后症状缓解。3天前饮半斤白酒后，上述症状再发，伴恶心、呕吐，呕吐物为胃内容物，排黑便2次，约500 g。自觉头晕、心慌、乏力、皮肤湿冷，遂急诊入院。查体：T 37.8 ℃，R 20次/分，BP 100/90 mmHg，P 104次/分。表情紧张，腹软，上腹部轻度压痛，余无特殊。

具体任务：运用胃液的生理知识，分析该患者本次发病的机制及抗酸治疗的原理，并写出分析结果。

消化过程是从口腔开始的。食物在口腔内停留的时间很短，一般是15～20 s。食物在口腔内咀嚼，被唾液湿润而便于吞咽。

一、口腔内消化

人的口腔内有三对大的唾液腺：腮腺、下颌下腺和舌下腺，还有无数散在的小唾液腺。唾液就是由大、小唾液腺分泌的混合液。

（一）唾液

1.唾液的性质和成分 唾液为无色、无味、近中性（pH 6.6～7.1）的低渗液体。唾液中水分约占99%，还有少量的有机物和无机物。有机物主要为黏蛋白，还有球蛋白、唾液淀粉酶和溶菌酶等。无机物有钠、钾、钙、硫氰酸盐等。此外，唾液中还有一些气体分子，如氧气、氮气和二氧化碳。

2.唾液的作用 唾液的作用包括：①湿润口腔与溶解食物，引起味觉并易于吞咽；②清洁和保护口腔，它可清除口腔中的残余食物，当有害物质进入口腔时，它可冲淡、中和这些物质，唾液中的溶菌酶还有杀菌作用；③消化作用，在人的唾液中含有唾液淀粉酶，它可使淀粉分解成为麦芽糖，其发挥作用的最适pH值为中性，pH值低于4.5时，完全失去活性；④排泄，进入人体内的某些物质可部分随着唾液排出，如铅、汞、狂犬病病毒等。

3.唾液分泌的调节 唾液分泌的调节是神经反射性调节，包括非条件反射和条件反射两种。引起非条件反射性唾液分泌的刺激是食物对口腔机械的、化学的和温度的刺激。在这些刺激的影响下，口腔黏膜和舌的神经末梢（感受器）兴奋，发放神经冲动沿传入神经纤维到达中枢，再由传出神经到达唾液腺，引起唾液分泌。唾液分泌的初级中枢在延髓，其高级中枢分布于下丘脑和大脑皮质等处。传出神经包括副交感神经和交感神经，以前者为主。副交感神经兴奋可使唾液分泌的量多而黏蛋白的量少，而交感神经兴奋可使唾液分泌的量少而黏蛋白的量较多。副交感神经对唾液腺的作用是通过其末梢释放乙酰胆碱而实现的，因此，用M受体阻断剂如阿托品，能抑制唾液分泌,而用乙酰胆碱或其类似药物时,可引起大量的唾液分泌。

人在进食时,食物的形状、颜色、气味,进食的环境,语言、文字都能形成条件反射,引起唾液分泌。"望梅止渴"就是日常生活中条件反射性唾液分泌的一个例子。成年人的唾液分泌,通常都包括条件反射和非条件反射。

(二)咀嚼

口腔通过咀嚼运动对食物进行机械消化。咀嚼是由各咀嚼肌有顺序地收缩所组成的一种复杂的反射性动作。咀嚼肌是骨骼肌,受意识支配。咀嚼还使食物与唾液充分混合,以形成食团,便于吞咽。

咀嚼能反射性地引起胃、胰、肝、胆囊等的活动,以及引起胰岛素的分泌等变化,为消化过程做准备。

(三)吞咽

吞咽是一种复杂的反射性动作,它使食团从口腔进入胃。根据食团在吞咽时所经过的部位,可将吞咽动作分为下列三期。

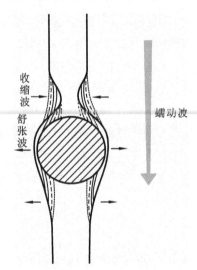

图 6-1　食管蠕动示意图

第一期:由口腔到咽部。这是在大脑皮质控制下的随意运动,通过舌肌、下颌舌骨肌的收缩,把食团推向咽部。

第二期:由咽部到食管上端。这是通过一系列急速的反射性活动而实现的。由于食团刺激了软腭部的感受器,反射性引起一系列肌肉的收缩,结果使软腭上升,咽后壁前压,封闭了鼻咽通路。声带内收,喉头升高并向前紧贴会厌,封闭了咽部与气管的通路,呼吸暂时停止。由于喉头前移,食管上口张开,食团就从咽部被推入食管。

第三期:沿食管下行至胃。这是通过食管肌肉蠕动而实现的。食管肌肉的顺序收缩又称蠕动,它是一种向前推进的波形运动,在食团的下端为舒张波,上端为收缩波,表现为食团前方的平滑肌舒张,后方的平滑肌收缩,这样,食团就很自然地被推送前进(图 6-1)。

在食管和胃之间,虽然在解剖上并不存在括约肌,但用测压法可观察到,在食管与胃贲门连接处,有一段长 4～6 cm 的高压区,其内压力比胃内压高 5～10 mmHg,因此在正常情况下可阻止胃内容物逆流入食管,起到生理性括约肌的作用,通常将这一段称为食管下段括约肌。

总之,吞咽是一种复杂的反射性动作,吞咽的基本中枢位于延髓内,支配舌、喉、咽部肌肉运动的传出神经在第 5、9、12 对脑神经中,支配食管的传出神经是迷走神经。

二、胃内消化

胃是消化道中最膨大的部分。成年人的胃腔容量一般为 1～2 L,因而具有暂时贮存食物的功能。食物进入胃后,还受到胃液的化学性消化和胃壁肌肉的机械性消化作用。胃的主要功能是容纳食物、分泌胃液以及初步消化食物。

(一)胃液及其作用

1. 胃液的性质和成分　纯净的胃液是一种无色酸性的液体,pH 值为 0.9～1.5。正常人每日分泌的胃液量为 1.5～2.5 L。胃液的成分包括无机物如盐酸、钠和钾的氯化物等,以及有机物如黏蛋白、消化酶等。分泌这些胃液的腺体有:①贲门腺,分布在胃与食管连接处宽 1～4 cm 的环状区内,为黏液腺,分泌黏液;②泌酸腺,分布在占全胃黏膜约 2/3 的胃底和胃体部,泌酸腺由壁细胞、主细胞和黏液颈细胞组成,它们分别分泌盐酸、胃蛋白酶原和黏液;③幽门腺,分布在幽门部,是分泌碱性黏液的腺体。

(1)盐酸 胃液中的盐酸也称胃酸,由胃黏膜壁细胞分泌。胃液中的盐酸的存在形式有游离酸和结合酸两种,合称总酸。正常人空腹时盐酸排出量称为基础酸排出量,为 $0\sim5$ mmol/h。在食物、胃泌素或组胺的刺激下,盐酸排出量可进一步增加。正常人的盐酸最大排出量可达 $20\sim25$ mmol/h,男性的盐酸分泌多于女性;盐酸的排出量反映胃的分泌能力,主要取决于壁细胞的数量,也与壁细胞的功能状态有关。

胃液中 H^+ 的最大浓度可达 150 mmol/L,比血液中 H^+ 的浓度高三、四百万倍,因此,壁细胞分泌 H^+ 是逆着巨大的浓度梯度进行的,需要消耗大量的能量,是一种主动分泌过程(图 6-2)。

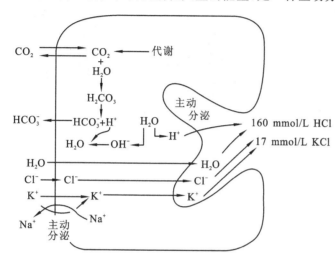

图 6-2 壁细胞分泌盐酸的基本过程

分泌盐酸所需的 H^+ 来自壁细胞胞浆内水的解离,产生 H^+ 和 OH^-,H^+ 借助存在于壁细胞上分泌小管膜上的 H^+-K^+-ATP 酶(又称质子泵或酸泵)的作用,被主动地转运入小管腔内。壁细胞代谢产生的 CO_2 和血浆中摄取的 CO_2 可迅速地水合而形成 H_2CO_3,H_2CO_3 随即又解离为 H^+ 和 HCO_3^-,H^+ 与 OH^- 中和生成水,壁细胞不会因为 OH^- 的蓄积而导致 pH 值升高。随着 H^+ 的分泌,壁细胞胞浆中的 HCO_3^- 有升高的趋势,而 HCO_3^- 在壁细胞的基底膜侧与 Cl^- 交换进入血液,与 Na^+ 形成 $NaHCO_3$,从而提高血浆和尿液的 pH 值。与 HCO_3^- 交换而进入壁细胞内的 Cl^- 则通过分泌小管膜上特异性的 Cl^- 通道进入小管腔,与 H^+ 形成盐酸。

胃内盐酸的作用:①可杀死随食物进入胃内的细菌,因而对维持胃和小肠内的无菌状态具有重要意义。②盐酸还能激活胃蛋白酶原,使之转变为有活性的胃蛋白酶,并为胃蛋白酶作用提供适宜的酸性环境。③盐酸进入小肠后,可以引起促胰液素的释放,从而促进胰液、胆汁和小肠液的分泌。④盐酸所造成的酸性环境,有助于小肠对铁和钙的吸收。

(2)胃蛋白酶原 胃蛋白酶原是由主细胞合成的,分泌入胃腔内的胃蛋白酶原在胃酸的作用下,转变为具有活性的胃蛋白酶,已激活的胃蛋白酶对胃蛋白酶原也有激活作用。

胃蛋白酶能水解食物中的蛋白质,分解产物是䏡和胨、多肽或氨基酸。胃蛋白酶只有在酸性较强的环境中才能发挥作用,其最适 pH 值为 2。随着 pH 值的升高,胃蛋白酶的活性即降低,当 pH 值升至 6 以上时,此酶即发生不可逆的变性。

【重点提示】
胃液的成分及作用。

(3)黏液和碳酸氢盐 胃的黏液是由表面上皮细胞、泌酸腺的黏液颈细胞、贲门腺和幽门腺共同分泌的,其主要成分为糖蛋白。黏液具有较高的黏滞性和形成凝胶的特性。正常人黏液覆盖在胃黏膜的表面,形成一个厚约 500 μm 的凝胶层,它具有润滑作用,可减少粗糙食物对胃黏膜造成的机械性损伤。

胃内 HCO_3^- 主要是由胃黏膜的非泌酸细胞分泌的,仅有少量的 HCO_3^- 是从组织间液渗入胃内的。研究表明,在胃腔内的 H^+ 向黏液深层弥散时,与胃黏膜上皮细胞分泌的 HCO_3^- 相遇而发生中和。因此,由黏液和碳酸氢盐共同构筑的黏液-碳酸氢盐屏障(图 6-3),能有效地阻挡 H^+ 的逆向弥散,保护胃黏液免受 H^+ 的侵蚀。黏液深层的中性 pH 环境还使胃蛋白酶丧失了分解蛋白

NOTE

质的作用。

（4）内因子　泌酸腺的壁细胞除分泌盐酸外,还分泌一种相对分子质量在 50000～60000 之间的糖蛋白,称为内因子。内因子与进入胃内的维生素 B_{12} 结合,可保护维生素 B_{12} 不被小肠内水解酶破坏。因此,内因子缺乏时,将引起维生素 B_{12} 的吸收障碍,影响红细胞的生成,出现恶性贫血。

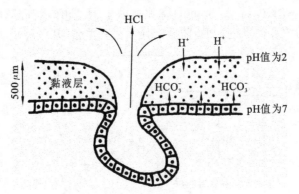

图 6-3　黏液-碳酸氢盐屏障示意图

知识拓展

幽门螺杆菌

2005 年诺贝尔生理学或医学奖授予了澳大利亚科学家巴里·马歇尔和罗宾·沃伦。他们发现了导致人类罹患胃炎、胃溃疡和十二指肠溃疡的罪魁祸首——幽门螺杆菌,革命性地改变了世人对这些疾病的认识。幽门螺杆菌是引起口臭的最直接病菌之一,被幽门螺杆菌感染的患者多会出现餐后嗳气、恶心、腹胀、腹部不适等胃肠疾病症状,而且这些症状随时都会出现,随着病情的加重,会逐渐破坏胃肠道壁,并可引发癌变的发生。而且感染幽门螺杆菌的患者一般都患有胃病,大量研究表明,超过 90% 的十二指肠溃疡和 80% 左右的胃溃疡,都是由幽门螺杆菌感染所导致的。目前,消化科医生已经可以通过内窥镜检查和呼气试验等来诊断是否受幽门螺杆菌感染。抗生素的治疗方法已被证明能够根治胃溃疡等疾病。幽门螺杆菌及其作用的发现,打破了已经流行多年的人们对胃炎和消化性溃疡发病机制的错误认识,被誉为是消化病学研究领域的里程碑式的革命。

（二）胃液分泌的调节

胃液分泌受许多因素的影响,进食是胃液分泌的生理性刺激,它通过神经和体液因素调节胃液的分泌。

1. 促进胃液分泌的内源性物质

（1）乙酰胆碱:大部分支配胃的副交感神经节后纤维末梢释放乙酰胆碱。乙酰胆碱直接作用于壁细胞膜上的胆碱能受体,引起盐酸分泌增加。乙酰胆碱的作用可被胆碱能受体阻断剂(如阿托品)阻断。

（2）促胃液素:主要由胃窦黏膜内的 G 细胞分泌。十二指肠和空肠上段黏膜内也有少量 G 细胞。胃泌素释放后主要通过血液循环作用于壁细胞,刺激其分泌盐酸。

（3）组胺:胃黏膜内含有大量的组胺。胃泌酸区黏膜内有产生组胺的肠嗜铬样细胞,能分泌组胺,组胺有很强的刺激胃酸分泌的作用。壁细胞上的组胺受体为Ⅱ型受体(H_2受体),用甲氰咪胍(西咪替丁)及其相类似的药物可以阻断组胺与壁细胞的结合,从而减少胃酸分泌。

NOTE

2. 消化期的胃液分泌 进食后胃液分泌的机制,一般按受食物刺激的部位,分成头期、胃期和肠期三个时期。这三个时期几乎是同时开始、相互重叠的。

(1)头期胃液分泌:由进食动作引起的,因其传入冲动均来自头部感受器(眼、耳、口腔、咽、食管等),因而称为头期。

由进食动作所引起的胃液分泌,包括条件反射性和非条件反射性两种。前者是由和食物有关的形象、气味、声音等刺激视、嗅、听等感受器而引起的;后者是当咀嚼和吞咽食物时,刺激口腔和咽等处的化学和机械感受器而引起的。这些反射的传入途径和由进食引起的唾液分泌的传入途径相同,反射中枢包括延髓、下丘脑、边缘和大脑皮质等。迷走神经是这些反射共同的传出神经。迷走神经兴奋后,除了通过其末梢释放乙酰胆碱,直接引起腺体细胞分泌外,迷走神经冲动还可引起胃窦黏膜内的 G 细胞释放促胃液素,后者经过血液循环刺激胃腺分泌。因此,头期的胃液分泌并不是纯神经反射性的,而是一种神经-体液性的调节。

头期胃液分泌的特点是量足,酸度高,胃蛋白酶的含量高,消化能力强。头期胃液分泌的多少与食欲有很大的关系,受情绪影响,其分泌量约占整个消化期分泌量的30%。

(2)胃期胃液分泌:食物进入胃后,对胃产生机械性和化学性刺激,继续引起胃液分泌,其主要途径:①扩张刺激胃底、胃体部的感受器,通过迷走-迷走反射和壁内神经丛的反射,引起胃腺分泌;②扩张刺激胃幽门部,通过壁内神经丛,作用于 G 细胞,引起促胃液素的释放;③食物的化学成分直接作用于 G 细胞,引起促胃液素的释放。

胃期胃液分泌的特点是胃液酸度很高,但胃蛋白酶含量比头期分泌的量少,故消化能力弱于头期。

(3)肠期胃液分泌:食糜进入十二指肠后,也可引起胃液分泌,在切断支配胃的外来神经后,食物对小肠的作用仍可引起胃液分泌,提示肠期胃液分泌的机制中,神经反射的作用不大,主要通过体液因素的调节,即当食物与小肠黏膜接触时,有一种或几种激素从小肠黏膜释放出来,如促胃液素、缩胆囊素等,通过血液循环作用于胃引起胃液分泌。

肠期胃液分泌的特点是量不大,蛋白酶的含量较少,大约占进食后胃液分泌总量的1/10,这可能与食物在小肠内同时还产生许多对胃液起抑制性作用的调节有关。

3. 胃液分泌的抑制性调节 正常消化期的胃液分泌还受到各种抑制性因素的调节,实际表现的胃液分泌正是兴奋性和抑制性因素共同作用的结果。在消化期间,抑制胃液分泌的因素除精神、情绪因素外,主要有盐酸、脂肪和高张溶液三种。

(1)盐酸:由胃腺分泌,当胃窦的 pH 值降到 1.2~1.5 时,便可对胃液分泌产生抑制作用。盐酸抑制胃液分泌的途径:①盐酸直接抑制胃窦黏膜中的 G 细胞,减少促胃液素的释放。②盐酸刺激胃黏膜分泌生长抑素,转而抑制胃泌素和胃液的分泌。

(2)脂肪:脂肪及其消化产物可抑制胃液分泌。

(3)高张溶液:十二指肠内高张溶液对胃液分泌的抑制作用可能通过以下两种途径来实现:①激活小肠内渗透压感受器,通过肠胃反射来抑制胃液分泌;②刺激小肠黏膜释放一种或几种抑制性激素而抑制胃液分泌。

(三)胃的运动

1. 胃的运动形式

(1)容受性舒张:当咀嚼和吞咽时,食物对口腔、咽、食管等处感受器的刺激,可通过迷走神经反射性地引起胃底和胃体平滑肌的舒张,称为胃的容受性舒张。容受性舒张使胃腔容量由空腹时的 50 mL,增加到进食后的 1.5 L,其生理意义是使胃更好地完成容纳和贮存食物的功能。

(2)胃的蠕动:食物进入胃后约 5 min,蠕动即开始。蠕动是从胃的中部开始,有节律地向幽门方向推进(图 6-4)。人的胃蠕动波的频率约每分钟 3 次,并需 1 min 左右到达幽门,通常是一波未平,一波又起。蠕动波在初起时比较弱,在向幽门传播过程中,波的深度和速度都逐步增加,当接近幽门时,明显加强,可将一部分食糜(1~2 mL)排入十二指肠,常把这种作用称为幽门泵。并

【重点提示】
胃的运动形式。

不是每一个蠕动波都到达幽门，有些蠕动波到胃窦后即消失。一旦收缩波超越胃内容物，并到达胃窦终末，由于胃窦终末部的有力收缩，胃内容物部分将被反向地推回到近侧胃窦和胃体部。食糜的这种往返运动，非常有利于食物和消化液的混合，机械地磨碎块状固体食物。蠕动主要的生理意义：一是使食物与胃液充分混合，有利于胃液发挥消化作用；二是可搅拌和粉碎食物，并推进胃内容物通过幽门进入十二指肠。

（3）紧张性收缩：胃的平滑肌经常处于持续微弱的收缩状态，称为紧张性收缩。在消化过程中，这种作用逐渐增强。紧张性收缩的意义是使胃保持一定的形状和位置。

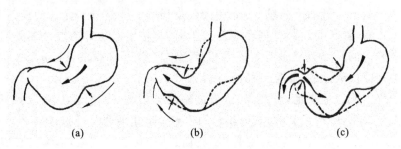

图 6-4　胃的蠕动示意图

2. 胃的排空及其控制

（1）胃的排空：食物由胃排入十二指肠的过程称为胃的排空。一般在食物进入胃后 5 min 即有部分食糜被排入十二指肠。不同食物的排空速度不同，这和食物的物理性状和化学组成有关系。稀的流体食物比稠的或固体食物排空快；切碎的、颗粒小的食物比大块的食物排空快。在三大类营养物质中，糖类的排空最快，蛋白质次之，脂肪类食物排空最慢。混合性食物，由胃完全排空一般需要 4～6 h。

（2）胃排空的控制：胃的排空由胃和十二指肠两方面的因素控制。①胃内促进排空的因素：胃内食物量可影响排空，胃内容物增多时，胃内压升高，胃受到食物的机械刺激，通过壁内神经反射或迷走-迷走神经反射，引起胃运动的加强；此外，食物的某些成分，主要是蛋白质消化产物，可引起胃窦黏膜释放促胃液素，促胃液素使胃的运动加强，促进排空。②十二指肠因素抑制排空：食糜进入十二指肠后，刺激十二指肠壁上的感受器，反射性地抑制胃运动，延缓胃排空，这个反射称为肠-胃反射；另外，十二指肠产生的激素对胃排空具有抑制作用，当过量的食糜，特别是酸或脂肪由胃进入十二指肠后，可引起小肠黏膜释放肠抑胃素抑制胃的运动，延缓胃的排空。

（四）呕吐

呕吐是将胃及肠内容物从口腔强力驱出的动作。机械的和化学的刺激作用于舌根、咽部、胃、大小肠、胆总管、泌尿生殖器官等处的感受器，都可以引起呕吐。视觉和内耳的位置感觉器官受到某种刺激也可引起呕吐。

呕吐前常出现恶心、流涎、呼吸急迫和心跳加快且不规则等自主神经兴奋的症状。呕吐开始时，先是深吸气，声门紧闭，随着胃和食管下端舒张，膈肌和腹肌猛烈地收缩，压挤胃的内容物通过食管而进入口腔。呕吐时，十二指肠和空肠上段蠕动也变得强烈起来（蠕动增快），并可转为痉挛。由于胃舒张而十二指肠收缩，平时的压力差倒转，使十二指肠内容物倒流入胃，因此，呕吐物中常混有胆汁和小肠液。

呕吐动作是反射性的。传入冲动由迷走神经和交感神经的感觉纤维、舌咽神经及其他神经传入至延髓内的呕吐中枢。由中枢发出的冲动则沿迷走神经、交感神经、膈神经和脊神经等传到胃、小肠、膈肌和腹壁肌等处。呕吐中枢的位置在延髓外侧网状结构的背外侧缘。颅内压增高（脑水肿、肿瘤等情况）可直接刺激该中枢而引起呕吐。呕吐是一种具有保护意义的防御反射，它可把胃内有害物质排出。但长期剧烈的呕吐会影响进食和正常消化活动，并且使大量的消化液丢失，造成体内水、电解质和酸碱平衡的紊乱。

三、小肠内消化

食糜由胃进入十二指肠后,即开始了小肠内消化。小肠内消化是整个消化过程中最重要的阶段。在这里,食糜受到胰液、胆汁和小肠液的化学性消化以及小肠运动的机械性消化作用。许多营养物质也都在这一部位被吸收入机体。因此,食物通过小肠,消化过程基本完成。未被消化的食物残渣,从小肠进入大肠。

(一)胰液

【重点提示】
胰液的主要成分和作用。

胰腺是兼有外分泌和内分泌功能的腺体。胰腺的内分泌功能主要与糖代谢的调节有关。胰腺的外分泌功能所分泌的消化液为胰液,胰液是由胰腺的腺泡细胞和小的导管管壁细胞所分泌的,具有很强的消化能力。

1.胰液的成分和作用 胰液是无色、无味的碱性液体,pH值为7.8~8.4,渗透压约为血浆渗透压。人每日分泌的胰液量为1~2 L。胰液中含有无机物和有机物。在无机物中,碳酸氢盐的含量很高,胰液中的有机物主要是蛋白质,胰液中的蛋白质主要由多种消化酶组成。胰液中的消化酶主要有胰淀粉酶、胰脂肪酶、胰蛋白酶原和糜蛋白酶原等。

(1)碳酸氢盐:由胰腺内的小的导管管壁细胞分泌。HCO_3^- 的主要作用是中和进入十二指肠的胃酸,使肠黏膜免受强酸的侵蚀,同时也提供了小肠内多种消化酶活动的最适宜的 pH 环境(pH 7~8)。

(2)胰淀粉酶:对生的或熟的淀粉的水解效率都很高,消化产物为糊精、麦芽糖。胰淀粉酶作用的最适 pH 值为6.7~7.0。

(3)胰脂肪酶:可分解甘油三酯为脂肪酸、甘油一酯和甘油。它的最适 pH 值为7.5~8.5。胰液中还含有一定量的胆固醇酯酶和磷脂酶,能分别水解胆固醇酯和卵磷脂。

(4)胰蛋白酶原和糜蛋白酶原:这两种酶是以不具有活性的酶原形式存在于胰液中的。肠液中的肠致活酶可以激活胰蛋白酶原,使之变为具有活性的胰蛋白酶。糜蛋白酶原在胰蛋白酶作用下转化为有活性的糜蛋白酶。胰蛋白酶和糜蛋白酶的作用极相似,都能分解蛋白质,当两者共同作用于蛋白质时,则可消化蛋白质为小分子的多肽和氨基酸。

知识拓展

胰液与急性胰腺炎

当患有胆道疾病、暴饮暴食或大量饮酒时,可引起大量胰液分泌,胰管内压力升高,致使胰小管和胰腺腺泡破裂,胰蛋白酶原进入胰腺间质后被激活,当超过了胰蛋白酶的抑制作用后,便对自身组织进行消化,产生化学性炎症从而导致急性胰腺炎。此外,急性胰腺炎患者血清或尿中胰淀粉酶的含量也常超过正常值。

胰液中还含有羧基肽酶、核糖核酸酶、脱氧核糖核酸酶等水解酶。羧基肽酶可作用于多肽末端的肽键,释放出具有自由羧基的氨基酸,后两种酶则可使相应的核酸部分水解为单核苷酸。

由于胰液中含有水解三种主要营养物质的消化酶,因而是所有消化液中最重要的一种。

2.胰液分泌的调节 食物是兴奋胰腺分泌的自然因素,当进食时,可引起胰液大量分泌。胰液的分泌受神经和体液的双重调节,但以体液调节为主。

(1)神经调节:食物的形状、颜色、气味以及食物对口腔、食管、胃和小肠的刺激,都可通过神经反射(包括条件反射和非条件反射)引起胰液分泌。

(2)体液调节:调节胰液分泌的体液因素主要有促胰液素和缩胆囊素两种。①促胰液素:当酸性食糜进入小肠后,可刺激小肠黏膜释放促胰液素,产生促胰液素的细胞为 S 细胞。盐酸是最强的刺激因素,其次为蛋白质分解产物和脂肪酸,糖类几乎没有作用。促胰液素主要作用于胰腺小导管的上皮细胞,使其分泌大量的水分和碳酸氢盐,因而使胰液的分泌量大为增加,但酶的含量却很低。②缩胆囊素:由小肠黏膜中Ⅰ细胞释放的一种肽类激素,引起该物质释放的因素(由强至弱)为:蛋白质分解产物、脂肪酸钠、盐酸、脂肪。缩胆囊素的主要作用是直接促进胰腺腺泡细胞分泌胰酶,也可通过迷走-迷走反射,刺激胰酶分泌。

(二)胆汁

胆汁是由肝细胞不断生成的,生成后由肝管流出,经胆总管排入十二指肠,或由肝管转入胆囊,贮存于胆囊,当消化时再由胆囊排入十二指肠。

1.胆汁的性质和成分 成年人每日分泌胆汁800～1000 mL,胆汁是一种较浓的具有苦味的有色液体,肝胆汁呈金黄色或橘棕色;而胆囊胆汁因浓缩而颜色变深。肝胆汁呈弱碱性(pH 7.4),胆囊胆汁则因碳酸氢盐在胆囊中被吸收而呈弱酸性(pH 6.8)。胆汁的成分很复杂,除水分和钠、钾、钙、碳酸氢盐等无机成分外,其有机成分有胆盐、胆色素、脂肪酸、胆固醇、卵磷脂和黏蛋白等。胆盐是肝细胞分泌的胆汁酸与甘氨酸或牛磺酸结合形成的钠盐或钾盐,它是胆汁参与脂肪消化的主要成分。

正常情况下,胆汁中的胆盐(或胆汁酸)、胆固醇和卵磷脂的适当比例是维持胆固醇呈溶解状态的必要条件。当胆固醇分泌过多,或胆盐、卵磷脂合成减少时,胆固醇就容易沉积下来,这是形成胆结石的原因之一。

2.胆汁的作用 胆汁中虽没有消化酶,但对脂肪的消化和吸收具有重要意义。

(1)促进脂肪的分解:胆汁中的胆盐、胆固醇和卵磷脂等都可作为乳化剂,降低脂肪的表面张力,使脂肪乳化成微滴,分散在肠腔内,这样便增加了胰脂肪酶的作用面积,使其加快分解脂肪的作用速度。

(2)促进脂肪的吸收:胆盐因其分子结构的特点,当达到一定浓度后,可聚合而形成微胶粒。肠腔中脂肪的分解产物,如脂肪酸、甘油一酯等均可渗入到微胶中,形成水溶性复合物,使脂肪分解产物到达肠黏膜表面而被吸收。

(3)促进脂溶性维生素的吸收:胆汁通过促进脂肪分解产物的吸收,脂溶性维生素也可以溶于微胶粒中,因此,胆汁对脂溶性维生素 A、D、E、K 的吸收有促进作用。

(4)其他:胆汁在十二指肠中还可中和一部分胃酸,胆盐在小肠内吸收后促进胆汁自身分泌,起到利胆作用。

3.胆汁分泌的调节 肝细胞是不断分泌胆汁的,但在非消化期间,肝胆汁都流入胆囊内贮存。胆囊可以吸收胆汁中的水分、无机盐,使肝胆汁浓缩4～10倍,从而增加了贮存的效能。在消化期,胆汁可直接由肝以及胆囊大量排出至十二指肠。因此,食物在消化道内是引起胆汁分泌和排出的自然刺激物。高蛋白食物(蛋黄、肉、肝)引起胆汁流出最多,高脂肪或混合食物的作用次之,而糖类食物的作用最小。

(1)神经调节:进食动作或食物对胃、小肠的刺激可通过神经反射引起肝胆汁分泌的少量增加,胆囊收缩也轻度加强。迷走神经除了直接作用于肝细胞和胆囊外,还可通过引起促胃液素释放而间接引起肝胆汁的分泌和胆囊收缩。

(2)体液调节:有多种体液因素参与胆汁的分泌。

①促胃液素:可通过血液循环作用于肝细胞和胆囊;也可先引起胃酸分泌,胃酸再作用于十二指肠黏膜,引起促胰液素释放而促进肝胆汁分泌。

②促胰液素:主要作用于胆管系统而非作用于肝细胞,它引起的胆汁分泌量和 HCO_3^- 含量的增加,胆盐的分泌并不增加。

③缩胆囊素:可引起胆囊强烈收缩,促进胆汁的大量排放。缩胆囊素也能刺激胆管上皮细胞,使胆汁流量和 HCO_3^- 的分泌增加,但其作用较弱。

④胆盐:当胆汁中的胆盐或胆汁酸排至小肠后,绝大部分仍可由小肠黏膜吸收入血,通过门静脉回到肝,再组成胆汁分泌入肠,这一过程称为胆盐的肠-肝循环。每次进餐后可进行2～3次

的肠-肝循环。返回到肝的胆盐又刺激胆汁的分泌。

（三）小肠液及其作用

小肠液是由十二指肠腺和小肠腺分泌的一种碱性黏稠液体,pH 值约为 7.6。成人每日分泌量为 1~3 L。小肠液中除水分和无机盐外,还有肠激酶(或肠致活酶)、黏蛋白和 IgA 等。其主要作用:①稀释消化产物,降低肠腔内容物的渗透压,有利于水分和营养物质的吸收。②碱性黏稠液体可保护十二指肠黏膜免受胃酸的侵蚀。③肠致活酶可激活胰蛋白酶原,从而促进蛋白质的消化。此外,小肠上皮细胞内存在多种消化酶,如分解多肽的肽酶、分解双糖的蔗糖酶和麦芽糖酶等,因此当营养物质吸收入小肠上皮细胞后,可继续进行消化。

（四）小肠的运动

小肠的运动功能是靠肠壁的两层平滑肌完成的。肠壁的外层是纵行肌,内层是环行肌。小肠的运动形式包括紧张性收缩、分节运动和蠕动三种。

1. 紧张性收缩 小肠的紧张性收缩是小肠腔内可以维持一定的基础压力,使小肠保持一定的位置和形态。当小肠紧张性降低时,肠腔易于扩张,肠腔内容物的混合和转运减慢。相反,当小肠紧张性升高时,食糜在小肠内的混合和转运过程就加快。

【重点提示】
小肠特有的运动形式。

2. 分节运动 分节运动是小肠特有的运动形式,是一种以环行肌为主的节律性收缩和舒张运动。在食糜所在的一段肠管上,环行肌在许多点同时收缩,把食糜分割成许多节段。随后,原来收缩处舒张,而原来舒张处收缩,使原来的节段分为两半,而相邻的两半则合拢形成一个新的节段,如此反复进行,食糜得以不断地分开,又不断地混合(图 6-5)。分节运动的推进作用很小,它的作用在于使食糜与消化液充分混合,便于进行化学性消化,它还使食糜与肠壁紧密接触,为吸收创造了良好的条件。分节运动还能挤压肠壁,有助于血液和淋巴的回流。

分节运动在空腹时几乎不存在,进食后才逐渐变强起来。小肠各段分节运动的频率不同,小肠上部频率较高,下部较低。十二指肠分节运动的频率约为每分钟 11 次,回肠末端为每分钟 8 次。

3. 蠕动 小肠的蠕动可发生在小肠的任何部位,其速率为 0.5~2.0 cm/s,近端小肠的蠕动速度大于远端。小肠蠕动波很弱,通常只进行一段短距离(数厘米)后即消失。蠕动的意义在于使经过分节运动作用的食糜向前推进一步,到达一个新肠段,再开始分节运动。在小肠还常可见到一种进行速度很快(2~25 cm/s)、传播较远的蠕动,称为蠕动冲。蠕动冲可把食糜从小肠始端一直推送到大肠。蠕动冲可能是由于进食时吞咽动作或食糜进入十二指肠而引起的。有些药物如泻药可引起蠕动冲。

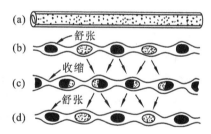

图 6-5 小肠分节运动示意图

小肠蠕动时,肠腔内容物被推动而产生的声音称为肠鸣音。肠鸣音的强弱可反映肠的蠕动情况,可以作为评价外科手术后肠道运动功能恢复的一个客观标准。肠蠕动增强时,肠鸣音亢进,如腹泻;肠蠕动减弱时,肠鸣音减弱或消失,如肠梗阻。

四、大肠的功能

人类大肠内已没有重要的消化活动,大肠的主要功能在于吸收水分、无机盐、维生素,形成粪便,并排出体外。

（一）大肠液及其作用

大肠液是由肠黏膜表面的柱状上皮细胞及杯状细胞分泌的,pH 值为 8.3~8.4。大肠液中可能含有少量二肽酶和淀粉酶,但它们对物质的分解作用不大。大肠液的主要作用在于其中的黏液蛋白和碳酸氢盐,它们能保护肠黏膜和润滑粪便。

(二)大肠内细菌的活动

大肠内有许多细菌。细菌主要来自食物和空气,大肠内的酸碱度和温度对一般细菌的繁殖极为适宜,细菌便在这里大量繁殖。细菌中含有能分解食物残渣的酶。糖及脂肪的分解称为发酵,其产物有乳酸、醋酸、二氧化碳、沼气、脂肪酸、甘油、胆碱等。分解蛋白质的过程称为腐败,其产物有胨、氨基酸、氨、硫化氢、组胺、吲哚等,其中有的成分由肠壁吸收后到肝脏解毒。大肠内的细菌能利用肠内较为简单的物质合成 B 族维生素和维生素 K,并在大肠内被吸收。

(三)大肠的运动

大肠的运动少而慢,对刺激的反应也较迟缓,这些特点与大肠作为粪便的暂时贮存场所是相适应的。其运动的形式有以下几种。

1. 袋状往返运动 这是在空腹时最常见的一种运动形式,是大肠的特征性运动形式。由环行肌无规律地收缩引起,它使结肠袋中的内容物往返做短距离的位移,但并不向前推进。

2. 分节或多袋推进运动 这是一个结肠袋或一段结肠收缩,其内容物被推移到下一段的运动。分节推进运动是指环行肌有规律地收缩,将一个结肠袋的内容物推到临近肠段。如果一段结肠同时发生多个结肠袋收缩,把内容物推到更远的肠段,则称为多袋推进运动。进食后或结肠受到拟副交感类药物刺激时,这种运动增强。

3. 蠕动 大肠的蠕动由一些稳定向前的收缩波所组成,与小肠的蠕动相似。在大肠还有一种进行很快,且行进很远的蠕动,称为集团蠕动。它通常开始于横结肠,可将一部分大肠内容物推送至降结肠或乙状结肠甚至直肠。集团蠕动常见于进食后,常发生在早餐后 60 min 之内,可能是由于胃内食物进入十二指肠,由十二指肠-结肠反射所引起。

(四)排便

食物残渣在大肠内停留的时间较长,一般在十余小时,在这一过程中,食物残渣中的一部分水分被大肠黏膜吸收。同时,食物残渣经过大肠受细菌的发酵和腐败作用,形成了粪便。粪便中除食物残渣外,还包括脱落的肠上皮细胞和大量的细菌。此外,机体代谢后的废物,包括由肝排出的胆色素衍生物,以及由血液通过肠壁排至肠腔中的某些金属,如钙、镁、汞等的盐类,也随粪便排至体外。

排便是一种反射性动作。当肠的蠕动将粪便推入直肠时,刺激了直肠壁内的感受器,冲动经盆神经和腹下神经传至脊髓腰骶段的初级排便中枢,同时上传到大脑皮质,引起便意和排便反射。通过盆神经的传出冲动,使降结肠、乙状结肠和直肠收缩,肛门内括约肌舒张;与此同时,阴部神经的冲动减少,肛门外括约肌舒张,使粪便排出体外。此外,由于支配腹肌和膈肌的神经兴奋,腹肌和膈肌也发生收缩,腹内压增加,促进粪便的排出。

排便反射受大脑皮质的主观意识控制,若经常有意地对便意予以制止,可使直肠对粪便压力刺激的敏感性降低,感受阈值提高,粪便在大肠内停留过久,水分吸收过多而变得干硬,引起排便困难,这是产生便秘最常见的原因之一。另外,临床上由于直肠黏膜受炎症刺激而敏感性提高,即使肠内只有少量粪便和黏液,也可引起便意及排便反射,并在排便后有排便未尽的感觉,称为里急后重,常见于肠炎或痢疾。此外,排便反射的反射弧中任一部位发生障碍均可引起排便异常,如昏迷或高位脊髓损伤时,初级中枢失去了大脑皮质的意识控制,可发生排便失禁;而排便初级中枢受损,排便反射也无法进行,从而造成大便潴留。

第三节 吸 收

消化管内的吸收是指食物消化后的产物,通过消化管上皮细胞进入血液和淋巴的过程。因此消化是吸收的重要前提。

一、吸收的部位

消化管不同部位的吸收能力、吸收速度是不同的,这主要取决于各部分消化管的组织结构,以及食物在各部位被消化的程度和停留的时间。

在口腔和食管内,食物实际上是不被吸收的。在胃内,食物的吸收也很少,胃可吸收酒精和少量水分。小肠是吸收的主要部位,糖类、蛋白质和脂肪的消化产物大部分是在十二指肠和空肠内被吸收的,回肠有其独特的功能,即主动吸收胆盐和维生素 B_{12}(图 6-6)。对于大部分营养成分,当它们到达回肠时,通常已被吸收完毕。大肠主要吸收食物残渣中剩余的水分和盐类。

小肠是吸收的主要部位,主要因为:①吸收面积大。人的小肠长 5~7 m,它的黏膜具有环形皱褶,并拥有大量的绒毛,绒毛是由小肠黏膜的微小突出所形成的。每一条绒毛的外面是一层柱状上皮细胞,柱状上皮细胞顶端细胞膜的突出,被称为微绒毛。人的肠绒毛上,每一层柱状上皮细胞的顶端约有 1700 条微绒毛。环状皱褶、绒毛和微绒毛的存在,最终使小肠的吸收面积比同样长短的简单圆筒的面积增加约 600 倍,达到 200 m^2 左右(图 6-7)。②食物在小肠内停留的时间较长,一般为 3~8 h。③食物在小肠内已被消化成可吸收的小分子物质。④小肠绒毛内有丰富的毛细血管和淋巴管,为吸收提供了良好的途径。

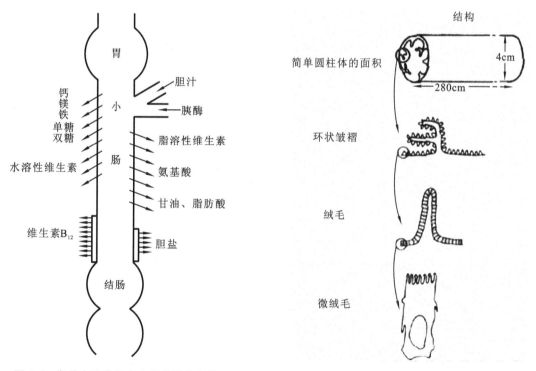

图 6-6 各种主要物质在小肠的吸收部位

图 6-7 小肠黏膜上的皱褶、绒毛和微绒毛示意图

营养物质和水可通过两条途径进入血液或淋巴:一条为跨细胞途径,即通过绒毛柱状上皮细胞的腔面膜进入细胞,再通过细胞基底膜进入血液或淋巴;另一条为旁细胞途径,即肠腔内容物通过细胞间的紧密连接,进入细胞间隙,然后再转入血液或淋巴。营养物质通过膜的机制包括扩散、易化扩散、主动转运及胞饮等。

二、主要营养物质的吸收

(一)糖的吸收

糖只有分解为单糖时才能被小肠上皮细胞所吸收。各种单糖的吸收速率有很大差别,己糖的吸收很快,而戊糖则很慢。在己糖中,又以半乳糖和葡萄糖的吸收最快,果糖次之,甘露糖最慢。单糖的吸收是逆浓度差进行的主动转运,其能量来自钠泵的活动,属继发性主动转运。在肠黏膜上皮细胞的纹状缘上存在着一种转运体蛋白,它能选择性地把葡萄糖和半乳糖从纹状的肠腔面运入细胞内,然后扩散入血。转运体蛋白在转运单糖的同时,需要钠的存在。如果钠离子的主动转运受阻,葡萄糖的吸收也会发生障碍。糖吸收的途径是血液。

(二)蛋白质的吸收

蛋白质经消化分解为氨基酸后,几乎全部被小肠吸收。氨基酸的吸收与单糖的吸收相似,也是通过与钠吸收耦联进行的继发性主动转运。实验表明,小肠的纹状缘上还存在有二肽和三肽的转运系统,因此,许多二肽和三肽也可完整地被小肠上皮细胞吸收,而且肽的转运系统吸收效率可能比氨基酸更高。进入细胞内的二肽和三肽,可被细胞内的二肽酶和三肽酶进一步分解为氨基酸,再进入血液循环。在某些情况下,少量的食物蛋白可完整地进入血液,由于吸收量很少,从营养的角度来看是无意义的;相反,它们可作为抗原刺激机体引起过敏反应或中毒反应,如有些人对鱼、虾过敏。

(三)脂肪的吸收

脂肪被消化为甘油、甘油一酯、脂肪酸后,很快与胆汁中的胆盐形成混合微胶粒。胆盐能携带脂肪消化产物通过覆盖在小肠绒毛表面的非流动水层到达微绒毛上。甘油一酯、脂肪酸和胆固醇等又逐渐地从混合微胶粒中释放出,它们透过微绒毛的脂蛋白膜而进入黏膜细胞。长链脂肪酸及甘油一酯被吸收后,大部分在肠上皮细胞的内质网中重新合成为甘油三酯,并与细胞中生成的载脂蛋白合成乳糜微粒。乳糜微粒进入细胞间隙,再扩散入淋巴,见图6-8。

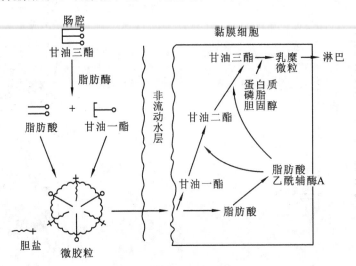

图6-8 脂肪吸收示意图

中、短链甘油三酯水解产生的脂肪酸和甘油一酯是水溶性的,可以直接进入门静脉而不进入淋巴。由于膳食中动、植物油含15个以上碳原子的长链脂肪酸很多,所以脂肪的吸收途径以淋巴为主。

(四)无机盐的吸收

一般来讲,单价碱性盐类如钠、钾、铵盐的吸收很快,多价碱性盐类则吸收很慢。凡能与钙结合而形成沉淀的盐,如硫酸盐、磷酸盐、草酸盐等,则不能被吸收。

1.钠的吸收 钠可顺着电化学梯度通过扩散进入细胞内,然后经过基底膜上的钠泵进入血液,是主动过程(图6-9)。钠泵是一种 Na^+-K^+ 依赖性ATP酶,它可使ATP分解产生能量,以维持钠和钾逆浓度的转运。空肠对钠的吸收能力最强。

2.铁的吸收 人每日吸收的铁约为1 mg,仅为每日膳食中含铁量的1/10。铁的吸收与机体对铁的需要有关,当服用相同剂量的铁后,缺铁的患者可比正常人对铁的吸收量大1～4倍。食物中的铁绝大部分以三价的高铁形式存在,不易被吸收,故须被还原为亚铁后才易被吸收。维生素C能将高铁还原为亚铁而促进铁的吸收。铁在酸性环境中易溶解而便于被吸收,故胃液中的

NOTE

盐酸有促进铁吸收的作用,胃大部切除的患者或胃酸分泌减少的患者,由于铁吸收障碍而容易患缺铁性贫血。铁主要在十二指肠和空肠被吸收。

3.钙的吸收 食物中的钙仅有一小部分被吸收,大部分随粪便排出。影响钙吸收的主要因素是维生素 D 和机体对钙的需要。维生素 D 有促进小肠对钙吸收的作用。此外,钙盐只有在水溶液状态(如氯化钙、葡萄糖酸钙溶液),才能被吸收。肠内的酸度对钙的吸收有重要影响,在 pH 值约为 3 时,钙呈离子化状态,吸收最好。肠腔内容物中磷酸过多,会形成不溶解的磷酸钙,使钙不能被吸收。此外,脂肪食物对钙的吸收有促进作用。十二指肠对钙的吸收能力最大,吸收机制主要是主动转运入血。

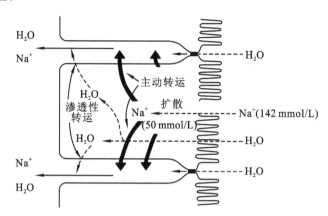

图 6-9　小肠黏膜对钠、水分的吸收示意图

(五)水分的吸收

人每日由胃肠吸收回体内的液体量约有 8 L。水分的吸收都是被动的,各种溶质,特别是 NaCl 的主动吸收所产生的渗透压梯度是水分吸收的主要动力。严重的呕吐和腹泻可丢失大量的水和电解质,导致机体脱水和电解质紊乱。

(六)维生素的吸收

维生素有两大类:水溶性维生素和脂溶性维生素。水溶性维生素以扩散为主要方式在小肠上端被吸收,但维生素 B_{12} 必须先与胃内的内因子结合才能被吸收。脂溶性维生素的吸收机制与脂肪的吸收类似,先与胆盐结合形成水溶性复合物,通过小肠黏膜表面的静水层进入细胞,而后与胆盐分离,经细胞膜进入血液或淋巴。

练习题

一、A_1 型题(单句型最佳选择题)

1.关于消化管平滑肌生理特性的叙述错误的是(　　)。

A.具有一定的紧张性　　　　　　　　　B.兴奋性低,收缩缓慢

C.富有伸展性　　　　　　　　　　　　D.对牵张刺激敏感

E.有快而规则的自律性

2.迷走神经兴奋时(　　)。

A.胃肠平滑肌活动增强,消化腺分泌减少

B.胃肠平滑肌活动减弱,消化腺分泌增加

C.胃肠平滑肌活动增强,消化腺分泌增加

D.胃肠平滑肌活动减弱,消化腺分泌减少

E.以上均不对

3.三种食物在胃内排空的速度由快到慢依次是(　　)。

A.蛋白质、糖、脂肪　　　　　　B.糖、脂肪、蛋白质　　　　　　C.糖、蛋白质、脂肪

D. 脂肪、糖、蛋白质　　　　　　　E. 蛋白质、脂肪、糖

4. 有助于脂肪消化的消化液是（　　）。

A. 胃液和胰液　　B. 胆汁和胰液　　C. 胆汁和胃液　　D. 小肠液和胰液　E. 唾液和胃液

5. 关于内因子的叙述正确的是（　　）。

A. 胃腺的主细胞分泌　　　　　　B. 属肽类激素　　　　　　　　C. 促进胃酸分泌

D. 促进维生素 B_{12} 的吸收　　　　E. 以上均不对

6. 小肠特有的运动形式是（　　）。

A. 蠕动　　　　　B. 分节运动　　　C. 容受性舒张　　D. 集团蠕动　　E. 蠕动冲

7. 使胰蛋白酶原活化的最主要物质是（　　）。

A. 肠致活酶　　　B. 胃蛋白酶　　　C. 组胺　　　　　D. 糜蛋白酶　　E. 胃酸

8. 胆汁中与消化有关的成分是（　　）。

A. 胆盐　　　　　B. 胆汁酸　　　　C. 胆色素　　　　D. 水和无机盐　E. 胆固醇

9. 所有消化液中最重要的是（　　）。

A. 唾液　　　　　B. 胃液　　　　　C. 胰液　　　　　D. 小肠液　　　E. 胆汁

10. 排便反射的初级中枢位于（　　）。

A. 大脑皮质　　　B. 脑桥　　　　　C. 延髓　　　　　D. 脊髓腰骶部　E. 间脑

11. 糖、蛋白质和脂肪消化产物主要的吸收部位是（　　）。

A. 胃　　　　　　　　　　　　　B. 十二指肠、空肠　　　　　　C. 回肠

D. 结肠　　　　　　　　　　　　E. 大肠

12. 胃蛋白酶原的激活物是（　　）。

A. 内因子　　　　B. HCl　　　　　C. Na^+　　　　　D. K^+　　　　　E. 小肠液

二、A_2 型题(病例摘要型最佳选择题)

患者,男,52 岁,2 年前因患"胃癌"行胃大部切除术,术后恢复较好,但近 3 个月感乏力、头晕伴面色苍白。血常规示 Hb 73 g/L,平均红细胞体积(MCV)高于正常。经骨髓细胞学检查、内因子抗体及血清维生素 B_{12} 测定后,临床初步考虑为巨幼红细胞性贫血。

13. 分析上述案例中,患者发生贫血的原因是（　　）。

A. 缺少铁　　　　　　　　　　　B. 缺少维生素 A　　　　　　　C. 内因子缺乏

D. 缺乏锻炼　　　　　　　　　　E. 以上都不对

14. 试分析以上患者目前应采取的主要治疗方案是（　　）。

A. 抗酸治疗　　　　　　　　　　B. 肌内注射维生素 B_{12}　　　　C. 口服补铁

D. 口服叶酸　　　　　　　　　　E. 以上都不对

(宋云梅)

第七章 能量代谢和体温

第一节 能量代谢

人体需要不断与环境之间进行物质交换以完成新陈代谢过程。在物质的合成、分解代谢中常伴有能量的贮存与释放。机体在获取各种物质来构建和更新自身的同时，也需要能量来驱动各项生命活动。把物质代谢过程中所伴随的能量的释放、转移、贮存和利用的过程，称为能量代谢（energy metabolism）。

一、机体能量的来源和去路

（一）能量的来源

机体生命活动中所需的能量主要来源于食物中三大营养物质的氧化分解供能。

1. 糖 一般情况下，人体所需能量的70％来源于糖类物质。细胞内葡萄糖分解供能的途径随供氧情况的不同而异。在供氧充分时，葡萄糖通过有氧氧化供能；在供氧不足时，则通过无氧酵解供能。脑组织所消耗的能量均来自糖的有氧氧化，因此，脑组织对缺氧非常敏感。脑组织中糖原贮存能量极少，代谢消耗的糖主要依靠摄取血糖来补给，所以，脑的功能对血糖水平有较大的依赖性，血糖水平过低可引起昏迷甚至抽搐。

2. 脂肪 脂肪既是人体内重要的供能物质，又是能源物质贮存的主要形式。当机体需要时，脂肪可迅速分解成甘油和脂肪酸，经血液循环运送到各组织供其利用。脂肪分解时释放大量能量，约为同等量糖或蛋白质分解释放能量的两倍。正常情况下，机体所消耗的能量中有30％来自脂肪的氧化分解，但在短期饥饿时，脂肪则成为主要的供能物质。

3. 蛋白质 体内蛋白质主要是用来构成机体组织的成分和实现自我更新，也可用来合成酶、激素等生物活性物质。在满足机体物质代谢后，多余的蛋白质只有在长期不能进食或消耗量极大的时候才作为能源物质被氧化供能，以维持机体基本的生命活动。

（二）能量的去路

体内的各种能源物质在生物氧化过程中释放的能量有50％以上直接转化为热能，用以维持体温；其余部分主要以化学能的形式贮存于ATP的高能磷酸键中，当机体的组织细胞进行各种功能活动需要消耗能量时，ATP去磷酸化生成ADP，同时释放能量。由此可见，ATP既是体内重要的贮能物质，又是直接的供能物质。当机体生物氧化释放的能量过剩时，ATP能将释放的能量转移给磷酸肌酸（creatine phosphate，CP）。CP在肌肉组织和细胞中的含量很丰富，其功能之一是在ATP消耗过多、过快时能够将其贮存的能量再重新转给ADP，迅速生成ATP以补充ATP的消耗。因此，CP不是机体直接供能的物质，而是能量的贮存库。除骨骼肌收缩对外界物体做一定量的机械功外,其他用于进行各种功能活动所做的功最终都转化成热能。热能主要用于维持体温,而不能转化为其他形式的能量。用于维持体温的这部分热能最终由体表散发到外界环境中去。此外,还有小部分维持体温的热能通过呼出气、排泄物等排出体外。能量的去路见图7-1。

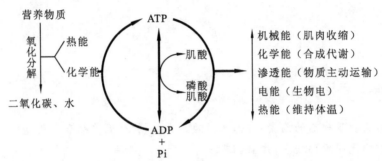

图 7-1 能量的释放、转移、贮存和利用

二、能量代谢的测定

(一)能量代谢测定的原理

机体的能量代谢遵循能量守恒定律,如按能量来折算,在整个能量转化过程中,机体摄入的蕴藏于食物中的能量与最终转化的热能和所做的外功是相等的。因此,要想测定整个机体的能量代谢率,即机体在单位时间内消耗的能量,可通过测定机体在一定时间内所消耗的食物,按照食物的热价计算出蕴藏于其中的能量。而实际上机体在一定时间内消耗的食物量很难测定,因此,通常需要测定机体在一定时间内所消耗的能量,再计算出机体的能量代谢率。在实际工作中,如果排除机体所做的外功,只需要测量机体在单位时间内的产热量即可得到能量代谢率。

(二)能量代谢率测定的方法

测定整个机体能量代谢率通常有两种方法:直接测热法和间接测热法。

1. 直接测热法 让受试者居于一个特殊的隔热室内,收集一定时间内受试者在安静状态下散发的总热量,这种方法称为直接测热法。由于此法所使用的装置结构复杂,操作烦琐,故其应用受到很大限制,一般主要用于科学研究。

2. 间接测热法 根据化学反应中的定比定律可知体内的糖、脂肪和蛋白质氧化分解时的耗氧量、CO_2产生量以及释放的热量都有一定的比例。如 $C_6H_{12}O_6 + 6O_2 \longrightarrow 6CO_2 + 6H_2O + \Delta H$。间接测热法就是利用这种定比关系来测定受试者在一定时间内产热量的一种方法。在推算的过程中,必须明确食物的热价、食物的氧热价、呼吸商等概念。

(1)食物的热价(thermal equivalent of food):1 g 食物氧化分解时所释放的能量。食物热价的计量单位通常用焦耳(J)来表示(1 cal=4.187 J)。食物的热价可分为生物热价和物理热价,分别指食物在体内氧化和体外燃烧时释放的能量。糖、蛋白质和脂肪这三种主要营养物质的热价存在差异(表 7-1)。

(2)食物的氧热价(thermal equivalent of oxygen):某种营养物质在体内进行生物氧化时每消耗 1 L O_2 所产生的热量。氧热价表示某种物质进行生物氧化时其耗氧量和产热量之间的关系。由于各种营养物质中碳、氢、氧等元素的比例不同,因此,即使消耗同等体积的 O_2,各种物质在进行生物氧化时所释放的热量也不同,即氧热价不同(表 7-1)。

(3)呼吸商(respiratory quotient,RQ):营养物质在体内氧化时,在同一时间内 CO_2 产生量和 O_2 消耗量的比值。各种营养物质所含 O_2 量不同,其呼吸商也有差异(表 7-1)。葡萄糖在体内氧化时,产生的 CO_2 量与消耗的 O_2 量相等,所以糖的呼吸商为 1.00,蛋白质和脂肪氧化时的呼吸商分别为 0.80 和 0.71。正常情况下,机体的膳食多表现出混合性膳食,其呼吸商应介于 0.71～1.00 之间。如果某人的呼吸商接近 1.00,说明此时机体的主要供能物质来自糖的氧化。糖尿病患者因机体对葡萄糖的利用发生障碍，主要依靠脂肪代谢供能，故呼吸商接近于 0.71；长期饥饿时，人体的能量主要来自自身蛋白质的分解，故呼吸商接近于 0.80；正常人进食混合食物时，呼吸商一般在 0.85 左右。一般情况下，体内的能量主要来自糖和脂肪的生物氧化，蛋白质的代谢量可忽略不计。由糖和脂肪氧化时产生的 CO_2 量和消耗的 O_2 量的比值称为非蛋白呼吸商（nonprotein respiratory quotient，NPRQ）。

表 7-1　糖、蛋白质和脂肪氧化时的热价、氧热价和呼吸商

营养物质	热价/(kJ/g)		耗氧量 /(L/g)	CO_2产生量 /(L/g)	呼吸商	氧热价 /(kJ/L)
	物理热价	生物热价				
糖	17.25	17.25	0.83	0.83	1.00	21.1
蛋白质	23.43	17.99	0.95	0.76	0.80	18.9
脂肪	39.75	39.75	2.03	1.43	0.71	19.6

在临床工作实践中，能量代谢率的测定常用以下简化方法计算：测定单位时间内的耗氧量，根据统计资料，基础状态下的非蛋白呼吸商约为 0.82，与此相对应的氧热价则为 20.2 kJ/L（表 7-2），以测定的 O_2 消耗量与此氧热价相乘，即可求得这段时间内的产热量。实践证明，经这种方法测定的结果接近间接测热法的理论值。因此，间接测热法在临床上可作为一种便捷、可靠的方法。

表 7-2　非蛋白呼吸商和氧热价

非蛋白呼吸商	氧化百分比		氧热价/(kJ/L)
	糖/(%)	脂肪/(%)	
0.70	0.00	100.0	19.6
0.75	15.6	84.4	19.8
0.80	33.4	66.6	20.1
0.82	40.3	59.7	20.2
0.85	50.7	49.3	20.3
0.90	67.5	32.5	20.6
0.95	84.0	16.0	20.9
1.00	100.0	0.0	21.1

三、影响能量代谢的因素

影响能量代谢的主要因素有肌肉活动、食物的特殊动力效应、环境温度和精神活动等。

（一）肌肉活动的影响

肌肉活动是影响能量代谢的重要因素之一，机体任何轻微的运动即可提高代谢率。运动时，肌肉活动消耗的能量增加，需要通过营养物质的氧化来补充，因而可引起机体的耗氧量显著增加。实验表明，机体耗氧量的增加与肌肉活动的强度成正比关系，机体持续运动或劳动时的耗氧量为安静时的 10～20 倍。肌肉活动的强度通常用单位时间内机体的产热量来表示，因此，能量代谢率可作为评价肌肉活动强度的指标（表 7-3）。

表 7-3　劳动或运动时的能量代谢率

肌肉活动形式	平均产热量/[kJ/(m² · min)]
静卧休息	2.73
开会	3.40
擦窗户	8.30
洗衣服	9.89

续表

肌肉活动形式	平均产热量/[kJ/(m² · min)]
扫地	11.37
打排球	17.50
踢足球	24.98

(二) 食物的特殊动力效应的影响

人在进食之后,即使处于安静的状态,也会出现能量代谢率增加的现象,一般从进食后 1 h 左右开始延续 7～8 h。进食后引起机体额外产生热量的现象称为食物的特殊动力效应(food specific dynamic effect)。实验证明,进食蛋白质产生的特殊动力效应最显著,进食蛋白质的特殊动力效应约为 30%;进食糖和脂肪的特殊动力效应分别为 6% 和 4% 左右;进食混合性食物的特殊动力效应约为 10%。因此,在计算所需能量的摄入量时,应注意到额外消耗的这部分能量而给予相应的补充。关于食物的特殊动力效应的机制,现在还不十分清楚,可能与食物的消化、吸收以及在体内的代谢活动有关。

(三) 环境温度的影响

当人处于安静状态,环境温度在 20～30 ℃ 范围内,能量代谢水平较低,也较为稳定,此时代谢率较为稳定的原因主要是由于肌肉比较松弛引起的。当环境温度较低时代谢率增加,此时代谢率的增加主要是由于寒冷刺激反射性地引起寒战以及肌肉紧张度增强造成的结果。当环境温度大于 30 ℃ 时,代谢率将逐渐增加,这与体内化学反应速度加快、发汗功能旺盛以及呼吸和循环功能增强等因素有关。

(四) 精神活动的影响

脑组织的血流量大、代谢水平高,在安静状态下,单位重量脑组织的耗氧量约为肌组织耗氧量的 20 倍。精神和情绪活动对能量代谢有较大影响,当人处于精神紧张状态时,如情绪激动、烦恼、恐惧或焦虑时,能量代谢率往往显著增高。这种现象的出现是由于随之出现的无意识的肌紧张、交感神经兴奋,以及甲状腺激素、肾上腺素等刺激代谢的激素释放增多,使能量代谢增强所致。

四、基础代谢

(一) 基础代谢与基础代谢率

机体在基础状态下的能量代谢称为基础代谢(basal metabolism)。基础状态是指机体处在清醒、安静,不受肌肉活动、精神紧张、食物及环境温度等因素影响时的状态。因此,测定基础代谢需要在清醒、静卧,未做肌肉活动,空腹 12～14 h,室温 20～25 ℃,无精神紧张等条件下进行。在这种状态下,体内能量的消耗主要用以维持血液循环、呼吸等基本的生命活动,代谢比较稳定。

基础代谢率(basal metabolism rate, BMR)则是指单位时间内机体在基础状态下的能量代谢。因此,BMR 通常作为评价机体能量代谢水平的指标。BMR 比一般安静时的代谢率要低,是人体在清醒时的最低能量代谢水平。在熟睡、长期饥饿或禁食时,机体的各种生理功能减弱至更低水平,此时的能量代谢率最低,但熟睡做梦时可增高。

(二) 基础代谢率测定及其临床意义

【重点提示】
基础代谢率的概念。

BMR 与人体的体表面积成正比,通常以每小时每平方米体表面积的产热量为单位,用 kJ/(m² · h) 表示。我国正常人的体表面积可应用下列公式推算:

$$体表面积(m²) = 0.0061 × 身高(cm) + 0.0128 × 体重(kg) - 0.1529$$

临床上测定 BMR 时常采用更简化的计算方法。测定时只需测出体表面积和基础状态下一定时间内(通常为 6 min)的耗氧量,即可算出 BMR。基础状态下的非蛋白呼吸商定为 0.82,其对应的氧热价为 20.2 kJ/L,根据公式:

产热量[kJ/(m²·h)]=20.2 (kJ/L)×耗氧量(L/h)÷体表面积(m²)

求得每小时每平方米体表面积的产热量,即BMR。我国正常人BMR的平均值见表7-4。

表7-4 我国正常人BMR正常均值/[kJ/(m²·h)]

年龄/岁	11～15	16～17	18～19	20～30	31～40	41～50	>51
男性	195.53	193.44	166.22	157.85	158.69	154.08	149.06
女性	172.50	181.72	154.08	146.55	146.96	142.36	138.59

临床上在评价BMR时,常将实测值和表7-4中的正常平均值进行比较,即采用相对值来表示。具体公式如下:

BMR=(实测值-正常平均值)÷正常平均值×100%

一般来说,BMR的实际数值与上述正常的平均值比较,相差±10%～±15%,无论较高或较低,都不属病态。当相差超过±20%时,才有可能是病理变化。在各种疾病中,甲状腺功能的改变总是伴有BMR异常变化。甲状腺功能低下时,BMR将比正常值低20%～40%,甲状腺功能亢进时的BMR将比正常值高出25%～80%。因此,BMR的测量是临床诊断甲状腺疾病的重要辅助方法。其他如肾上腺皮质和垂体的功能低下时,BMR也要降低。

第二节 体 温

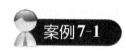案例7-1

患者,女,36岁,1 h前因出现不同程度的头昏、四肢无力、胸闷、心悸、口渴、大量出汗和恶心等症状而急诊入院。患者既往体健,发病当天气温达38 ℃,长时间在无空调设备且通风不良的制衣厂生产车间工作。体格检查无其他异常。临床诊断为中暑。

具体任务:试用所学知识分析患者中暑的发病机制及在炎热夏季如何防止中暑的发生。

人体的温度分为体表温度和深部温度。体表温度指的是人皮肤表面的温度。由于皮肤散热速度快,受环境变化影响明显,因而很不稳定,并且身体各部分的体表温度也有差异,肢体远端体表温度偏低(图 7-2)。人体的深部温度相对比较恒定,通常我们把机体深部的温度称为体温(body temperature)。人和大多数哺乳动物的体温正常情况下不会产生大范围波动。体温过低会使酶的活性降低,人体代谢受抑制。体温过高会导致酶和蛋白质变性,体温一旦超过 42 ℃,会造成永久性脑损伤,进而危及生命。因此,体温的恒定对维持内环境的稳态,保证机体的正常代谢和生理功能具有重要的意义。

一、正常体温及生理变动

(一)正常体温

人体内部各器官由于能量代谢率的差异,温度也有所不同。血液循环可以起到均衡热量的作用,使机体内各部分的温度趋向一致。因此,血液的温度可看作是人体深部的平均温度。由于血液温度无法直接测量,因此我们可以测量血流比较集中且不易散热的黏膜和皮肤的温度。临床上通常通过测量口腔、腋窝或者直肠的温度来代表体温。直肠温度最接近机体深部温度,通常为 36.9～37.9 ℃;口腔温度较直肠温度低,为 36.6～37.6 ℃;腋窝温度比口腔温度低 0.4 ℃左右,为 36.2～37.2 ℃。测量口腔温度时需将温度计的水银端含在舌下;测量腋窝温度时应保持腋窝干燥,测量时间在 10 min 以上。测量腋窝温度不易造成交叉感染,是日常测量体温最常用的方法。

(二)体温的生理变动

人体体温可随着昼夜、年龄、性别、肌肉活动和精神状态等因素的影响而产生波动。在生理

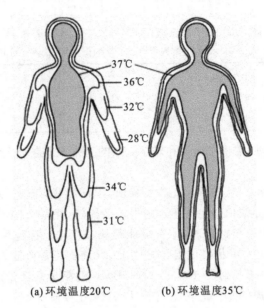

(a)环境温度20℃　　　(b)环境温度35℃

图 7-2　人体体温不同环境分布示意图

状态下,体温的变化一般不超过 1 ℃。

1. 昼夜波动　人体体温在一昼夜中呈现周期性的波动状态。清晨 2:00—6:00 时体温最低,下午 1:00—6:00 时体温最高。体温的昼夜周期性波动称为日节律。日节律受生物钟调节,被日常机体生理的周期性活动增强或减弱所影响。长时间从事夜间作业的人,日节律可发生颠倒,即夜间体温较高,白昼体温较低。

2. 性别　女性的平均体温比男性高 0.3 ℃,而且成年女性基础体温随月经周期呈现规律性波动(图 7-3)。在月经期和卵泡期内体温较低,排卵日最低,排卵后的黄体期内体温回升,直至下次月经期到来,体温都维持在较高的水平,因此测定成年女性的基础体温可以较为准确地确定排卵日期。研究表明,女性体温的周期性变化与性激素的周期性分泌有关,其中孕激素及其代谢产物可能是引起体温波动的主要因素。

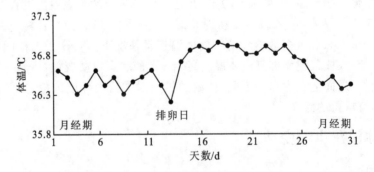

图 7-3　女子月经周期中基础体温曲线

3. 年龄　新生儿体温比正常成人稍高,且昼夜变化不明显。由于新生儿体温调节系统发育不成熟,因此体温易受环境温度影响。老年人代谢率低,体温较低,代偿能力较差。护理新生儿和老年人时应多注意环境温度的变化。

4. 肌肉活动　肌肉活动特别是骨骼肌运动可大幅度提高代谢率,使产热量增多,体温升高。在剧烈运动时,体温可升高 1~3 ℃。在临床上给患者测量体温时,应在患者安静一段时间后测量。测量婴幼儿体温时,应尽量避免其哭闹。

5. 其他因素　环境温度起伏、情绪激动、精神亢奋及进食等都可引起体温的改变,由于食物的特殊动力效应,进食后产热量增多,体温有所升高。深睡、麻醉情况下,肌肉松弛,血管紧张度降低,代谢减弱,使产热量减少,可造成体温降低。

二、机体的产热和散热

（一）产热

1. 主要的产热器官　人体的主要产热器官是肝脏和骨骼肌。安静时,人体热量的56％由内脏产生,其中肝脏是代谢最为旺盛的器官,产热量最大。运动状态下,骨骼肌产热可占到人体总热量的90％,是主要的产热器官。轻度运动就可产生大量的热,在剧烈活动时,人体产热量可达到安静状态下的40倍(表7-5)。

表 7-5　几种组织器官在不同状态下的产热量/(％)

组织器官	重量(占体重的百分比)	产热量(占机体总产热量的百分比)	
		安静状态	运动或劳动
脑	2.5	16	1
内脏	3.4	56	8
骨骼肌	56.0	18	90
其他	7.5	10	1

2. 产热形式及其调节

1) 产热形式　机体除正常新陈代谢的产热之外,当环境寒冷时,机体主要通过寒战产热来增加产热量以维持体温。发生寒战时,屈肌和伸肌同时收缩,此时肌肉收缩不做外功,所产生的能量全部转化为热能,可使机体的代谢率提高4～5倍。此外,机体还可通过非寒战产热的形式增加产热,此形式又称代谢产热,主要以褐色脂肪组织的代谢来实现,约占非寒战产热总量的70％。褐色脂肪组织主要分布在人体的腹股沟、腋窝、肩胛下区及颈部大血管周围等处。褐色脂肪组织细胞内的线粒体丰富,表明它具有很高的代谢潜力。由于新生儿不能发生寒战,因而非寒战产热对新生儿来说尤为重要。

2) 产热活动的调节

(1) 神经调节:寒冷刺激可使位于下丘脑后部的寒战中枢兴奋,经传出神经纤维到达脊髓前角运动神经元而引起寒战;可使交感神经系统兴奋,进而引起肾上腺髓质活动增强,导致儿茶酚胺等激素释放增多,使代谢产热增加;还可通过神经系统促使甲状腺激素释放增加,即寒冷刺激可通过某种递质引起下丘脑释放促甲状腺激素释放激素,后者再刺激腺垂体释放促甲状腺激素,从而加强甲状腺的活动。

(2) 体液调节:甲状腺激素是调节产热活动最重要的体液因素。在寒冷环境中,甲状腺激素分泌量增加,可使代谢率提高20％～30％,但这种调节代谢特点是作用缓慢,但持续时间长。此外,肾上腺素、去甲肾上腺素和生长激素等也可刺激产热,其特点是起效快,但维持时间短。

（二）散热

1. 散热部位　皮肤是机体的主要散热部位。当环境温度低于人体表层温度时,大部分体热可通过辐射、传导和对流等方式散发到外界,当环境温度高于人体表层温度时,则通过蒸发方式来散发体热。此外,呼吸、排尿和排便也可散发一小部分热量。

2. 散热方式

(1) 辐射散热:机体以热射线的形式将体热传给外界较冷物体的一种散热方式。例如,在不穿衣服的情况下,当人体处于21 ℃的环境中时约有60％的热量是通过辐射散热方式散发的。机体辐射散热量的多少主要取决于皮肤与周围环境之间的温度差以及有效散热面积。当皮肤温度高于环境温度时,两者的温度差越大,辐射散热量越多。反之,当环境温度高于皮肤温度时,则机体不仅不能散热,反而要吸收周围环境中的热量。此外,辐射散热还取决于机体的有效散热面积,两者成正相关。由于四肢的表面积较大,因而在辐射散热中起着重要的作用。

(2) 传导散热:机体将热量直接传给与之接触的较冷物体的一种散热方式。发散热量的多少主要取决于皮肤温度与接触物体之间的温度差、接触面积以及与皮肤接触的物体的导热性能等。空气的导热性能较小,在空气中可通过直接传导,故发散热量极小;棉、毛织物等也是热的不良导体,故穿衣可以保暖;机体脂肪的导热性能也较小,因而肥胖的人机体深部的热量不易传向表层,在炎热的天气里易出汗;水的比热大,导热性能好,故在临床治疗中常利用水的热传导作用进行局部加温处理或利用冰帽、冰袋等物理疗法给高热患者降温。

(3) 对流散热:通过气体流动使机体热量散失的一种散热方式。对流散失热量的多少主要取决于皮肤与周围环境之间的温度差、机体的有效散热面积和风速等。风速越大,对流散失热量越多;相反,风速越小,对流散失热量越少。增添衣物可通过减少对流散热而实现保温。

(4) 蒸发散热:身体以蒸发水分的方式进行的散热。当环境温度等于或高于皮肤温度时,蒸发散热成为唯一有效的散热方式。蒸发散热可分为不感蒸发和可感蒸发两种。①不感蒸发:体内水分直接透出皮肤和黏膜(主要是呼吸道黏膜),并未聚成水滴就向外界蒸发,也称不显汗。人体每日不显汗的水量约有 1000 mL,其中通过皮肤蒸发的有 600~800 mL,通过呼吸道蒸发的有 200~400 mL。②可感蒸发:人体通过汗腺分泌汗液向外界蒸发散热,也称发汗。发汗量受活动状态、环境温度和空气湿度的影响。安静状态下,环境温度在 30 ℃时,人体开始发汗。当衣着较多、湿度较大时,气温达到 25 ℃就开始发汗。在运动和劳动时,气温达到 20 ℃即可发汗。环境温度越高,发汗速度越快。当空气湿度较大时,汗液不易蒸发,体热不容易散失,会反射性引起发汗量增多。因此,同样的气温,空气湿度大时,会觉得闷热,易中暑。临床上对高热患者进行酒精周身擦浴,就是利用酒精蒸发来增加散热。

知识拓展

发汗与脱水

汗液中水分占 99%,固体成分不到 1%。在固体成分中,大部分为 NaCl,也有少量 KCl 以及尿素等。在汗腺分泌时,分泌管腔内的压力可高达 37.3 kPa 以上,这表明汗液不是简单的血浆渗出物,而是由汗腺细胞主动分泌的。刚从汗腺分泌出来的汗液与血浆是等渗的,但在流经汗腺管腔时,在醛固酮的作用下,由于 Na^+ 和 Cl^- 的重吸收,最后排出的汗液是低渗的。正因为如此,当机体因大量发汗而造成脱水时,常表现为高渗性脱水。如大量出汗后,给予补充水而未补充盐,则常引起低渗性脱水。

3. 散热的调节 人体主要通过皮肤血流量的调节和发汗等方面来调节散热。当皮肤温度高于环境温度时,机体主要通过辐射、传导、对流和蒸发的方式散热,散热量的大小主要取决于皮肤与外界环境之间的温度差;当环境温度高于皮肤温度时,主要依靠发汗散热来调节体温。

(1) 皮肤血流量的调节:当流向皮肤的血流量加大时,体表温度升高;反之,体表温度下降。环境温度升高时,交感神经紧张性下降,皮肤血管扩张,动-静脉吻合支开放,皮肤血流量增大,散热量增多。环境温度降低时,交感神经紧张度升高,皮肤血管收缩,血流量减少,散热量减少。

(2) 发汗的调节:发汗分温热性发汗和精神性发汗。温热性发汗的发汗部位广泛,其功能为调节体温。精神性发汗常在精神紧张时发生,发汗部位局限于手掌、足、前额等,不参与体温调节。汗腺分为小汗腺和大汗腺两种。小汗腺分布于全身皮肤,接受温热刺激,与温热性发汗有关。发汗是一种反射性活动,在下丘脑有基本的发汗中枢。交感胆碱能纤维支配引起温热性发汗的小汗腺,受体为 M 型,使用 M 受体阻断剂(如阿托品),可阻断汗腺分泌。精神性发汗的小汗腺则由交感肾上腺素能纤维支配。

三、体温调节

人体体温能保持相对恒定是在体温调节机制的影响下,使产热和散热维持动态平衡的结果。体温调节的基本方式为自主性体温调节。自主性体温调节是在中枢神经系统的调控下,通过寒战、发汗、改变皮肤血流量等生理反应从而维持体温恒定的一种调节方式。除此之外,在日常生活中,人们还可以在气温变化时,有意识地通过增加衣物,使用风扇、空调、暖气等行为方式来维持体温,通常我们把这种调节方式称为行为性体温调节。行为性体温调节以自主性体温调节为基础,起到补充作用。

自主性体温调节由体温自身调节系统完成(图7-4),其中枢位于下丘脑。体温调节中枢发出控制信息,调控全身产热器官和散热器官的活动,以维持产热和散热之间的平衡,从而保证体温的相对稳定。当机体内外环境变化(气温升降、运动、精神亢奋等)造成体温升降时,可刺激皮肤和机体深部的温度感受器,将信息反馈给体温调节中枢,经中枢整合后,反向激活产热或散热机制,使体温保持稳定。自主性体温调节系统是一种负反馈控制系统。

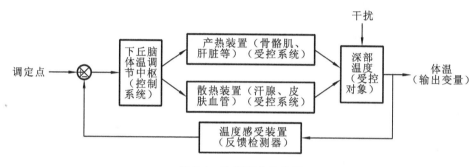

图 7-4 体温调节示意图

（一）温度感受器

温度感受器是指感受机体各个部位温度变化的特殊结构。依据温度感受器的部位不同,可将其分为外周温度感受器和中枢温度感受器;根据温度感受器感受温度的性质不同,又可将其分为冷感受器和热感受器。

1. 外周温度感受器 外周温度感受器分布于皮肤、黏膜和腹腔内脏等处,可感受外环境冷热的变化。外周温度感受器分为冷感受器和热感受器,这两种感受器分别对一定范围内的温度变化敏感,感受机体局部冷热的改变。其传入冲动既到达大脑皮质引起温度觉,也到达下丘脑的调定点参与调节体温。人体皮肤上冷感受器数量较多,皮肤对冷刺激较为敏感。

2. 中枢温度感受器 中枢温度感受器是指分布在中枢神经系统内的对温度敏感的神经元。下丘脑、脑干网状结构和脊髓等处都含有两种性质不同的温度敏感神经元,即冷敏神经元和热敏神经元,它们能够感受机体深部组织的温度变化,从而参与体温调节。热敏神经元是在局部组织温度升高时发放冲动的频率增加;而冷敏神经元则是在局部组织温度降低时发放冲动的频率增加。其中,在下丘脑的视前区-下丘脑前部(preoptic-anterior hypothalamus area,PO/AH),热敏神经元的数量明显多于冷敏神经元,这提示下丘脑的温度感受器主要感受温度升高的刺激;而在脑干网状结构和下丘脑的弓状核,则以冷敏神经元为主。当局部脑组织的温度波动 0.1 ℃时,这两种神经元的放电频率都会发生一定的变化,且不出现适应现象。

（二）体温调节中枢

从脊髓到大脑皮质的整个中枢神经系统中都存在参与调节体温的神经元。但实验证明,只要保持下丘脑及其以下的神经结构完整,动物虽然在行为等方面可能出现障碍,但仍具有维持体温相对恒定的能力,这说明体温调节的基本中枢主要位于下丘脑。PO/AH 中的某些温度敏感神经元不仅能感受局部脑温的变化,还能对下丘脑以外的部位,如中脑、延髓、脊髓、皮肤和内脏等处的温度变化发生反应,如果破坏 PO/AH 后,与体温调节有关的产热和散热反应都将明显减弱或消失。由此认为,PO/AH 是体温调节中枢实现整合作用的中心部位。

（三）体温调定点学说

体温自主性调节的机制大致可用调定点学说解释。影响机体产热和散热的深部温度有一个精确的阈值,这就是在 PO/AH 设定的一个调定点,如 37 ℃。当体温超过 37 ℃时,热敏神经元兴奋性增强,冷敏神经元兴奋性减弱,使机体散热量增加,产热量减少,体温降低。反之,体温低于 37 ℃时,热敏神经元兴奋性减弱,冷敏神经元兴奋性增强,使机体产热量增加,散热量减少,体温升高,其结果均使体温返回到此调定点温度。这样两个负反馈调节的结果就使体温稳定于此调定点。

在临床上由细菌毒素等致热源所导致的发热,可以用调定点学说来解释。致热源可造成热敏神经元兴奋性降低,PO/AH 对温度的感受阈值升高,使调定点上移,如由原来的 37 ℃上调至 38 ℃,此时实际体温仍保持 37 ℃,而调定点变为 38 ℃。实际体温低于调定点阈值,热敏神经元活动增强,冷敏神经元活动减弱,产热量增加,散热量减少,患者出现畏寒、战栗、无汗等症状。当体温升高到 38 ℃,与调定点持平时,产热与散热平衡,体温维持在 38 ℃,即为发热。阿司匹林等退热药可阻断致热源,使调定点恢复正常。

练习题

一、A₁型题(单句型最佳选择题)

1. 能直接供能的物质是(   )。

A. 磷酸肌酸 　　　　　　　　B. 三磷酸腺苷 　　　　　　　　C. 葡萄糖

D. 环磷酸腺苷 　　　　　　　　E. 蛋白质

2. 对人体的能量代谢影响最大的因素是(   )。

A. 环境温度 　　　　　　　　B. 肌肉活动 　　　　　　　　C. 进食

D. 精神活动 　　　　　　　　E. 食物的特殊动力效应

3. 使基础代谢率增高的主要激素是(   )。

A. 糖皮质激素 　　　　　　　　B. 肾上腺素 　　　　　　　　C. 雌激素

D. 甲状腺激素 　　　　　　　　E. 甲状旁腺激素

4. 女子的基础体温随月经周期而变动,这可能与下列哪种激素有关?(   )

A. 雌激素 　　　　　　　　B. 孕激素 　　　　　　　　C. 甲状腺激素

D. 胰岛素 　　　　　　　　E. 生长激素

5. 体温调节的基本中枢位于(   )。

A. 下丘脑 　　　　　　　　B. 中脑 　　　　　　　　C. 延髓

D. 脑桥 　　　　　　　　E. 脊髓

6. 测量基础代谢率要求的基础条件不包括下列哪一项?(   )

A. 空腹 　　　　　　　　B. 环境温度 20~25 ℃ 　　　　　　　　C. 深睡

D. 安静 　　　　　　　　E. 无精神紧张

二、A₂型题(病例摘要型最佳选择题)

7. 患者,男,30 岁,于 3 天前无明显诱因出现畏寒、发热,伴头痛、呕吐胃内容物、体温 40 ℃左右,在当地诊所给予退热治疗后热退。今日患者再次出现畏寒、发热,伴头痛、恶心、呕吐,急诊入中心医院诊治。经医院检查诊断为疟疾。患者突发畏寒、体温达 40 ℃的主要原因是(   )。

A. 体温调节功能障碍 　　　　B. 皮肤血管扩张 　　　　C. 散热中枢兴奋

D. 产热中枢抑制 　　　　E. 体温调定点上调

(王爱梅)

第八章 肾脏的排泄功能

 学习目标

掌握：肾小球滤过率、肾糖阈及渗透性利尿的概念；尿的生成过程；影响肾小球滤过的因素；小管液溶质浓度、抗利尿激素及醛固酮对尿生成的调节。

熟悉：肾脏在维持内环境稳态中的作用；肾血流量的自身调节；尿量及排尿。

了解：尿液的浓缩和稀释过程及机制。

第一节 概 述

一、排泄

排泄（excretion）是指机体将新陈代谢过程中产生的代谢终产物以及进入机体的异物和体内过剩的物质，经血液循环由排泄器官排出体外的过程。人体内具有排泄功能的器官有肾脏、肺、皮肤、汗腺等，其排泄途径和主要排泄物见表 8-1。其中肾脏是机体最主要的排泄器官，其排出的代谢产物种类最多、数量最大。

表 8-1 人体的排泄途径和主要排泄物

排泄途径	主要排泄物
肾脏	水、无机盐、尿素、尿酸、肌酐、药物、色素等
呼吸道	CO_2、水、挥发性物质等
皮肤	水、无机盐、少量尿素等
消化道	胆色素、无机盐、毒物、铅、汞等

肾脏主要是通过泌尿实现其排泄功能，从而调节人体水、电解质和酸碱平衡，以维持内环境稳态。此外，肾脏还具有内分泌功能，它能产生肾素，参与动脉血压的调节；可产生促红细胞生成素，调节骨髓红细胞的生成；肾的 1α-羟化酶可参与调节钙的吸收和血钙水平；此外肾脏还能产生缓激肽、前列腺素，参与调节局部或全身血管活动等功能。因此，肾脏具有多种功能，本章主要介绍其排泄功能。

二、肾脏的结构和肾血流量

（一）肾单位

肾单位（nephron）是肾脏的基本结构和功能单位，它与集合管共同完成尿的生成过程。人类每侧肾约有 100 万个肾单位，每个肾单位由肾小体和肾小管构成，其组成如下。

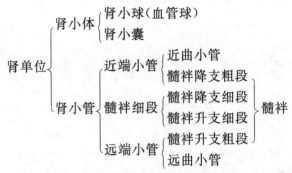

肾单位按其所在的部位可分为皮质肾单位和近髓肾单位两类(图 8-1)。皮质肾单位位于外皮质层和中皮质层,占肾单位总数的 85%～90%,主要参与尿的滤过和重吸收,特点包括:①髓袢较短,只达外髓质层,有的甚至达不到髓质;②肾小球体积较小;③入球小动脉口径比出球小动脉口径粗;④出球小动脉分支形成的肾小管周围毛细血管网,包绕在肾小管的周围,有利于肾小管的重吸收,而近髓肾单位的肾小体位于髓质的内皮质层,占肾单位总数的 10%～15%,主要参与尿的浓缩和稀释。其特点包括:①髓袢长,可伸入到内髓质层,有的甚至可达肾乳头部;②肾小球体积较大;③入球小动脉口径与出球小动脉口径无明显差别;④出球小动脉除形成包绕在邻近的近曲小管和远曲小管周围的毛细血管外,还形成细而长的 U 形直小血管。

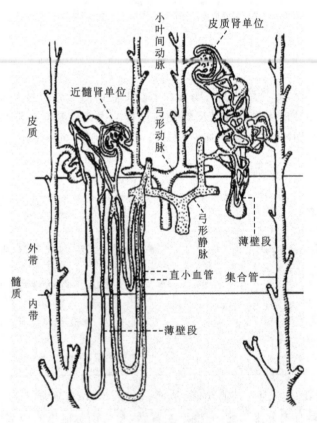

图 8-1　肾单位和肾血管示意图

(二) 球旁器

球旁器由球旁细胞、球外系膜细胞和致密斑三部分组成(图 8-2),主要分布于皮质肾单位。球旁细胞是入球小动脉和出球小动脉中一些特殊分化的平滑肌细胞,细胞内含分泌颗粒,能合成和释放肾素(renin)。致密斑位于远端小管的起始部,由高柱状上皮细胞所构成,它与球旁细胞和球外系膜细胞相接触,能感受小管液中 NaCl 含量的变化,并将其信息传递至球旁细胞,从而调节肾素的分泌和肾小球滤过率。球外系膜细胞分布于入球小动脉、出球小动脉和致密斑之间,具有吞噬和收缩等功能。

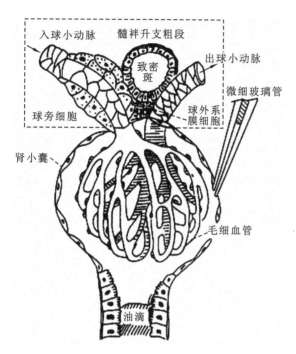

图 8-2 肾小球、肾小囊微穿刺和球旁器示意图

（三）肾血流量的特点及其调节

1. 肾血流量的特点 肾血流量大，是机体供血量最丰富的器官。正常成年人安静时约有 1200 mL/min 的血液流经两肾，相当于心输出量的 20%～25%。其次肾脏血液分布不均匀，肾血流量的 94% 分布在肾皮质，5%～6% 分布在外髓，而不到 1% 的肾血流量分布在内髓。此外，肾脏有两套毛细血管网。血液依次要流过肾小球毛细血管网和肾小管周围毛细血管网，其中肾小球毛细血管血压较高，有利于肾小球滤过；肾小管周围毛细血管内的血浆胶体渗透压较高，有利于肾小管的重吸收。

2. 肾血流量的调节 肾血流量是尿生成的前提。肾血流量的调节包括自身调节、神经-体液调节。

（1）自身调节：在离体肾灌流实验中观察到，当肾动脉灌注压在 80～180 mmHg 范围内变动时，肾血流量保持相对稳定（图 8-3）。一般认为，当肾动脉血压降低时，肾入球小动脉平滑肌紧张性降低，血管舒张，阻力减小，进入入球小动脉的血流量不致减少；反之，当肾动脉血压升高时，肾入球小动脉收缩，口径缩小，阻力增大，以保持肾血流量相对恒定。在不依赖神经和体液因素作用的情况下，肾血流量在一定的动脉血压变动范围内能保持相对稳定的现象，称为肾血流量的自身调节。当动脉血压的变动超出肾脏自身调节能力时，肾血流量会发生相应变化。肾血流量的

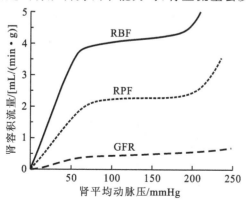

图 8-3 肾血流量的自身调节
RBF：肾血流量；RPF：肾血浆流量；GFR：肾小球滤过率

自身调节有利于维持肾小球滤过率的相对稳定。

（2）神经-体液调节：人球小动脉和出球小动脉的血管平滑肌受肾交感神经的支配。肾交感神经兴奋时通过释放去甲肾上腺素，可使肾血管强烈收缩，肾血流量减少。体液因素中，肾上腺髓质释放的肾上腺素和去甲肾上腺素，循环血液中的血管升压素和血管紧张素Ⅱ，内皮细胞分泌的内皮素等都能使肾血管收缩，肾血流量减少；而肾组织中生成的前列腺素、一氧化氮和缓激肽等可舒张肾血管，使肾血流量增加。

一般情况下，肾主要依靠自身调节来维持肾血流量的相对稳定，以保证其正常的泌尿功能。在紧急情况下，如大出血、中毒性休克、缺氧等状态时，通过神经-体液调节使肾血流量减少，全身血液重新分配，这对维持心、脑等重要器官的血液供应有重要意义。

第二节　尿的生成过程

王某，女，无明显诱因出现颜面水肿、少尿 1 周入院。查体：血压 168/94 mmHg，眼睑及颜面水肿。辅助检查：尿液红细胞（＋＋＋），尿蛋白（＋＋＋＋）；24 h 尿量 320 mL；血尿素氮 11.4 mmol/L，血肌酐 174 μmol/L，血 pH 值为 7.25，HCO_3^- 18 mmol/L，血钾 5.68 mmol/L。肾穿刺活检提示：急进性肾小球肾炎。

具体任务：

1. 试用肾小球的滤过知识分析患者尿量减少，尿液中出现红细胞、蛋白质的原因及生理机制。

2. 运用肾脏在调节内环境稳态方面的功能，分析患者血尿素氮、血肌酐升高的原因；酸中毒及血钾升高的原因及生理机制，并写出分析结果。

尿液生成的过程是在肾单位和集合管中进行的，包括三个基本环节：①肾小球的滤过；②肾小管和集合管的重吸收；③肾小管和集合管的分泌。

知识拓展

微穿刺技术

微穿刺技术是利用显微操作仪将外径 6～10 μm 的微吸管插入肾小囊中。同时，在与囊腔相接部位的近球小管内注入液状石蜡，防止滤液进入肾小管。然后用微吸管直接抽取肾小囊腔中的液体进行化学分析，结果显示，除了蛋白质含量很少外，其余物质都与血浆浓度非常接近，而且渗透压及酸碱度也与血浆相似，由此证明了原尿是血浆的超滤液。

一、肾小球的滤过

【重点提示】
肾小球滤过率的概念。

肾小球的滤过（glomerular filtration）是指当血液流经肾小球毛细血管时，除蛋白质分子外的血浆成分被滤过进入肾小囊腔形成超滤液的过程，即形成原尿。用微穿刺技术获取超滤液，并对其进行分析，结果显示，原尿中的化学成分与去蛋白血浆极为相似。由此证明，原尿就是血浆的超滤液。

单位时间内（每分钟）两肾生成的原尿量或者超滤液量，称为肾小球滤过率（glomerular filtration rate，GFR）。据测定，正常成年人的肾小球滤过率平均为 125 mL/min，故每天两肾生成的原尿总量可达 180 L。肾小球滤过率与肾血浆流量的比值称为滤过分数（filtration fraction，

FF)。正常安静情况下，肾血浆流量为 660 mL/min，则滤过分数约为 19%。这表明流经肾小球毛细血管的血浆约有 1/5 形成原尿，其余 4/5 进入出球小动脉。

（一）滤过膜及其通透性

血浆经肾小球毛细血管滤过进入肾小囊，其间通过的结构称为滤过膜（图 8-4）。它由毛细血管内皮细胞、基膜和肾小囊脏层上皮细胞的足突构成，每层结构上都存在着不同直径的孔道，构成了滤过膜的机械屏障（表 8-2）。此外，由于滤过膜各层均含有带负电荷的物质（主要为糖蛋白），因此起到电学屏障的作用，它可限制带负电荷的分子物质（如血浆白蛋白）滤过。

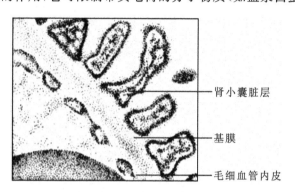

图 8-4 滤过膜示意图

肾小囊脏层
基膜
毛细血管内皮

表 8-2 滤过膜的组成与机械屏障

	组成	机械屏障作用
内层	毛细血管内皮细胞	其上有直径 50~100 nm 的窗孔，可允许血浆蛋白通过，血细胞不能通过
中层	基膜	其上的网孔直径为 2~8 nm，决定了滤过分子的大小，蛋白质很难通过，是机械屏障的主要部位
外层	肾小囊脏层上皮细胞	上皮细胞上覆盖的裂孔膜上有直径 4~14 nm 的微孔，有阻止血浆蛋白通过作用

正常人两侧肾脏总的肾小球滤过面积达 1.5 m² 左右，且保持相对稳定。不同物质通过滤过膜的能力取决于被滤过的物质分子的大小及其所带的电荷。一般来说，分子有效半径小于 2.0 nm 的带正电荷或呈电中性的物质，可以自由滤过，如葡萄糖、水、Na⁺ 等；有效半径大于 4.2 nm 的物质则不能滤过；有效半径介于 2.0~4.2 nm 之间的各种物质随着有效半径的增大，其滤过量逐渐降低。滤过膜的通透性不仅取决于滤过膜上孔径的大小，还取决于滤过膜所带的电荷，其中以前者为主。因此，滤过膜的机械屏障和电学屏障决定了原尿中没有血细胞和蛋白质，其他成分与血浆相似。

（二）肾小球有效滤过压

肾小球有效滤过压与组织液生成的有效滤过压相似，它是由滤过的动力与阻力两部分的差值组成的。滤过的动力是肾小球毛细血管血压和肾小囊内超滤液的胶体渗透压；阻力是血浆胶体渗透压和肾小囊内压（图 8-5），即

肾小球有效滤过压＝（肾小球毛细血管血压＋囊内胶体渗透压）
－（血浆胶体渗透压＋肾小囊内压）

但由于肾小囊超滤液中的蛋白质含量极低，故囊内胶体渗透压几乎为 0 mmHg，故以上公式转化为

肾小球有效滤过压＝肾小球毛细血管血压－（血浆胶体渗透压＋肾小囊内压）

由于入球小动脉粗而短，血流阻力小；出球小动脉细而长，血流阻力大，所以血液在流经肾小球毛细血管时血压下降不多，入球小动脉端的血压和出球小动脉端的血压几乎相等，即肾小球毛细血管血压为 45 mmHg。肾小囊内压较为恒定，约为 10 mmHg。而肾小球毛细血管内的血浆胶体渗透压却不是固定不变的，当血液流经肾小球毛细血管时，水和晶体物质不断被滤过，生成

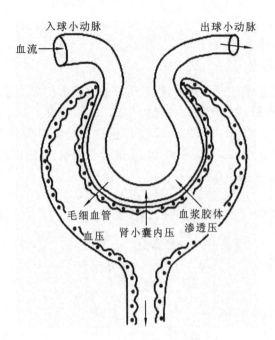

图 8-5　肾小球有效滤过压示意图

超滤液,造成血浆中的蛋白质浓度逐渐升高,因此血浆胶体渗透压也随之升高。在入球小动脉端的血浆胶体渗透压约为 25 mmHg,出球小动脉端的血浆胶体渗透压约为 35 mmHg,故

　　入球端

$$有效滤过压=45-(25+10)=10（mmHg）$$

表示有滤液生成。

　　出球端

$$有效滤过压=45-(35+10)=0$$

表示无滤液生成。

　　由此可见,当滤过阻力等于滤过动力时,有效滤过压下降到零,此时滤过作用停止,无滤液生成,即达到滤过平衡。因此,尽管平时两肾所有的肾单位都在活动,但并非肾小球毛细血管全长都有滤过,只有从入球小动脉端到滤过平衡点的这一段毛细血管才产生了滤过作用。滤过平衡越靠近入球小动脉端,有滤过作用的毛细血管长度就缩短,肾小球滤过率降低;反之亦然。因此,在其他因素不变时,肾小球滤过率取决于有滤过作用的毛细血管长度,而有滤过作用的毛细血管长度取决于血浆胶体渗透压上升的速度和达到滤过平衡的位置(图 8-6)。

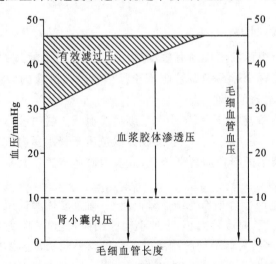

图 8-6　肾小球毛细血管血压、血浆胶体渗透压和肾小囊内压对肾小球滤过率的影响

（三）影响肾小球滤过的因素

肾小球的滤过受很多因素的影响,其中主要包括有效滤过压、滤过膜的面积和通透性以及肾血浆流量。

1. 有效滤过压 有效滤过压主要由三个因素组成,凡是影响肾小球毛细血管血压、肾小囊内压和血浆胶体渗透压的因素都可改变有效滤过压,从而影响肾小球滤过。

（1）肾小球毛细血管血压:在正常情况下,当动脉血压在 80～180 mmHg 范围内变动时,由于肾血流量的自身调节,肾小球毛细血管血压可保持相对稳定,故肾小球滤过率基本不变。但若动脉血压超出了自身调节的范围,肾小球滤过率就会发生相应的改变。如动脉血压低于80 mmHg时,可引起交感神经兴奋,使肾脏入球小动脉收缩,肾血流量、肾小球毛细血管血量和毛细血管血压下降,从而使肾小球滤过率减少,出现少尿甚至无尿。

【重点提示】
结合临床理解影响肾小球滤过的因素。

知识拓展

高血压患者的尿量变化

在高血压病早期,若动脉血压未超过 180 mmHg,由于肾入球小动脉的自身调节作用,肾小球滤过率基本不变,故尿量无影响。即使当动脉血压升高到 180 mmHg 以上时,也不会出现肾小球滤过率明显增加。因为虽然肾小球毛细血管血压升高,有效滤过压增大,肾小球滤过率增多,但此时滤过速度加快,血浆胶体渗透压上升的速度也加快。所以最终导致有效滤过作用的毛细血管长度增加不明显,尿量无明显增加。而在高血压病晚期,由于入球小动脉硬化,口径缩小,致血流阻力增大,肾小球毛细血管血压可明显降低,使肾小球滤过率减少而导致尿量减少,出现少尿甚至无尿。

（2）肾小囊内压:正常情况下,肾小囊内压比较稳定。只有在病理情况下,如肾盂或输尿管结石、肿瘤压迫或其他原因引起输尿管阻塞时,导致小管液或者终尿不能排出,从而逆行性导致肾小囊内压升高,最终使肾小球滤过率减少。

（3）血浆胶体渗透压:正常人血浆胶体渗透压变动范围不大,对肾小球滤过率影响不明显。但当静脉输入大量生理盐水,或病理情况下如肝功能严重受损使血浆蛋白合成减少;毛细血管通透性增大使血浆蛋白丢失时,会造成血浆蛋白浓度降低,血浆胶体渗透压下降,有效滤过压增大,从而使肾小球滤过率增加,尿量增多。

2. 滤过膜的面积和通透性 正常情况下,滤过膜的面积和通透性保持相对稳定。但在某些病理情况下可发生变化。如急性肾小球肾炎时,因肾小球毛细血管管腔狭窄或阻塞,使滤过膜面积减少,肾小球滤过率下降,可出现少尿甚至无尿。此外,某些肾脏疾病、缺血、缺氧等可使滤过膜上带负电荷的糖蛋白减少或消失,或者导致滤过膜的结构破坏,最终使滤过膜的机械屏障和电学屏障作用减弱,其通透性增大,使血浆蛋白甚至血细胞漏出,而出现蛋白尿、血尿。

3. 肾血浆流量 在其他条件不变时,肾血浆流量与肾小球滤过率成正变关系。当肾血浆流量增加时,如静脉大量输入生理盐水,肾小球毛细血管内血浆胶体渗透压上升的速度减慢,滤过平衡靠近出球小动脉端,有效滤过压和滤过面积增加,肾小球滤过率也将随之增加。相反,肾血浆流量减少时,血浆胶体渗透压的上升速度加快,滤过平衡就靠近入球小动脉端,有效滤过压和滤过面积就减少,则肾小球滤过率也减少。在剧烈运动、失血、缺氧和中毒性休克等情况下,由于肾交感神经强烈兴奋,可引起肾血流量和肾血浆流量显著减少,从而使肾小球滤过率也显著减少。

二、肾小管和集合管的重吸收

肾小球滤过形成的原尿进入肾小管后,称为小管液。小管液在流经肾小管和集合管后,同原尿相比,终尿的质和量均发生了明显的变化。由此可见,肾小管和集合管具有选择性重吸收和分泌作用。肾小管和集合管的重吸收(reabsorption)是指肾小管上皮细胞将小管液中的物质转运至血液的过程。

【重点提示】
肾小管重吸收能力最强的部位。

（一）重吸收的部位及方式

肾小管和集合管的重吸收方式主要有主动转运和被动转运两种(其机制详见第二章)。被动转运包括渗透和扩散;主动转运分为原发性主动转运和继发性主动转运。其中原发性主动转运包括钠泵、质子泵和钙泵等;继发性主动转运包括 Na^+-葡萄糖、Na^+-氨基酸、K^+-Na^+-2 Cl^- 同向转运以及 Na^+-H^+、Na^+-K^+ 逆向转运等。

肾小管和集合管的重吸收具有选择性。其中氨基酸、葡萄糖全部被重吸收,水和电解质大部分被重吸收,尿素只有小部分被重吸收,而肌酐则完全不被重吸收(图 8-7)。此外,肾小管各段对物质的重吸收能力不同,其中近端小管是重吸收的主要部位,其重吸收的物质种类最多,数量最大。正常情况下,小管液中的葡萄糖、氨基酸等营养物质,几乎全部在近端小管重吸收;HCO_3^-、水和 Na^+、K^+、Cl^- 等大部分也在此被重吸收;余下的水和盐类绝大部分在髓袢、远端小管和集合管重吸收,少量随尿排出。

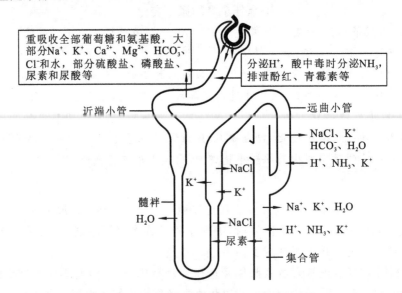

图 8-7 肾小管和集合管的重吸收及其分泌示意图

（二）几种物质的重吸收

由于肾小管各段和集合管的结构和功能不同,因此对小管液中物质的转运方式及其转运机制等亦有不同。以下讨论几种重要物质的重吸收。

1. NaCl 和水的重吸收 除髓袢降支细段外,肾小管各段和集合管对 Na^+ 均有重吸收能力;除髓袢升支外,肾小管各段和集合管对水也都有重吸收能力。因此,小管液中 99% 以上的 NaCl 和水被重吸收入血。而 65%～70% 的 NaCl 和水在近端小管被重吸收;约 2/3 在近端小管的前半段经跨细胞转运途径被重吸收;余下 1/3 在近端小管的后半段经细胞旁途径被重吸收(图 8-8)。

在近端小管的前半段,由于上皮细胞基底侧膜上钠泵的作用,Na^+ 被泵至细胞间隙,使细胞内 Na^+ 浓度降低,因此,小管液中的 Na^+ 则顺浓度梯度进入上皮细胞内。此外,小管液中的 Na^+ 还可由管腔膜上的 Na^+-H^+ 交换体进行逆向转运以及由 Na^+-葡萄糖、Na^+-氨基酸同向转运体被转运到上皮细胞内。随后这些细胞内的 Na^+ 又被基底侧膜上的钠泵泵出细胞,进入细胞间隙。由于细胞间隙的 Na^+ 浓度升高,使渗透压升高,在渗透作用下,小管液中的水通过跨上皮细胞和紧密连接(即细胞旁路)两种途径便不断进入细胞间隙。由于上皮细胞在管腔膜的紧密连接是相对密闭的,因此进入细胞间隙中的静水压升高,促使 Na^+ 和水被重吸收进管周毛细血管。在近端小管的后半段,由于 HCO_3^- 重吸收速度明显大于 Cl^- 重吸收,Cl^- 便留在小管液中,小管液中 Cl^- 浓度比细胞间隙液中浓度高 20%～40%。因此,Cl^- 顺浓度梯度经细胞旁路进入细胞间隙进行被动

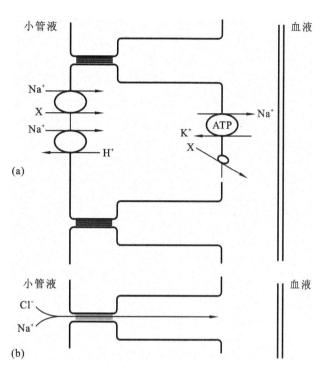

图 8-8　近端小管重吸收 NaCl 的示意图

（a）近端小管的前半段 X 代表葡萄糖、氨基酸、磷酸盐和 Cl^- 等　（b）近端小管的后半段的细胞旁途径转运

重吸收。由于 Cl^- 的被动重吸收，导致小管液中正离子相对增多，造成管腔内带正电荷，管腔外带负电，在这种电位差作用下，Na^+ 顺电位梯度也经细胞旁路进行重吸收。由于水在整个近端小管的重吸收是通过渗透作用进行的，因此该段物质的重吸收是等渗性重吸收，小管液为等渗液。

在髓袢，小管液中约 20％ 的 NaCl 被重吸收，约 15％ 的水被重吸收。其中，髓袢降支细段对 NaCl 的通透性极低，但对水的通透性很高。因此，水被不断渗透到管周组织液，使小管液的渗透压逐渐升高。而髓袢升支对 NaCl 的通透性很高，对水几乎不通透，因此使该段小管液的渗透压逐渐降低。髓袢升支细段和粗段重吸收 NaCl 有不同的机制。细段是顺浓度差的被动扩散；而粗段重吸收 NaCl 则通过 K^+-Na^+-$2Cl^-$ 同向转运实现，属继发性主动转运（图 8-9）。

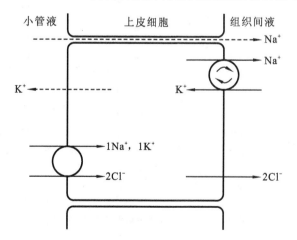

图 8-9　髓袢升支粗段重吸收 Na^+、K^+ 和 Cl^- 的示意图

在远端小管和集合管，约 12％ 的 NaCl 被重吸收，此处对 NaCl 及水的重吸收可根据机体的水、盐平衡状况进行调节。其中 Na^+ 的重吸收主要受醛固酮的调节，水的重吸收则主要受抗利尿激素的调节。该段水的重吸收量对终尿尿量的影响很大。

2. K^+ 的重吸收　小管液中 65％～70％ 的 K^+ 在近端小管进行重吸收，25％～30％ 在髓袢进

NOTE

行重吸收,而远端小管和集合管既能重吸收 K^+ 也能分泌 K^+。终尿中的 K^+ 主要就是由远端小管和集合管分泌的。此外,K^+ 的重吸收是主动重吸收,至于其机制尚不清楚。

3. HCO_3^- 的重吸收 正常由肾小球滤过的 HCO_3^- 约有80%在近端小管进行重吸收。由于小管液中的 HCO_3^- 不易通过管腔膜,因此它先与肾小管分泌的 H^+ 结合生成 H_2CO_3,再分解为 CO_2 和水。由于 CO_2 是高脂溶性的,故以单纯扩散的形式迅速通过管腔膜进入上皮细胞内,在碳酸酐酶的催化下生成 H_2CO_3,H_2CO_3 又解离出 H^+ 和 HCO_3^-。H^+ 通过 Na^+-H^+ 逆向转运进入小管液中,HCO_3^- 与 Na^+ 形成 $NaHCO_3$,被重吸收回血液(图 8-10)。由此可见,小管液中的 HCO_3^- 是以 CO_2 的形式被重吸收,而且在近端小管中 HCO_3^- 的重吸收比 Cl^- 优先。

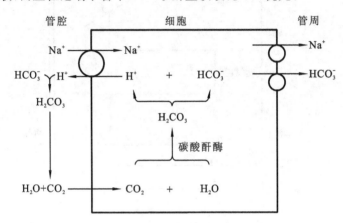

图 8-10 近端小管重吸收 HCO_3^- 的示意图

4. 葡萄糖的重吸收 肾小囊超滤液中的葡萄糖浓度和血糖浓度相等,但正常情况下,终尿中几乎不含葡萄糖,这说明原尿中的葡萄糖在流经肾小管时全部被重吸收。实验表明,葡萄糖的重吸收部位仅限于近端小管,特别是近端小管的前半段,其余各段肾小管都没有重吸收葡萄糖的能力。

近端小管上皮细胞的管腔膜上有 Na^+-葡萄糖同向转运体,当小管液中的 Na^+ 和葡萄糖与转运体结合后,就被转运入细胞内,属继发性主动转运(图 8-11)。进入细胞内的葡萄糖则通过易化扩散被转运至细胞间隙,然后被重吸收回血。

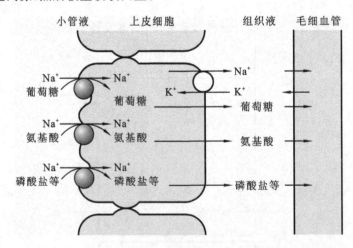

图 8-11 近端小管对葡萄糖、氨基酸和磷酸盐等的重吸收示意图

【重点提示】
肾糖阈的概念。

近端小管对葡萄糖的重吸收是有一定限度的。当血液中葡萄糖的浓度高于 $10.08\ mmol/L$ 时,部分近端小管上皮细胞对葡萄糖的吸收已达到极限,未被重吸收的葡萄糖将随尿排出,出现糖尿。通常将这种尿中刚出现葡萄糖时的最低血糖浓度称为肾糖阈(renal threshold for glucose)。随着血糖浓度的升高,原尿中葡萄糖的含量也进一步增加,当超过肾糖阈时,糖尿的排出率则随血糖浓度的升高而平行增加。

NOTE

5. 其他物质的重吸收 小管液中的氨基酸、HPO_4^{2-}、SO_4^{2-} 等物质的重吸收机制与葡萄糖相似，需要 Na^+ 的帮助，属继发性主动转运(图 8-11)。

三、肾小管和集合管的分泌

肾小管和集合管的分泌(secretion)是指肾小管和集合管上皮细胞将自身产生的物质或血液中的物质转运到小管液的过程。肾小管和集合管主要分泌 H^+、NH_3 和 K^+，这对调节体内酸碱及电解质平衡具有重要意义。

(一)H^+ 的分泌

肾小管和集合管的上皮细胞均可分泌 H^+，但主要在近端小管分泌。H^+ 的分泌有两种机制，即在近端小管通过 Na^+-H^+ 交换实现，而在远曲小管和集合管则通过 H^+ 泵实现，其中以前者为主。

在近端小管上皮细胞内主要通过 Na^+-H^+ 逆向转运实现 H^+ 的分泌，Na^+ 进入细胞，H^+ 则被分泌到小管液中(图 8-10)。由于在 Na^+-H^+ 交换过程中，每分泌一个 H^+，可重吸收一个 Na^+ 和一个 HCO_3^-。因此，H^+ 的分泌与 HCO_3^- 的重吸收密切相关，H^+ 的分泌可促进 HCO_3^- 的重吸收，起到排酸保碱的作用，这对维持体内酸碱平衡具有非常重要的意义。

(二)NH_3 的分泌

NH_3 是肾小管上皮细胞在代谢过程中经谷氨酰胺脱氨后产生的，其分泌主要发生在远曲小管和集合管。NH_3 是脂溶性物质，可通过细胞膜自由扩散而被分泌到小管液中。进入小管液的 NH_3 与其中的 H^+ 结合成 NH_4^+，NH_4^+ 的生成可降低小管液中 NH_3 和 H^+ 的浓度，这样既加速 NH_3 向小管液的继续扩散，也促进 H^+ 的继续分泌(图 8-12)。生成的 NH_4^+ 则与强酸盐，如 NaCl 的负离子(Cl^-)结合形成铵盐(NH_4Cl)随尿排出。而强酸盐的正离子(Na^+)则通过 Na^+-H^+ 交换进入肾小管上皮细胞，然后和细胞内的 HCO_3^- 一起被重吸收回血。由此可见，NH_3 的分泌与 H^+ 的分泌密切相关，NH_3 的分泌不仅促进 H^+ 的分泌而排酸，也促进 $NaHCO_3$ 的重吸收；反之，H^+ 的分泌被抑制，则 NH_3 的分泌减少，而在慢性酸中毒时，NH_3 的分泌则会增加。因此，NH_3 的分泌是肾脏调节酸碱平衡的重要机制之一。

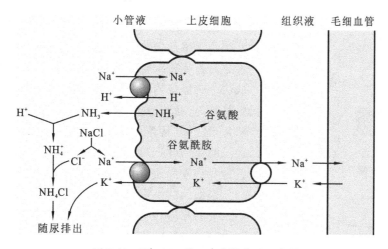

图 8-12 H^+、NH_3 和 K^+ 分泌关系示意图

(三)K^+ 的分泌

尿中的 K^+ 主要是由远端小管和集合管的上皮细胞所分泌。K^+ 的分泌与 Na^+ 的重吸收密切相关，即以 Na^+-K^+ 交换的形式进行。小管液中的 Na^+ 被主动重吸收入细胞内的同时，K^+ 被分泌到小管液中。在远端小管和集合管，由于 Na^+-K^+ 交换和 Na^+-H^+ 交换都依赖 Na^+，故两者有竞争性抑制现象。如在酸中毒时，H^+ 生成增多，Na^+-H^+ 交换增强，则 Na^+-K^+ 交换减弱，故尿 K^+ 排出减少而引起血 K^+ 浓度升高。反之，高血钾的患者，由于血 K^+ 浓度增高，Na^+-K^+ 交换增强,则 Na$^+$-H$^+$ 交换减弱而最终导致血液中 H$^+$ 浓度升高。正常情况下,机体 K$^+$ 的代谢特点:多吃多排,少吃少排,但不吃也排。因此,临床上对于长期不能进食或肾功能不全的患者,要注意监测血 K$^+$ 浓度,保持血 K$^+$ 浓度的相对稳定。此外,K$^+$ 的分泌还受机体其他因素的调节如醛固酮。

（四）其他物质的分泌

肾小管上皮细胞还可分泌肌酐。青霉素、酚红和一些利尿剂可与血浆蛋白结合后,在近端小管被主动分泌到小管液中。其中,进入机体的酚红有 94% 是被主动分泌到小管液中随尿排出的。因此,临床上检测尿中酚红的排泄量可作为判断近端小管排泄功能的粗略指标。

第三节　尿液的浓缩和稀释

尿液的浓缩和稀释是根据尿液渗透压与血浆渗透压相比较而言的。终尿的渗透压高于血浆渗透压,称为高渗尿,表示尿液被浓缩;终尿的渗透压低于血浆渗透压,称为低渗尿,表示尿液被稀释;终尿的渗透压与血浆渗透压相等,称为等渗尿,提示肾的浓缩和稀释能力严重减退。肾脏对尿液的浓缩和稀释有利于维持体液的渗透压稳定和机体水的平衡。所以,测定尿液的渗透压可以了解肾脏的浓缩和稀释功能。

一、尿液的稀释

尿液的稀释是由于小管液中的溶质易被重吸收而水不易被重吸收而造成的,其主要发生在远端小管和集合管。在髓袢升支粗段上皮细胞对水和尿素不易通透,但能主动重吸收 NaCl,由于 NaCl 不断被重吸收,故小管液渗透压逐渐下降成为低渗溶液。如果机体内水过多造成血浆晶体渗透压下降,可使抗利尿激素的释放减少,远曲小管和集合管对水的通透性下降,水不能被重吸收,而小管液中的 NaCl 继续被重吸收,因此小管液的渗透压进一步下降形成低渗尿,即尿液被稀释。若抗利尿激素完全缺乏或肾小管和集合管缺乏抗利尿激素受体时,每天机体可排出高达 20 L的低渗尿,从而出现尿崩症。

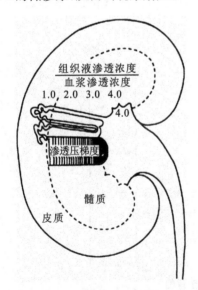

图 8-13　肾髓质渗透压梯度示意图
（线条越密,表示渗透浓度越高）

二、尿液的浓缩

尿液的浓缩也发生在远端小管和集合管,是由于小管液中的水被重吸收而溶质留在小管液中造成的。肾脏对水的重吸收要求肾小管周围组织液是高渗的。用冰点降低法测定鼠肾的渗透压,发现在肾皮质组织液的渗透压与血浆相等,在肾髓质组织液的渗透压高于血浆,且从外髓部到内髓部,其渗透压逐渐升高,在乳突部可高达血浆渗透压的 4 倍(图 8-13)。这种肾髓质高渗梯度的存在是促进远曲小管和集合管重吸收水分,使尿液得以浓缩的基础。当低渗的小管液流经远曲小管和集合管时,由于管周组织液为高渗,加上抗利尿激素的作用,水便不断被重吸收,小管液被高度浓缩,形成高渗尿。因此,肾髓质的高渗梯度是尿浓缩的必备条件;抗利尿激素的释放量,是决定尿浓缩程度的关键因素。

（一）肾髓质高渗梯度的形成过程及机制

肾髓质高渗梯度的形成主要是由于肾小管各段对水和溶质的通透性不同所造成的(表 8-3,图 8-14)。

1. 髓袢升支粗段　该段对水不通透,但可主动重吸收 NaCl,故小管液在流经该段时,随着 NaCl 的主动重吸收,小管液的浓度和渗透压均逐渐降低,而升支粗段管周组织液的渗透压逐渐升高形成髓质高渗。因此,外髓部组织间隙液的高渗是 NaCl 主动重吸收形成的。越靠近皮质部,渗透压越低;越靠近内髓部,渗透压越高,于是形成了外髓部的高渗梯度。

表 8-3　各段肾小管和集合管对几种物质的通透性及结果

	水通透性	Na⁺ 通透性	尿素通透性	结　　果
髓袢降支细段	易	不易	不易	小管液渗透压逐渐升高
髓袢升支细段	不易	易通透	中等度	内髓部组织液渗透压升高; 小管中高渗液沿走向下降
髓袢升支粗段	不易	主动重吸收	不易	外髓部组织液渗透压升高; 小管液变成低渗液
远曲小管	有 ADH 易	主动重吸收 受醛固酮调节	不易	小管液中尿素浓度升高
集合管	有 ADH 易	主动重吸收 受醛固酮调节	仅内髓易	内髓组织液渗透压升高 受 ADH 调节参与尿液浓缩

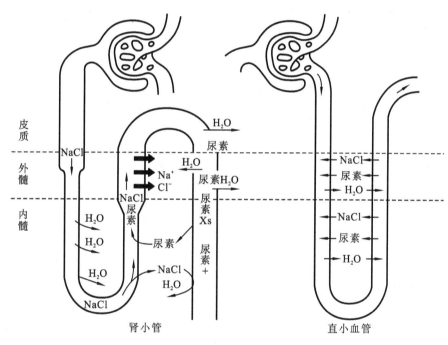

图 8-14　尿浓缩机制示意图

(粗箭头表示髓袢升支粗段主动重吸收 Na⁺ 和 Cl⁻;髓袢升支粗段和远曲小管前段对水不通透;Xs 表示未被重吸收的溶质)

2. 髓袢降支细段　该段水易通透,但 NaCl 和尿素不易通透,在内髓组织高渗透压的作用下,小管液中的水分不断被重吸收,使小管液中 NaCl 浓度和渗透压逐渐增高,在髓袢折返处达到最高值。

3. 髓袢升支细段　该段对水不通透,对 NaCl 能通透,对尿素中等度通透。当小管液从内髓部向皮质方向流动时,NaCl 不断向组织间液扩散,结果小管液的 NaCl 浓度越来越低。由于髓袢升支粗段主动重吸收 NaCl,使小管液流向远端小管时变为低渗液,而髓质则形成高渗液。

4. 髓质集合管　尿素除在近端小管被重吸收外,髓袢升支对尿素中等度通透,内髓部集合管对尿素高度通透,其余部位对尿素几乎不通透。因此,当小管液流经远曲小管时,由于水的重吸收,小管液中尿素的浓度逐渐升高,到达内髓部集合管时,尿素则顺浓度差迅速向内髓部组织液扩散,使内髓部渗透压增高。因此内髓部组织液的高渗是由尿素和 NaCl 共同形成的。由于髓袢升支细段对尿素有一定的通透性,且小管液中尿素的浓度比管外组织液低,故髓质组织液中的尿素可扩散进入髓袢升支细段小管液,并随小管液重新进入内髓部,再扩散到内髓部组织液,这样就形成尿素的再循环。尿素的再循环有助于内髓高渗梯度的形成和进一步加强。由此可见,髓祥升支粗段对 NaCl 的主动重吸收是整个肾髓质高渗梯度形成的主要动力,而尿素和 NaCl 是建立肾髓质高渗梯度的主要物质。

(二)直小血管在维持肾髓质高渗梯度的作用

肾髓质主要靠直小血管的逆流交换作用,保持高渗梯度。直小血管与髓祥平行,呈 U 形,对水和溶质都有高度的通透性。当血液经直小血管降支下行时,由于其周围组织液中的 NaCl 和尿素的浓度逐渐增高,故顺浓度差扩散入直小血管,而直小血管中的水则渗出到组织液中,结果造成越靠近内髓部,其直小血管中的血浆渗透压越高,到髓祥折返处达最高值。当直小血管内血液沿升支回流时,由于其中的 NaCl 和尿素浓度比同一水平的组织液高,因此 NaCl 和尿素又不断向组织液扩散,而水又重新渗透入直小血管。可见,逆流交换过程使直小血管将肾髓质中多余的溶质和水带回血液,从而维持肾髓质的高渗梯度。

第四节　尿生成的调节

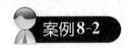

患者,女,有"2 型糖尿病"15 年,血糖控制不佳,既往尿量较多,近两周突然出现尿量减少、颜面水肿而就诊。查体:T 37.8 ℃,BP160/110 mmHg,颜面水肿、苍白,双下肢水肿,余无特殊。辅助检查,尿糖(＋＋＋),尿蛋白(＋＋＋),24 h 尿量 380 mL,血尿素氮 11.4 mmol/L,血肌酐 172 μmol/L。临床初步考虑:2 型糖尿病,糖尿病肾病,肾衰。

具体任务:

1. 运用生理学知识分析患者的尿糖为什么呈阳性?在糖尿病早期为什么尿量会增多?

2. 总结影响尿液生成的因素。

尿的生成过程包括肾小球滤过、肾小管和集合管的重吸收及分泌。因此,凡是影响这三个基本过程中的任一过程都会影响尿的生成。而有关肾小球滤过的因素前文已述,本节主要讨论影响肾小管、集合管重吸收和分泌的因素,主要包括神经调节、体液调节和自身调节。

一、自身调节

(一)小管液溶质的浓度

由于肾小管内外的渗透压梯度是水重吸收的动力,因此如果小管液中的溶质浓度升高,其渗透压也升高,就会阻碍肾小管对水的重吸收,结果使小管液中的 Na^+ 被稀释而使浓度降低,小管液和上皮细胞内的 Na^+ 浓度梯度减小,从而使 Na^+ 的重吸收减少,结果尿量增多,这种现象称为渗透性利尿。糖尿病患者或正常人进食大量葡萄糖后出现多尿,就是由于肾小管不能将葡萄糖全部重吸收回血液,使小管液中的葡萄糖含量增多,渗透压升高,结果妨碍了水和 NaCl 的重吸收所造成。根据渗透性利尿的原理,临床上给患者使用可被肾小球滤过而又不被肾小管重吸收的物质(如甘露醇等)也可产生同样的利尿效应。

(二)球-管平衡

近端小管对溶质和水的重吸收随肾小球滤过率的变动而发生变化。肾小球滤过率增大,近端小管对 Na^+ 和水的重吸收率也增大;反之,肾小球滤过率减少,近端小管对 Na^+ 和水的重吸收率也减少。实验证明,不论肾小球滤过率增大还是减小,近端小管是定比重吸收,即近端小管的重吸收率始终占肾小球滤过率的 65%～70%,这种现象称为球-管平衡(glomerulo tubular balance)。其生理意义在于使尿中排出的 Na^+ 和水不致因肾小球滤过率的增减而发生大幅度的变化。但在某些情况下,球-管平衡可被破坏,如渗透性利尿时,肾小球滤过率不变,但近端小管重吸收率减少,尿量明显增多。

知识拓展

球-管平衡障碍与水肿

目前认为,球-管平衡障碍与临床上某些水肿的形成机制有关。例如,充血性心衰时,肾灌注压和血流量明显下降。但由于出球小动脉发生代偿性收缩,因此肾小球滤过率仍能保持原有水平,而滤过分数将变大。此时,近端小管周围毛细血管的血压下降而血浆胶体渗透压增高,加速小管周围组织间液进入毛细血管,组织间隙内静水压因而下降,使小管细胞间隙内的 Na^+ 和水加速进入管周毛细血管,引起 Na^+ 和水的重吸收增加。因此,重吸收率将超过 65%,于是体内钠盐潴留,细胞外液量增多,出现水肿。

二、神经调节

肾血管主要受交感神经的支配,当兴奋时通过释放去甲肾上腺素产生以下作用:使肾血管收缩,由于它对入球小动脉的作用比出球小动脉明显,因而使肾小球毛细血管血流量和毛细血管血压下降,导致肾小球滤过率降低;促进球旁细胞分泌肾素,通过肾素-血管紧张素-醛固酮系统,使 NaCl 和水的重吸收增加;另外,它还可直接作用于近端小管和髓袢上皮细胞,增加其对 NaCl 和水的重吸收。

三、体液调节

(一)抗利尿激素

抗利尿激素即血管升压素,是由 9 个氨基酸残基组成的多肽,是下丘脑视上核和室旁核神经元胞体合成的。它的生理作用主要是提高远曲小管和集合管上皮细胞对水的通透性,从而增加对水的重吸收,使尿液浓缩,尿量减少,起到抗利尿作用。

抗利尿激素的分泌和释放受多种因素的调节,其中主要影响因素是血浆晶体渗透压和循环血量。

1. 血浆晶体渗透压 血浆晶体渗透压的改变是调节抗利尿激素释放的最重要因素。当血浆晶体渗透压升高时,可刺激下丘脑视上核和室旁核及其周围区域的渗透压感受器,使抗利尿激素合成和释放增加。当人体大量出汗或发生严重的呕吐、腹泻时,可引起机体失水多于溶质的丢失,从而使血浆晶体渗透压升高,刺激抗利尿激素的分泌,促进肾小管和集合管对水的重吸收,使尿量减少,尿液浓缩;相反,人体大量饮清水后,体液稀释,血浆晶体渗透压降低,使抗利尿激素合成和释放减少或者停止,水的重吸收减少,使尿量增多,尿液稀释。这种大量饮用清水后,尿量明显增多的现象称为水利尿。如果饮用的是等渗盐水(0.9%NaCl 溶液),则尿量不出现饮清水后的上述变化(图 8-15)。

【重点提示】

1. 注意区别渗透性利尿与水利尿。

2. 理解大量饮清水、大量出汗或急性大出血,尿液有何变化,为什么?

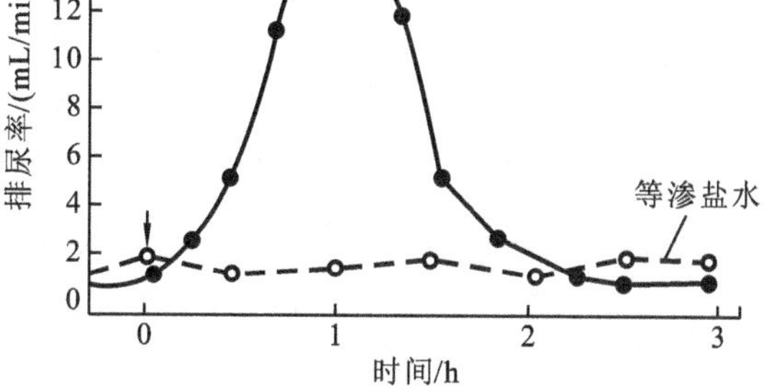

图 8-15 一次饮 1 L 清水和饮 1 L 等渗盐水后的排尿率(箭头表示饮水时间)

2. 循环血量 当循环血量降低5%～10%时,位于左心房和胸腔大静脉的容量感受器(心肺感受器),可经迷走神经反射性地调节抗利尿激素的合成和释放。当循环血量减少时,容量感受器所受刺激减弱,经迷走神经传入中枢的冲动减少,使抗利尿激素合成和释放增多,尿量减少,有利于血容量的恢复;反之,当循环血量增多时,容量感受器所受的刺激增强,抑制抗利尿激素的合成和释放,使尿量增加,血容量回降。

3. 其他因素 当动脉血压升高时,可刺激颈动脉窦压力感受器,反射性抑制抗利尿激素的合成和释放;当动脉血压低于正常水平时,抗利尿激素释放增加。此外,疼痛、应激刺激、低血糖、血管紧张素Ⅱ及某些药物如吗啡等,均可刺激抗利尿激素的释放;而乙醇可抑制抗利尿激素的释放。

(二) 醛固酮

醛固酮是由肾上腺皮质球状带细胞分泌的一种激素。它的主要作用是促进远曲小管和集合管上皮细胞对 Na^+ 的主动重吸收,同时促进 Cl^- 和水的重吸收以及 K^+ 的排泄。因此,醛固酮有保 Na^+、保水、排 K^+,维持细胞外液容量稳定的作用。醛固酮的分泌主要受肾素-血管紧张素-醛固酮系统和血 K^+、血 Na^+ 浓度的调节。

1. 肾素-血管紧张素-醛固酮系统 肾素、血管紧张素、醛固酮三类激素的合成、分泌过程详见第四章,它们之间有密切的功能联系,因此称为肾素-血管紧张素-醛固酮系统(图8-16)。

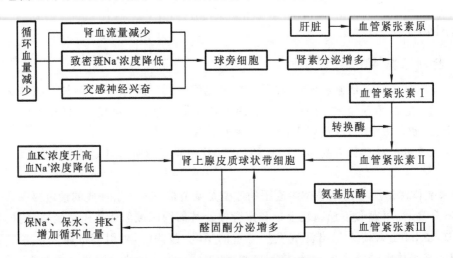

图 8-16 肾素-血管紧张素-醛固酮系统

2. 血 K^+ 和血 Na^+ 的浓度 当血 K^+ 浓度升高或血 Na^+ 浓度降低时,可直接刺激肾上腺皮质球状带细胞分泌醛固酮;反之,血 K^+ 浓度降低或血 Na^+ 浓度升高,则抑制醛固酮的分泌。实验证明,血 K^+ 浓度的变化对醛固酮的调节更为敏感。

(三) 心房钠尿肽

心房钠尿肽(atrial natriuretic peptide,ANP)是由心房肌细胞合成和释放的一种多肽激素。血容量过多、头低足高位、中心静脉血压升高等均可使心房壁受牵拉,从而刺激心房肌细胞释放ANP。ANP的主要作用是使血管平滑肌舒张和促进肾脏排钠、排水。其作用机制包括:①ANP可使集合管上皮细胞管腔膜上的钠通道关闭,抑制NaCl的重吸收,从而减少对水的重吸收。此外ANP可对抗ADH的作用,直接抑制集合管对水的重吸收。②抑制肾素、醛固酮及ADH的分泌,使NaCl和水重吸收减少。③ANP能使入球小动脉舒张,增加肾血浆流量,使肾小球滤过率增大。

第五节 尿液及其排放

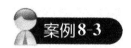案例8-3

患者因眼睑水肿、少尿3天入院。1周前曾发生上呼吸道感染。查体：眼睑水肿，咽部红肿，心肺(一)，血压126/90 mmHg。尿常规检查：红细胞(＋＋＋)，尿蛋白(＋＋＋)，红细胞管型5/HP；24 h尿量260 mL，血尿素氮11.4 mmol/L，血肌酐172 μmol/L。临床诊断：急性肾小球肾炎。

具体任务：

运用尿液的理化特性，正确评价分析患者尿液检查是否正常。写出尿液检查的正确结果及临床意义。

一、尿液

尿液作为机体很重要的排泄物之一，其质和量除反映肾脏本身的结构及功能状态外，还可反映机体其他各个方面的功能变化。因此，临床上将尿量及尿液理化性质的检验作为一项重要的检查指标。

（一）尿量

正常成人尿量为1.0～2.0 L/d，平均为1.5 L/d。当摄入的水过多和（或）出汗很少时，尿量可超过2.0 L/d；而当摄入的水过少和（或）出汗很多时，尿量可少于1.0 L/d。正常成人每天产生的固体代谢产物约为35 g，至少需要0.5 L尿量才能将其溶解并排出。如尿量长期保持在2.5 L/d以上，为多尿(polyuria)；尿量在0.1～0.5 L/d，为少尿(oliguria)；尿量少于0.1 L/d，为无尿(anuria)。以上均属异常尿量。长期多尿会使机体丢失大量水分，引起脱水；少尿或无尿会造成机体内代谢产物的堆积，从而破坏内环境的稳态。

（二）尿液的理化特性

正常尿液为淡黄色，透明，比重为1.015～1.025。尿少或存放时间较长时，尿液颜色会加深且变浑浊。服用某些药物或在某些病理情况下，尿液的颜色也可发生变化，如出现血尿、血红蛋白尿和乳糜尿等。尿液的主要成分是水，占95％～97％，其余是溶质，溶质以电解质和非蛋白含氮化合物为主。正常人尿液中的糖和蛋白质的含量极少，用临床常规方法难以测出。如尿中检测出含有糖或蛋白质，在排除生理性原因外则为异常。尿液的pH值介于5.0～7.0之间，其酸碱度主要与饮食有关，临床上可通过测定可滴定酸($H_2PO_4^-$)和NH_4^+的含量来反映尿液的酸碱度。荤素杂食者，因尿中硫酸盐和磷酸盐较多，尿液偏酸性，pH值约为6.0。素食者，因尿中酸性产物较少而碱性物质较多，尿液偏碱性。

二、排尿

尿的生成是个连续不断的过程。生成的尿液，经集合管、肾盏、肾盂和输尿管被送入膀胱。当尿液在膀胱内贮存达到一定量时，即可引起排尿反射，将尿液经尿道排出体外。

（一）膀胱和尿道的神经支配

支配膀胱和尿道的神经有盆神经、腹下神经、阴部神经(图8-17)。

1. 盆神经 盆神经起自骶髓2～4侧角，属副交感神经，它兴奋时引起膀胱逼尿肌收缩、尿道内括约肌舒张，促进排尿。

2. 腹下神经 腹下神经起自脊髓腰段，属交感神经，兴奋时可引起膀胱逼尿肌舒张、尿道内括约肌收缩，抑制排尿。

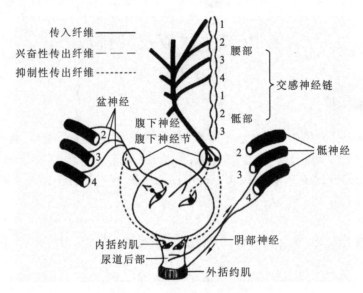

图 8-17 膀胱的神经支配

3. 阴部神经 阴部神经起自骶髓,属躯体运动神经,因此,其所支配的尿道外括约肌的活动可受意识的控制。阴部神经兴奋时,引起尿道外括约肌收缩。排尿反射时,可反射性抑制阴部神经的活动,引起尿道外括约肌舒张。

上述三种神经都含有感觉传入纤维。盆神经能感受膀胱壁被牵拉的程度,可传导膀胱充盈的感觉;腹下神经中含有可传导膀胱痛觉的传入神经;阴部神经含有传导尿道感觉的传入神经。

(二)排尿反射

排尿是一个脊髓反射过程,但受脑高级中枢的随意控制。当膀胱内尿量达到 $0.4\sim0.5$ L 时,膀胱壁上的牵张感受器受到刺激,特别是后尿道的感受器受刺激而兴奋,冲动沿盆神经传入排尿反射的初级中枢即脊髓骶段,同时,冲动经脊髓上传到达脑干和大脑皮质的排尿反射高级中枢,并产生尿意。如条件允许,排尿反射高级中枢发出的冲动将加强初级中枢的兴奋,使盆神经传出冲动增多,引起膀胱逼尿肌收缩、尿道内括约肌舒张,于是尿液被压向后尿道。进入后尿道的尿液又刺激后尿道感受器,冲动沿传入神经再次传至初级中枢,可进一步反射性地加强初级中枢的活动,使膀胱逼尿肌收缩更强、尿道外括约肌舒张,于是尿液被排出。由此可见,排尿反射是一个正反馈过程,而且这一正反馈过程可反复进行,直至排完膀胱内的尿液为止(图 8-18)。若条件不允许排尿,则机体可有意识地通过高级中枢的活动来抑制排尿,即通过使腹下神经和阴部神经传出冲动增多以抑制排尿。

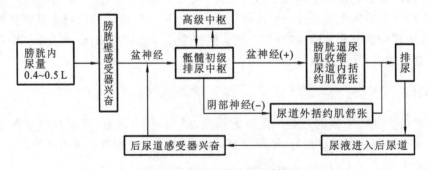

图 8-18 排尿反射过程示意图

由此可见,高级中枢对骶髓初级排尿中枢有兴奋或抑制作用。脑桥可产生抑制和兴奋作用;大脑皮质则主要产生抑制作用,以控制排尿反射活动。小儿因大脑皮质尚未发育完善,对排尿反射初级中枢的控制能力较弱,故排尿次数多,易发生遗尿。此外,排尿反射弧中的任何一个环节发生障碍,或者排尿的初级中枢与高级中枢失去联系均可导致排尿异常,临床上常见的排尿异常有尿频、尿潴留和尿失禁。当膀胱有炎症或受机械性刺激(如膀胱结石)时,排尿次数过多,称为尿频。如果脊髓骶段受损、盆神经或阴部神经功能障碍,以及尿道压迫、阻塞等都可使膀胱中的尿液充盈过多而不能排出,称为尿潴留。当脊髓骶段以上受损或机体处于昏迷时,虽然脊髓排尿反射的反射弧完好,但骶髓初级排尿中枢与高级中枢失去功能联系,排尿便失去了意识控制,可出现尿失禁。

练习题

一、A_1型题(单句型最佳选择题)

1. 人体最重要的排泄器官是( )。

A. 肺 　　　　　　　　B. 肝脏 　　　　　　　　C. 肾脏

D. 皮肤 　　　　　　　　E. 消化道

2. 动脉血压在 80～180 mmHg 范围内波动时,肾血流量能保持不变,这是由于( )。

A. 肾血流量的自身调节 　　　B. 神经调节 　　　　　　C. 体液调节

D. 神经和体液共同调节 　　　E. 反馈调节

3. 肾小球滤过率是指( )。

A. 一侧肾脏每分钟生成的超滤液量 　　　B. 两侧肾脏每分钟生成的超滤液量

C. 两侧肾脏每分钟生成的尿量 　　　　　D. 一侧肾脏每分钟生成的尿量

E. 两侧肾脏每分钟的血浆流量

4. 超滤液中葡萄糖含量( )。

A. 高于血浆 　　　　　　B. 低于血浆 　　　　　　C. 与血浆相同

D. 与小管液相同 　　　　E. 与终尿相同

5. 血浆与原尿中的化学成分显著不同的是( )。

A. 葡萄糖 　　　　　　　B. 蛋白质 　　　　　　　C. 尿素

D. NaCl 　　　　　　　　E. NaHCO₃

6. 使肾小球滤过率增高的因素是( )。

A. 全身动脉血压升高 　　　　　　B. 肾小球毛细血管血压降低

C. 血浆胶体渗透压降低 　　　　　　D. 肾小囊内静水压升高

E. 血浆晶体渗透压降低

7. 各段肾小管中,重吸收物质能力最强的部位是( )。

A. 集合管 　　　　　　　B. 远曲小管 　　　　　　C. 髓袢升支粗段

D. 髓袢降支 　　　　　　E. 近端小管

8. 近端小管 HCO_3^- 被重吸收的主要形式是( )。

A. H_2CO_3 　　　　　　B. HCO_3^- 　　　　　　C. CO_2

D. OH^- 　　　　　　　E. $NaHCO_3$

9. 正常人尿中无葡萄糖是由于( )。

A. 葡萄糖相对分子质量大,不能通过滤过膜

B. 葡萄糖带负电荷,不能被滤过

C. 正常人血糖浓度低于肾糖阈

D. 原尿中的葡萄糖全部被近端小管重吸收

E. 原尿中的葡萄糖低于血糖浓度

10. 参与尿液浓缩和稀释调节的主要激素是( )。

A. 肾素 　　　　　　　　B. 血管紧张素 　　　　　　C. 醛固酮

D. 抗利尿激素 　　　　　E. 前列腺素

11. 下列情况属于渗透性利尿的是( )。

A.大量饮清水后多尿   B.静脉注射甘露醇引起尿量增加

C.大量输液后引起多尿   D.抗利尿激素分泌障碍引起的尿崩症

E.醛固酮分泌减少

12. 促进抗利尿激素释放的因素是(　　)。

A.血浆胶体渗透压升高   B.血浆晶体渗透压升高   C.血浆胶体渗透压下降

D.血浆晶体渗透压下降   E.动脉血压升高

13. 下列哪种情况醛固酮分泌将增多?(　　)

A.血 Na^+ 浓度升高、血 K^+ 浓度降低   B.血 Na^+ 浓度降低、血 K^+ 浓度升高

C.血 Ca^{2+} 浓度升高   D.血 Cl^- 浓度升高

E.血中葡萄糖浓度升高

14. 下列关于肾小管和集合管分泌 H^+ 的叙述错误的是(　　)。

A.酸中毒时,H^+ 分泌增多,可导致低血钾

B.肾小管分泌 H^+ 主要是通过 Na^+-H^+ 交换机制实现

C.分泌 H^+ 可促进 HCO_3^- 的重吸收

D.NH_3 的分泌增强时,H^+ 的分泌也会增强

E.远曲小管和集合管主要通过 H^+ 泵实现 H^+ 分泌

15. 多尿是指每昼夜尿量为(　　)。

A.>2.5 L   B.$0.1\sim0.5$ L   C.<0.1 L

D.1.5 L   E.$1.0\sim2.0$ L

16. 高位截瘫患者排尿障碍表现为(　　)。

A.尿失禁   B.尿潴留   C.无尿

D.尿崩症   E.以上全不是

17. 排尿反射的初级中枢位于(　　)。

A.大脑皮质   B.下丘脑   C.延髓

D.脊髓腰段   E.脊髓骶段

18. 盆神经受损时,排尿功能障碍的表现是(　　)。

A.尿失禁   B.尿频   C.尿潴留

D.多尿   E.少尿

19. 注射去甲肾上腺素引起少尿的主要原因是(　　)。

A.肾小球毛细血管血压降低   B.血浆胶体渗透压升高   C.肾小囊内压升高

D.滤过膜的通透性降低   E.血管升压素分泌增多

20. 醛固酮的主要作用是(　　)。

A.减弱肾小球滤过作用

B.增加远曲小管和集合管对水的通透性

C.促进肾小管收缩,减少肾血流量

D.促进远曲小管和集合管对钠离子的主动重吸收

E.促进肾小管对钙离子的重吸收

21. 滤过分数是指(　　)。

A.肾小球滤过率/肾血浆流量   B.肾血浆流量/肾血流

C.肾血流量/肾血浆流量   D.肾小球滤过率/肾血流量

E.肾血流量/心输出量

22. 肾小球毛细血管内血浆滤出的直接动力是(　　)。

A.入球小动脉血压   B.出球小动脉血压   C.肾小球毛细血管血压

D.全身动脉血压   E.肾动脉血压

二、**A₂型题**(病例摘要型最佳选择题)

23. 患儿,男,8岁,因上呼吸道感染后出现眼睑水肿,尿少3天入院。尿常规检查:红细胞(++),尿蛋白(++),红细胞管型0~3/HP;24 h尿量260 mL。临床诊断:急性肾小球肾炎。患者出现少尿的原因是( )。

    A. 滤过膜的通透性增大   B. 滤过膜的总面积减小   C. 有效滤过压减小

    D. 滤过膜的通透性减小   E. 以上都不是

24. 以上病例中,患儿出现血尿、蛋白尿的原因是( )。

    A. 滤过膜的通透性增大   B. 滤过膜的总面积减小   C. 有效滤过压减小

    D. 滤过膜的通透性减小   E. 以上都不是

25. 患者,女,52岁,因多饮、多尿、多食,消瘦乏力3个月入院。查空腹血糖10.2 mmol/L,尿糖(+++)。诊断为2型糖尿病。患者多尿的原因是( )。

    A. 肾小球滤过率增加   B. 渗透性利尿   C. 水利尿

    D. 血管升压素分泌减少   E. 醛固酮分泌减少

(胡秋芳　张晓丽)

第九章　感觉器官的功能

学习目标

掌握：眼的调节过程；中耳的功能及声波传入内耳的途径。

熟悉：感受器的一般生理特性；眼的折光异常及矫正；视网膜的光化学反应；视敏度、视野、暗适应、明适应等视觉生理现象；前庭器官的功能。

了解：内耳的功能；嗅觉和味觉器官。

第一节　概　　述

各种感觉都是通过特定的感受器(receptor)或感觉器官、传入神经和大脑皮质的共同活动而产生的。本章所述内容仅限于感受器或感觉器官的功能，而各种感觉的最终形成与中枢神经系统的功能密不可分，这些内容将在第十章中进一步加以阐述。

一、感受器与感觉器官

感受器是指分布于体表或组织内部的一些专门感受机体内、外环境变化的结构或装置。最简单的感受器就是感觉神经末梢，如体表和组织内部与痛觉有关的游离神经末梢；也有些感受器是在裸露的神经末梢周围包绕一些由结缔组织构成的被膜样结构，如环层小体、触觉小体和肌梭等；另外体内还有一些结构和功能上都高度分化了的感受细胞，如视网膜中的视杆细胞和视锥细胞是光感受细胞，耳蜗中的毛细胞是声感受细胞等，这些感受细胞连同它们的附属结构就构成了复杂的感觉器官(sense organ)。高等动物最主要的感觉器官有眼、耳、前庭、鼻腔的嗅上皮、舌的味蕾等，这些感觉器官都分布在头部，称为特殊感觉器官。

机体的感受器种类繁多，其分类方法也各不相同。感受器根据分布部位不同，可分为内感受器(interoceptor)和外感受器(exteroceptor)。内感受器感受机体内部的环境变化，而外感受器则感受外界的环境变化。外感受器还可进一步分为距离感受器和接触感受器，如视、听、嗅觉感受器可归属于距离感受器，而触、压、味、温度觉感受器可归类于接触感受器。内感受器也可再分为本体感受器(proprioceptor)和内脏感受器(visceral receptor)。本体感受器是感知任一时刻身体在空间位置的感受器，如肌梭等；内脏感受器是存在于内脏和内部器官中的感受器。

二、感受器的一般生理特性

（一）感受器的适宜刺激

一种感受器通常只对某种特定形式的能量变化最敏感，这种形式的刺激就称为该感受器的适宜刺激(adequate stimulus)。例如一定波长的电磁波是视网膜感光细胞的适宜刺激，一定频率的机械振动是耳蜗毛细胞的适宜刺激等。但是，感受器并不只是对适宜刺激有反应，非适宜刺激也可引起一定的反应，但所需刺激强度通常要比适宜刺激大得多。例如，所有感觉器官均能为电流所兴奋，大多数感受器对突发的压力和化学环境的变化有反应，打击眼部可刺激视网膜感光细胞产生光感等。

（二）感受器的换能作用

各种感受器能把作用于它们的各种形式的刺激能量转换为传入神经的动作电位,这种能量转换称为换能作用(transducer function)。因此,可以把感受器看成是生物换能器。在换能过程中,一般不是直接把刺激能量转变为神经冲动,而是先在感受器细胞或感觉神经末梢产生一种过渡性的电位变化,在感受器细胞的称为感受器电位(receptor potential),在感觉神经末梢的称为发生器电位(generator potential)。对于神经末梢感受器来说,发生器电位就是感受器电位,其感觉换能部位与脉冲发生的部位相同;但对于特化的感受器来说,发生器电位是感受器电位传递至神经末梢的那一部分,其感觉换能部位与脉冲发生的部位不同。

（三）感受器的编码作用

感受器在把外界刺激转换为神经动作电位时,不仅发生了能量的转换,而且把刺激所包含的环境变化的信息也转移到了动作电位的序列之中,起到了信息的转移作用,这就是感受器的编码(coding)作用。关于感受器将刺激所包含的环境变化信息内容编码在传入神经的电信号序列中的详细机制,目前还不十分清楚。

（四）感受器的适应现象

当某一恒定强度的刺激持续作用于一个感受器时,感觉神经纤维上动作电位的频率会逐渐降低,这一现象称为感受器的适应(adaptation)。适应的程度可因感受器的类型不同而有很大的差别,通常可把它们区分为快适应感受器和慢适应感受器两类。前者以皮肤触觉感受器为代表,例如给皮肤的环层小体施加恒定的压力刺激时,仅在刺激开始后的短时间内有传入冲动发放,以后虽然刺激仍在作用,但其传入冲动的频率却很快降到零。这类感受器对于刺激的变化十分灵敏,适于传递快速变化的信息,这对生命活动是十分重要的,它有利于机体探索新异的物体或障碍物,有利于感受器和中枢再接受新的刺激。慢适应感受器以肌梭、颈动脉窦和关节囊感受器为代表,它们的共同特点是,在刺激持续作用时,一般仅在刺激开始后不久出现冲动频率的轻微降低,以后可以较长时间维持在这一水平。感受器的这种慢适应过程对动物的生命活动也具有重要的意义,它有利于机体对某些功能状态进行长时间持续的监测,并根据其变化随时调整机体的功能。

第二节 特殊感觉器官

一、视觉器官

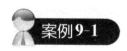

患者,女,49岁,因突然发作的剧烈眼胀、视力锐减、头疼、眼球坚硬如石、结膜充血伴恶心、呕吐而入院。查体:T 37 ℃、R 18 次/分、P110 次/分、BP 180/100 mmHg,眼压 30 mmHg。实验室检查:视盘凹陷增大。

具体任务:

患者为什么会出现剧烈眼胀、视力锐减、头疼、眼球坚硬如石等症状?

眼内与产生视觉有关的结构是眼的折光系统和视网膜(图 9-1)。折光系统由角膜、房水、晶状体和玻璃体组成;视网膜上所含的感光细胞及其相联系的双极细胞和视神经节细胞,构成眼的感光系统。人眼的适宜刺激是波长为380～760 nm 的电磁波,在这个可见光谱的范围内,来自外界物体的光线,透过眼的折光系统成像在视网膜上。视网膜含有对光刺激高度敏感的视杆细胞和视锥细胞,这两类细胞能将外界光刺激所包含的视觉信息转变成电信号,并在视网膜内进行编码、加工,由视神经传向视觉中枢做进一步分析,最后形成视觉。

NOTE

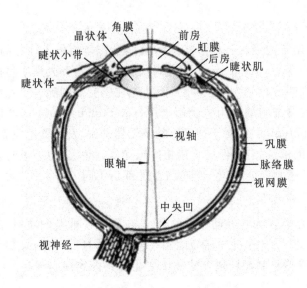

图 9-1　右眼水平切面示意图

(一) 眼的折光功能

　　人眼的折光系统是一个复杂的光学系统。摄入眼内的光线,通过角膜、房水、晶状体和玻璃体四种折射率不同的介质,并通过四个屈光度不同的折射面(即角膜的前表面和后表面,晶状体的前表面和后表面)才能在视网膜上形成物像。入射光线的折射主要发生在角膜的前表面。正常人眼在安静而不进行调节时,它的折光系统后主焦点的位置,恰好是视网膜所在的位置。对人眼和一般光学系统来说,来自 6 m 以外物体的各发光点的光线,都可以认为是平行光线,因此这些光线可以在视网膜上形成清晰的物像。当然,人眼不是无条件地能看清任意远处的物体。如果来自某物体的光线过弱,或光线在空间和眼内传播时被散射或吸收,那么,它们到达视网膜时已减弱到不足以兴奋感光细胞的程度,这样就不能被感知;另外,如果物体过小或离眼的距离过远,则在视网膜上成像就过小,如果小到视网膜分辨能力限度以下时,也不能被感知。

(二) 眼的调节

　　人眼的调节即折光能力的改变,主要是靠改变晶状体的折光能力来实现的。另外,瞳孔的调节及双眼球会聚,对于在视网膜上形成清晰的物像也起着重要作用。

【重点提示】
晶状体的调节
过程。

　　1. 晶状体的调节　　晶状体是一个富有弹性的双凸透镜形的透明体,它由晶状体囊和晶状体纤维组成。其周边由悬韧带将其与睫状体相连。当看远物时,睫状肌处于松弛状态,这时悬韧带保持一定的紧张度,晶状体受悬韧带的牵引,其形状相对扁平;当看近物时,可反射性地引起睫状肌收缩,导致连接晶状体囊的悬韧带松弛,晶状体由于其自身的弹性而向前和向后凸出,尤以前凸更为明显。晶状体的变凸使其前表面的曲率增加,折光能力增强,从而使物像前移而成像在视网膜上。

　　2. 瞳孔的调节　　正常人眼瞳孔的直径在 1.5~8.0 mm 之间,瞳孔的大小可以调节进入眼内的光量,当视近物时,可反射性地引起双侧瞳孔缩小,称为瞳孔近反射或瞳孔调节反射。瞳孔缩小可以减少进入眼的光量并减少折光系统的球面相差和色相差,使视网膜成像更为清晰。瞳孔的大小主要由环境中光线的亮度所决定,当环境较亮时,瞳孔缩小,环境变暗时,瞳孔散大。瞳孔的大小由于入射光量的强弱而变化称为瞳孔对光反射。瞳孔对光反射是眼的一种重要适应功能。这一反射的意义在于调节进入眼内的光量,使视网膜不致因光量过强而受到损害,也不会因光量过弱而影响视觉。

　　3. 双眼球会聚　　当双眼注视一个由远移近的物体时,双眼视轴向鼻侧会聚的现象,称为双眼球会聚。双眼球会聚是由于双眼球内直肌反射性收缩所致,也称辐辏反射,其意义在于双眼同时看一近物时,物像仍可落在两视网膜的对称点上,因此不会发生复视。其反射途径是在上述晶状体调节中传出冲动到达正中核后再经动眼神经核与动眼神经传至双眼球内直肌,引起该肌收缩,从而使双眼球发生会聚。

（三）眼的折光异常

正常人眼无需做任何调节就可以使平行光线聚焦于视网膜上,因而可以看清远处的物体;经过调节的眼,只要物体离眼的距离不小于近点,也能看清 6 m 以内的物体,这种眼称为正视眼。若眼的折光能力异常,或眼球形态异常,使平行光线不能聚焦在安静未调节眼的视网膜上,则称为非正视眼,也称为屈光不正。眼的折光异常包括近视、远视和散光。

1. 近视(myopia) 近视的发生是由于眼球前后径过长(轴性近视)或折光系统的折光能力过强(屈光性近视),故远处物体发出的平行光线被聚焦在视网膜前方,在视网膜上形成模糊的物像(图 9-2)。近视眼看近物时,由于近物发出的是辐射光线,故不需调节或只做较小程度的调节,就能使光线聚焦在视网膜上。因此,近视眼的近点和远点都移近。近视眼可用凹透镜加以矫正。

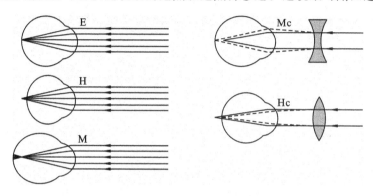

图 9-2 眼的折光异常及矫正

2. 远视(hyperopia) 远视的发生是由于眼球的前后径过短(轴性远视)或折光系统的折光能力太弱(屈光性远视)所致。新生儿的眼轴往往过短,多呈远视。在发育过程中眼轴逐渐变长,一般至 6 岁时成为正视眼。对于远视眼,来自远物的平行光线聚焦在视网膜的后方,因而不能清晰地成像在视网膜上(图 9-2)。远视眼的特点是看远物时就需要进行调节,看近物时,需要做更大程度的调节才能看清物体,因此远视眼的近点比正视眼远。由于远视眼不论看近物还是远物都需要进行调节,故易发生调节疲劳,尤其是做近距离作业或长时间阅读时可因调解疲劳而产生头痛。远视眼可用凸透镜矫正。

3. 散光(astigmatism) 正常人眼的角膜表面呈正球面,球面上各个方向的曲率半径都相等,因而到达角膜表面各个点上的平行光线经折射后均能聚焦在视网膜上。但是多数散光眼的角膜表面在不同方向的曲率半径并不相等,部分经曲率半径较小的角膜表面折射的光线,将聚焦于视网膜前方;部分经曲率半径正常的角膜表面折射的光线将聚焦于视网膜上;而部分经曲率半径较大的角膜表面折射的光线,则聚焦于视网膜后方。因此平行光线经角膜表面各个方向进入眼后不能在视网膜上形成焦点,因而造成视物不清或物像变形。除角膜外,晶状体表面曲率异常也可引起散光。纠正散光通常用柱面镜。

（四）眼的感光功能

来自外界的光线,通过眼的折光系统在视网膜上所形成的物像还是一种物理范畴的像,它与外界物体通过照相机中的透镜组在底片上成像并无原则上的区别。但视觉系统最终在主观意识上形成的"像",则是属于意识或心理范畴的主观映像,它由来自视网膜的神经信息最终在视觉中枢内形成。作为眼的感光部分,视网膜的基本功能是感受光刺激,并将其转换为神经纤维上的电活动。

1. 视网膜的感光换能系统 在人和大多数脊椎动物的视网膜中存在着两种感光换能系统,即视杆系统和视锥系统。视杆系统又称晚光觉或暗视觉(scotopic vision)系统,由视杆细胞和与它们相联系的双极细胞以及神经节细胞等组成,它们对光的敏感度较高,能在昏暗环境中感受弱光刺激而引起暗视觉,但无色觉,对被视物细节的分辨能力较差。视锥系统又称昼光觉或明视觉

(photopic vision)系统,由视锥细胞和与它们相联系的双极细胞及神经节细胞等组成。它们对光的敏感性较差,只有在强光条件下才能被激活,但视物时可以辨别颜色,且对被视物的细节具有较高的分辨能力。

(1) 视杆细胞的感光换能机制:19 世纪末,就有人从视网膜中提取一定纯度的视色素,即视紫红质(rhodopsin),它在暗处呈紫红色。实验证明,这些视色素具有一定的光谱吸收特性,视紫红质的吸收峰在 500 nm 左右,它的光谱吸收与该动物在暗视觉时的光谱敏感性曲线相一致。这一事实十分重要,它提示这种视色素的光化学作用可能是晚光觉的基础。

知识拓展

三原色学说

早在 19 世纪初期,Young 和 Helmholtz 就提出了视觉的三原色学说。该学说认为在视网膜上分布有三种不同的视锥细胞,分别含有对红、绿、蓝三种光敏感的视色素。当某一波长的光线作用于视网膜时,可以一定的比例使三种视锥细胞分别产生不同程度的兴奋,这样的信息传至中枢时,就产生某一种颜色的感受。

(2) 视锥细胞的换能:视锥细胞的视色素由视蛋白和 11-顺型视黄醛结合而成,只是视蛋白的分子结构略有不同。正是由于视蛋白分子结构中的这种微小差异,决定了与它结合在一起的视黄醛分子对某种波长的光线最为敏感,因而才可以区分出三种不同的视色素,由此产生三原色学说。当光线作用于视锥细胞时,最终在相应的神经节细胞上产生动作电位。视锥细胞功能的重要特点是它具有辨别颜色的能力。正常视网膜可分辨波长 380~760 nm 之间的 150 种不同颜色,每种颜色都与一定波长的光线相对应。

2. 视网膜的光化学反应 视紫红质的光化学反应:视紫红质是一种结合蛋白质,由一分子视蛋白(opsin)和一分子视黄醛(retinal/retinene)的生色基团组成。视紫红质在光照时迅速分解为视蛋白和视黄醛,这是一个多阶段反应。目前认为,视黄醛分子在光照时发生分子构象的改变,即由一种分子构象较为弯曲的 11-顺型视黄醛(11-*cis* retinal)转变为一种分子构象较直的全反型视黄醛(all-*trans* retinal)。视黄醛分子构象的这种改变,导致视蛋白分子构象也发生改变,从而使视黄醛和视蛋白逐渐分离,视蛋白分子构象的改变可经过较复杂的信号传递系统的活动,诱发视杆细胞出现感受器电位。在这一过程中,视色素失去颜色,称为漂白。

视紫红质的光化学反应是可逆的,在暗处又可重新合成,其反应的平衡点取决于光照的强度。人在暗处视物时,实际上是既有视紫红质的分解,又有它的合成,这是人在暗处能不断视物的基础;光线越暗,合成过程越超过分解过程,视网膜中处于合成状态的视紫红质数量也越多,从而使视网膜对弱光越敏感;相反,人在亮处时,视紫红质分解大于合成,使视杆细胞几乎失去感受光刺激的能力。事实上,此时人的视觉是依靠视锥系统来完成的,视锥系统在弱光下不足以被刺激,而在强光条件下视杆细胞中的视紫红质较多地处于分解状态时,视锥系统就取而代之成为强光刺激的感受系统。在视紫红质分解和再合成的过程中,有一部分视黄醛被消耗,依赖于从食物中吸收的维生素 A(大部分贮存于肝)来补充。因此,如果长期维生素 A 摄入不足,会影响人的暗视觉,引起夜盲症(nyctalopia)。

3. 与视觉有关的生理现象

(1) 视力:眼对物体细小结构的分辨能力,称为视力或视敏度(visual acuity)。正常人眼的视敏度以人所能看清楚的最小视网膜物像的大小为指标,这一指标大致相当于视网膜中央凹处一个视锥细胞的平均直径(4~5 nm)。国际标准视力表就是根据这个原理设计的。

(2) 暗适应和明适应:当人长时间在明亮环境中而突然进入暗处时,最初看不见任何东西,经过一定时间后,视觉敏感度才逐渐提高,能逐渐看见暗处的物体,这种现象称为暗适应(dark adaptation)。暗适应是人眼在暗处对光的敏感度逐渐提高的过程。相反,当人长时间在暗处而突然进入明亮处时,最初感到一片耀眼的光亮,也看不清物体,稍待片刻后才能恢复视觉,这种现象称为明适应(light adaptation)。明适应的进程很快,通常在几秒钟内即可完成。其机制是视杆细胞在暗处蓄积了大量的视紫红质,进入亮处遇到强光时迅速分解,因而产生耀眼的光感。

(3)视野:用单眼固定地注视前方一点时,该眼所能看到的空间范围,称为视野(visual field)。视野的最大界限应以它和视轴形成的夹角的大小来表示。在同一光照条件下,不同颜色的目标物测得的视野大小不一,白色视野最大,其次为黄色、蓝色,再次为红色,绿色视野最小。视野的大小可能与各类感光细胞在视网膜中的分布范围有关。另外,由于面部结构(鼻和额)阻挡视线,也影响视野的大小和形状。如一般人的颞侧和下方的视野较大,而鼻侧与上方的视野较小。

(4)视后像和融合现象:注视一个光源或较亮的物体,然后闭上眼睛,这时可以感觉到一个光斑,其形状和大小均与该光源或物体相似,这种主观的视觉后效应称为视后像。如果给以闪光刺激,则主观上的光亮感觉的持续时间比实际的闪光时间长,这是由于光的后效应所致。后效应的持续时间与光刺激的强度有关。通常情况下,视后像仅持续几秒到几分钟。如果光刺激很强,视后像的持续时间也较长。如果用重复的闪光刺激人眼,当闪光频率较低时,主观上常能分辨出一次又一次的闪光。当闪光频率增加到一定程度时,重复的闪光刺激可引起主观上的连续光感,这一现象称为融合现象(fusion phenomenon)。融合现象是由于闪光的间歇时间比视后像的时间更短而产生的。

(5)双眼视觉和立体视觉:在某些哺乳类动物,如牛、马、羊等,它们的两眼长在头的两侧,因此两眼的视觉完全不重叠,左眼和右眼各自感受不同侧面的光刺激,这些动物仅有单眼视觉(monocular vision)。人和灵长类动物的双眼都在头部的前方,两眼的鼻侧视野相互重叠,因此凡落在此范围内的任何物体都能同时被两眼所见,两眼同时看某一物体时产生的视觉称为双眼视觉(binocular vision)。当双眼视物时,两眼视网膜上各形成一个完整的物像,由于眼外肌的精细协调运动,可使来自物体同一部分的光线成像于两眼视网膜的对称点上,并在主观上产生单一物体的视觉,称为单视。眼外肌瘫痪或眼球内肿瘤压迫等都可使物像落在两眼视网膜的非对称点上,因而在主观上产生有一定程度相互重叠的两个物体的感觉,称为复视(diplopia)。当双眼视物时,主观上可产生被视物体的厚度以及空间的深度或距离等感觉,称为立体视觉(stereopsis)。双眼视觉的优点是可以弥补单眼视野中的盲区缺损,扩大视野,并产生立体视觉。

二、听觉与前庭器官

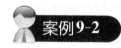

案例9-2

患者,男,32岁,因外伤5 h入院,患者家属主诉患者于5 h前被摩托车撞倒在地,当场昏迷约10 min,随后逐渐清醒,自觉头晕、头痛、听力下降。查体:T 38.5 ℃、R 18次/分、P110次/分、BP 120/85 mmHg,双瞳孔等大,反应正常。

具体任务:

1. 试分析造成患者听力下降的原因。

2. 患者入院后还需做哪些辅助检查?

听觉(hearing)的外周感受器官是耳,它由外耳、中耳和内耳组成。由声源振动引起空气产生的疏密波,通过外耳和中耳组成的传音系统传递到内耳,经内耳的换能作用将声波的机械能转变为听神经纤维上的神经冲动,后者传入大脑皮质的听觉中枢,产生听觉。

人耳的适宜刺激是空气振动的疏密波,通常人耳能感受的振动频率范围为20~20000 Hz,感受声波的压强范围为0.00002~100 Pa。对于每一种频率的声波,都有一个刚能引起听觉的最小强度,称为听阈(hearing threshold)。当声音的强度在听阈以上继续增加时,听觉的感受也相应增强,但当强度增加到某一限度时,它引起的将不单是听觉,同时还会引起鼓膜的疼痛感觉,这个限度称为最大可听阈。人耳最敏感的声波频率在 1000～3000 Hz 之间,人类的语言频率主要分布在 300～3000 Hz 的范围内。

(一)外耳和中耳的功能

外耳由耳廓和外耳道组成,耳廓的形状有利于收集声波,起采音作用,还可帮助判断声源的方向。外耳道是声波传导的通路,其一端开口于耳廓,另一端终止于鼓膜。人类的外耳道长约 2.5 cm,其共振频率约 3800 Hz,在外耳道口与鼓膜附近分别测量不同频率声波的声压时,当频率为 3000～5000 Hz 的声波传至鼓膜时,其强度要比外耳道口增强 10 dB。

中耳的主要功能是将空气中的声波振动能量高效地传递到内耳淋巴液中,其中鼓膜和听骨链在声音传递过程中起着重要的作用。

鼓膜呈椭圆形,面积为 50～90 mm²,厚度约 0.1 mm。它的形状如同一个浅漏斗,其顶点朝向中耳,内侧与锤骨柄相连。鼓膜是一个压力承受装置,具有较好的频率响应和较小的失真度。

听骨链由锤骨、砧骨及镫骨依次连接而成。锤骨柄附着于鼓膜,镫骨的脚板与卵圆窗膜相贴,砧骨居中。三块听小骨形成一个固定角度的杠杆,锤骨柄为长臂,砧骨长突为短臂。杠杆的支点刚好在听骨链的重心上,因而在能量传递过程中惰性最小,效率最高。

声波由鼓膜经听骨链到达卵圆窗膜时,其振动的压强增大,振幅稍减小,这就是中耳的增压作用。

与中耳传音功能有关的还有中耳内的鼓膜张肌和镫骨肌。当声强过大时(70 dB 以上),可反射性地引起这两块肌肉的收缩,结果使鼓膜紧张,各听小骨之间的连接更为紧密,导致听骨链传递振动的幅度减小,阻力加大,可阻止较强的振动传到耳蜗,从而对感音装置具有一定的保护作用。但是,完成这一反射需要 40～60 ms,所以对突发性爆炸声的保护作用不大。

(二)声波传入内耳的途径

声音是通过气传导与骨传导两种途径传入内耳的。正常情况下以气传导为主。

1. 气传导 声波经外耳道引起鼓膜振动,再经过听骨链和卵圆窗膜进入耳蜗,这一条声音传导的途径称为气传导(air conduction),是声波传导的主要途径。此外鼓膜的振动也可引起鼓室内空气的振动,再经卵圆窗膜传入耳蜗。但是这一气传导在正常情况下并不重要,只是当听骨链运动障碍时才可发挥一定的传音作用,但这时的听力较正常时大为降低。

2. 骨传导 声波直接引起颅骨的振动,再引起位于颞骨骨质中的耳蜗内淋巴的振动,这个传导途径称为骨传导(bone conduction)。骨传导的敏感性比气传导低得多,因此在正常听觉中引起的作用甚微。但是当鼓膜或中耳病变引起传音性耳聋时,气传导明显受损,而骨传导却不受影响,甚至相对增强。当耳蜗病变引起感音性耳聋时,气传导和骨传导将同样受损。因此,临床上通过检查患者气传导和骨传导受损的情况判断听觉异常的产生部位和原因。

(三)内耳的功能

内耳又称迷路(labyrinth),由耳蜗(cochlea)和前庭器官(vestibular apparatus)组成。耳蜗的主要作用是把传递到耳蜗的机械振动转变为神经纤维的神经冲动。

1. 耳蜗的结构 耳蜗由一条骨质管腔围绕一锥形骨轴旋转 2.5～2.75 周所构成。在耳蜗管的横断面上有两个分界膜,一个为斜行的前庭膜,一个为横行的基底膜。这两个膜将管道分为三个腔,分别称为前庭阶、鼓阶和蜗管。前庭阶在耳蜗底部与卵圆窗膜相接,内充满外淋巴(perilymph);鼓阶在耳蜗底部与卵圆窗膜相接,也充满外淋巴。鼓阶中的外淋巴在耳蜗顶部通过蜗孔与前庭阶中的外淋巴相通。蜗管是一个充满内淋巴(endolymph)的盲管。基底膜上有声音感受器——螺旋器(也称柯蒂器,organ of Corti),螺旋器由内、外毛细胞(hair cell)及支持细胞等组成。在蜗管的近蜗轴侧有 1 行纵向排列的内毛细胞,靠外侧有 3～5 行纵向排列的外毛细胞。每一个毛细胞的顶部表面都有上百条排列整齐的纤毛,称为听毛,外毛细胞中较长的一些纤毛埋植于盖膜的胶冻状物质中。盖膜在内侧连耳蜗轴,外侧则游离在内淋巴中。毛细胞的顶部与内淋巴接触,其底部则与外淋巴相接触。毛细胞的底部有丰富的听神经末梢。

2. 耳蜗的感音换能作用 当声波振动通过听骨链到达卵圆窗膜时,压力变化立即传给耳蜗内的液体和膜性结构,使其振动。在正常气传导的过程中,卵圆窗膜起着缓冲耳蜗内压力变化的作用,是耳蜗内结构发生振动的必要条件。振动从基底膜的底部开始,按照物理学中的行波(traveling wave)原理向耳蜗的顶部方向传播。不同频率的声波引起的行波都是从基底膜的底部开始,不同振动频率的声波,在基底膜上都有一个特定的行波传播范围和最大振幅区,位于该区域的毛细胞受到的刺激就最强,与这部分毛细胞相联系的听神经纤维的传入冲动也就最多。起自基底膜不同部位的听神经纤维的冲动传到听觉中枢的不同部位,就可产生不同的音调感觉。这就是耳蜗对声音频率进行初步分析的基本原理。在动物实验和临床研究中都已证实,耳蜗底部受损时主要影响对高频声音的听力,而耳蜗顶部受损时主要影响对低频声音的听力。

(四)前庭器官

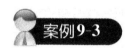

患者,男,62岁,3天前因受凉后出现头晕、视物旋转、呕吐,呕吐物为胃内容物,呈非喷射状,以活动后发作加剧,经输液治疗后病情无好转。查体:T 38.5 ℃、R 20 次/分、P 75 次/分、BP 150/70 mmHg。

具体任务:

1. 该患者头晕有可能是患什么疾病?

2. 若要诊断还需要做什么检查?

人和动物生活在外界环境中,正常姿势的维持依赖于前庭器官、视觉器官和本体感觉感受器的协同活动来完成,其中前庭器官的作用最为重要。前庭器官由内耳中的三个半规管、椭圆囊和球囊组成,是人体对自身的姿势和运动状态以及头部在空间的位置的感受器。

1. 前庭器官的感受细胞 前庭器官的感受细胞都是毛细胞,它们具有类似的结构和功能。这些毛细胞有两种纤毛,其中有一条最长,位于细胞顶端的一侧边缘处,称为动纤毛(kinocilium);其余的纤毛较短,数量较多,每个细胞有 60～100 条,呈阶梯状排列,称为静纤毛(stereocilium)。毛细胞的底部有感觉神经纤维末梢分布。各类毛细胞的适宜刺激都是与纤毛的生长面呈平行方向的机械力的作用,其换能机制与耳蜗毛细胞相似。在正常条件下,机体的运动状态和头部在空间的位置的改变都能以特定的方式改变毛细胞的倒向,使相应的神经纤维的冲动发放频率发生改变,把这些信息传输到中枢,引起特殊的运动觉和位置觉。并出现相应的躯体和内脏功能的反射性变化。

人体两侧内耳各有上、外、后三个半规管(semicircular canal),分别代表空间的三个平面。每个半规管与椭圆囊连接处都有一个膨大的部分,称为壶腹(ampulla),壶腹内有一块隆起的结构,称为壶腹嵴(crista ampullaris),其中有一排毛细胞面对管腔,毛细胞顶部的纤毛都埋植在一种胶质性的圆顶形壶腹帽(cupula)之中。毛细胞上动纤毛与静纤毛的相对位置是固定的。在外半规管内,当内淋巴由管腔朝向壶腹的方向移动时,能使毛细胞的静纤毛向动纤毛一侧弯曲,引起毛细胞兴奋,而内淋巴离开壶腹时则静纤毛向相反的方向弯曲,使毛细胞抑制。在上半规管和后半规管,因毛细胞排列方向不同,内淋巴流动的方向与毛细胞反应的方式刚好相反,离开壶腹方向的流动引起毛细胞兴奋,朝向壶腹的流动引起毛细胞抑制。

2. 前庭器官的功能 半规管壶腹嵴的适宜刺激是正负角加速度,即与它们所处平面方向上的变速旋转运动的刺激。椭圆囊(utricle)和球囊(saccule)的毛细胞位于囊斑(macula)上,而椭圆囊和球囊囊斑的适宜刺激是直线加速度运动。因此当人体向不同方向运动时都会将刺激传入到神经中枢,进而反射性地引起躯干和四肢不同肌肉的紧张度发生改变,使机体在各种姿势和运动情况下保持身体的平衡。

3. 前庭反应 前庭反应包括前庭姿势调节反射、自主神经反应和眼震颤。

（1）前庭姿势调节反射：来自前庭器官的传入冲动，除引起运动觉和位置觉外，还可引起各种姿势调节反射，以保持身体的平衡。

（2）自主神经反应：当半规管感受器受到过强或长时间的刺激时，可通过前庭神经核与网状结构的联系而引起自主神经功能失调，导致心律加速、血压下降、呼吸频率增加，出汗以及恶心、呕吐等现象，称为前庭自主神经反应（vestibular autonomic reaction）。前庭感受器过度敏感的人，一般的前庭刺激也会引起自主神经反应。晕车、晕船反应就是常见的自主神经反应。

（3）眼震颤：前庭反应中最特殊的是躯体旋转运动时引起的眼球运动，称为眼震颤（nystagmus）。眼震颤时眼球不自主地节律性运动。在生理情况下，两侧水平半规管受到刺激（如以身体纵轴为轴心的旋转运动）时，可引起水平方向的眼震颤，上半规管受刺激（如侧身翻转）时可引起垂直方向的眼震颤，后半规管受刺激（如前、后翻滚）时可引起旋转性眼震颤。

第三节　其他感觉器官

一、嗅觉器官

嗅觉（olfaction）的感受器位于上鼻道及鼻中隔后上部的嗅上皮（olfactory mucous membrane）中，两侧总面积约 5 cm^2。嗅上皮由嗅细胞（olfactory cell）、支持细胞、基底细胞和 Bowman 腺组成。嗅细胞属于神经元，每个嗅细胞的顶部有 6～8 条短而细的纤毛，埋于 Bowman 腺所分泌的黏液之中；细胞的底端（中枢端）是由无髓纤维组成的嗅丝，穿过筛骨直接进入嗅球。

嗅觉感受器的适宜刺激是空气中的化学物质，通过呼吸，这些分子被嗅上皮部分的黏液吸收，并扩散到嗅细胞的纤毛中，与纤毛表面膜上的特异受体结合，产生动作电位，动作电位沿轴突传向嗅球，进而传向更高级的嗅觉中枢，引起嗅觉。

自然界能引起嗅觉的有气味物质可达两万余种，而人类能够明确辨别的气味达 2000～4000 种。目前认为，各种不同嗅觉的感受可能是由至少七种基本气味组合而形成的，这七种基本气味是樟脑味、麝香味、花草味、乙醚味、薄荷味、辛辣味和腐腥味。实验发现，每一个嗅细胞只对一种或两种特殊的气味起反应，而且嗅球中不同部位的细胞液只对某种特殊的气味发生反应。嗅觉系统也同其他感觉系统类似，不同性质的气味刺激有其专用的感受点和传输线路，非基本气味则由它们在不同线路上引起不同数量的神经冲动的组合，在中枢引起特有的主观嗅觉感受。

二、味觉器官

味觉（gustation）的感受器是味蕾（taste bud），主要分布在舌背部的表面和舌缘，口腔和咽部黏膜的表面也有散在的味蕾存在，分布在人舌部的味蕾平均为 5235 个。每一个味蕾都由味细胞（gustatory cell）、支持细胞和基底细胞组成，味细胞的顶端有纤毛，称为味毛，是味觉感受的关键部位，味细胞的更新率很高，平均每 10 天更新一次。

人舌表面的不同部位对不同味刺激的敏感程度不同。舌尖部对甜味比较敏感，舌两侧对酸味比较敏感，而舌两侧的前部对咸味比较敏感，软腭和舌根部对苦味比较敏感。味觉的敏感度往往受食物或刺激物温度的影响，在 20～30 ℃之间，味觉敏感度最高。另外，味觉的分辨力和对某些食物的选择也受血液中化学成分的影响，例如肾上腺皮质功能低下的患者，血液中钠离子减少，这种患者喜食咸味食物。动物实验证实，摘除肾上腺的大鼠对分辨氯化钠溶液的敏感性显著提高。

练习题

一、A$_1$ 型题（单句型最佳选择题）

1. 关于感受器的一般生理特征，正确的描述是（　　　　）。

A. 感受器没有换能作用
B. 感受器对于适宜刺激发生反应
C. 感受器对刺激不产生适应现象
D. 感受器的敏感性不受神经中枢调控
E. 受到刺激时可同时产生动作电位

2. 感受器或感觉器官作用完成的标志是（　　）。

A. 感受器电位的产生

B. 发生器电位的产生

C. 感受器电位转化为与其相连的传入神经纤维上的动作电位

D. 以电紧张形式扩布

E. 完成了感受器细胞对刺激信号的跨膜转导

3. 房水的主要功能是（　　）。

A. 折光成像
B. 营养角膜、晶状体及玻璃体
C. 维持晶状体的弹性
D. 避免眼内压升高
E. 玻璃体-视网膜界面

4. 视近物时使成像落在视网膜上的主要调节活动是（　　）。

A. 瞳孔变大
B. 眼球前后径变大
C. 晶状体前、后表面曲率半径变大
D. 角膜曲率半径变小
E. 房水折光指数增高

5. 视远物时，平行光线聚焦于视网膜之后的眼称为（　　）。

A. 远视眼
B. 近视眼
C. 散光眼
D. 斜视眼
E. 正视眼

6. 当注视物由远移近时，眼的调节反射应为（　　）。

A. 晶状体凸度增大，瞳孔散大，双眼球会聚
B. 晶状体凸度增大，瞳孔缩小，视轴会聚
C. 晶状体凸度减小，瞳孔散大，双眼球会聚
D. 晶状体凸度增大，瞳孔缩小，视轴散开
E. 晶状体凸度减小，瞳孔缩小，视轴会聚

7. 感受器电位的特点是（　　）。

A. 没有"全"或"无"性质
B. 没有"总和"现象
C. 不衰减性传导
D. 其幅度大小与刺激程度无关
E. 以突触传递方式进行

8. 眼的四个折光体中折光指数最大的是（　　）。

A. 角膜
B. 巩膜
C. 晶状体
D. 房水
E. 玻璃体

9. 关于近点的叙述下列哪一项是正确的？（　　）

A. 近点越近表明眼的调节能力越差
B. 老视眼的近点比正常人近
C. 远视眼的近点比正常人近
D. 近点越近表明眼的调节能力越好
E. 眼能看清物体的最近距离为远点

10. 关于近视眼的叙述下列哪项是正确的？（　　）

A. 成像于视网膜之后
B. 需佩戴凸透镜矫正
C. 多数是由于眼球前后径过短
D. 近点较正常人近
E. 眼的折光能力过弱也可产生

11. 视野的最大界限应以下列哪种指标来表示？（　　）

A. 它与视轴形成的夹角的大小
B. 视敏度
C. 眼轴
D. 视角
E. 节点

12. 夜盲症发生的原因是（　　）。

A. 视蛋白合成减少
B. 维生素 A 摄入过多
C. 视紫红质过多
D. 视紫红质不足
E. 视黄醛过多

13. 颜色视野范围最大的是( )。

A. 白色　　　　　　　　　B. 绿色　　　　　　　　　C. 红色

D. 黄色　　　　　　　　　E. 蓝色

14. 下列哪种波长的电磁波为人眼的适宜刺激?( )

A. <400 nm　　　　　　　B. >400 nm　　　　　　　C. >700 nm

D. 400~700 nm　　　　　　E. 380~760 nm

15. 关于明适应的叙述,正确的是( )。

A. 适应过程中的耀眼光感主要是由于视红色素迅速合成形成

B. 感光细胞对光的敏感度增加

C. 视敏度增强

D. 视觉功能主要由视锥细胞完成

E. 一般在 10 min 左右完成

16. 正常人对声音频率的可听范围是( )。

A. 100~6000 Hz　　　　　B. 1000~3000 Hz　　　　C. 20~20000 Hz

D. 1000~10000 Hz　　　　E. 5000~20000 Hz

17. 视黄醛是由下列哪种物质转变而来?( )

A. 维生素 B　　　　　　　B. 维生素 K　　　　　　　C. 维生素 A

D. 维生素 B_{12}　　　　　　E. 维生素 C

18. 声波振动由鼓膜经听骨链传向卵圆窗膜时( )。

A. 压强增大,振幅减小　　B. 压强增大,振幅不变　　C. 压强增大,振幅增大

D. 压强减小,振幅减小　　E. 压强减小,振幅增大

19. 向右旋转开始时,关于水平方向的眼震颤的叙述正确的是( )。

A. 慢动相向左,快动相向右　　　　　　　B. 慢动相向右,快动相向左

C. 慢动相向左,快动相向左　　　　　　　D. 慢动相向右,快动相向右

E. 慢动相向颞侧,快动相向鼻侧

20. 人类能分辨的味觉中下列哪种不属于基本味觉?( )

A. 酸　　　　　　　　　　B. 甜　　　　　　　　　　C. 苦

D. 咸　　　　　　　　　　E. 辣

二、A₂ 型题(病例摘要型最佳选择题)

某中学生近期出现看不清楚黑板,并且看书时必须使书离眼睛近才能看清楚,视远处物体时眼睛需做大幅度调整,并无头晕、头疼等症状。

21. 请问该学生最有可能患上( )。

A. 近视　　　　　　　　　B. 远视　　　　　　　　　C. 散光

D. 青光眼　　　　　　　　E. 白内障

22. 应佩戴什么镜片矫正?( )

A. 凸透镜　　　　　　　　B. 凹透镜　　　　　　　　C. 平面镜

D. 柱面镜　　　　　　　　E. 无法矫正

病例 2:某儿童在游乐园坐旋转椅游玩时,突然出现恶心、呕吐、眩晕、皮肤苍白等现象。

23. 分析最可能的原因是产生了( )。

A. 低血压　　　　　　　　B. 低血糖　　　　　　　　C. 脑缺血

D. 低血钙　　　　　　　　E. 前庭自主神经反应

(姜世君)

第十章 神经系统的功能

学习目标

掌握：突触及其传递的过程；中枢兴奋传递的特征；感觉投射系统；内脏痛及牵涉痛；牵张反射；自主神经系统的主要功能；自主神经的递质及其受体。

熟悉：神经纤维传导兴奋的特征；神经元间信息传递的形式；中枢神经元的联系方式；大脑皮质的感觉分析功能；脑干、基底神经节、小脑、大脑皮质对躯体运动的调节；各级中枢对内脏活动的调节；两种睡眠时相的特点及其意义。

了解：中枢抑制；大脑皮质的电活动。

第一节 神经系统功能活动的基本原理

神经系统是机体内起主导作用的调节控制系统，它直接或间接地调节机体内各系统、器官、组织和细胞的活动，使机体能随时适应内、外环境的变化。神经系统一般分为中枢神经系统和周围神经系统两大部分，本节主要介绍中枢神经系统的基本生理功能。

一、神经元和神经纤维

（一）神经元

神经元（neuron）即神经细胞，是神经系统结构与功能的基本单位，神经系统由近百亿个神经元组成。

神经元在形态上由胞体和突起组成（图 10-1）。胞体主要位于脑、脊髓、神经节以及某些器官的神经组织中，它是神经元的营养和代谢中心；突起可分为树突和轴突两类。神经元的树突可有一个或多个，一般较短，由胞体向外呈树枝状伸出，主要接受其他神经元传来的信息。一般情况下，神经元的轴突只有一条且较长。树突接受外来刺激，轴突传出神经冲动。

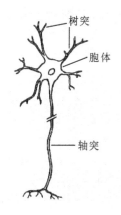

图 10-1 神经元结构示意图

神经元的功能主要包括：①接受外来信息；②分析信息；③传递信息。

（二）神经纤维

神经纤维（nerve fiber）由轴索（轴突或感觉神经元的长树突）外包神经胶质细胞（构成髓鞘）或神经膜而成。习惯上把有髓鞘的神经纤维称为有髓纤维；无髓鞘，外仅包一层神经膜称为无髓纤维，无髓纤维并非完全无髓鞘。

1. 神经纤维的分类

（1）按电生理学特性分类：根据神经纤维的电生理学特性不同，将其分为 A、B、C 三类纤维，其中 A 类纤维又分为 α、β、γ、δ 四个亚类。这种分类方法主要用于传出神经纤维。

（2）按纤维的直径和来源分类：根据神经纤维组织学特性不同，用罗马数字命名为Ⅰ、Ⅱ、Ⅲ、Ⅳ四大类。这种分类方法主要用于传入神经纤维。

神经纤维分类方法及其对应关系见表 10-1。

NOTE

表10-1　神经纤维的分类

按电生理学 特性分类	传导速度 /(m/s)	直径 /μm	来　源	按纤维的来源 及直径分类
A类				
α	70～120	12～22	肌梭、腱器官传入纤维;梭外肌传出纤维	Ⅰ
β	30～70	8～13	皮肤触压觉传入纤维	Ⅱ
γ	15～30	4～8	梭内肌传出纤维	
δ	12～30	1～4	皮肤痛温觉传入纤维	Ⅲ
B类	3～15	1～3	自主神经节前纤维	
C类				
sC	0.7～2.3	0.3～1.3	自主神经节后纤维	
drC	0.6～2.0	0.4～1.2	脊髓后根痛觉传入纤维	Ⅳ

2. 神经纤维的功能及传导兴奋的特征

1) 神经纤维的主要功能

(1) 传导神经冲动:其机制是由于兴奋部位与未兴奋部位之间的电位差形成的局部电流,引起邻近膜去极化,当去极化达到阈电位时,则在邻近膜上产生新的动作电位。

(2) 营养性作用:通常情况下,神经末梢还可释放某些营养因子,从而持久地影响和调整其所支配组织的结构和内在的代谢活动,称为神经的营养性作用。神经的营养性作用与神经冲动关系不大。通常情况下,神经的营养性作用不易被察觉,但在神经受损后,发现其所支配的肌肉内糖原合成速度减慢,蛋白质分解速度加快,肌肉逐渐出现萎缩。尤其是周围神经受损时会出现肌肉萎缩,其原因是肌肉失去了神经的营养性作用。相反,神经元也需要其所支配组织或细胞的营养性支持。如:神经生长因子可以促进神经元突起的生长,维持神经系统的正常功能。

不同神经纤维传导兴奋的速度具有较大差别,与神经纤维的直径、有无髓鞘及温度有关。一般而言,直径大的纤维比直径小的纤维传导速度快;有髓纤维比无髓纤维传导速度快;在一定范围内,神经纤维的传导速度还与温度成正比,温度降低可以减慢神经纤维的传导速度甚至造成传导阻滞,这就是临床上采用冷冻麻醉的机制之一。测定神经纤维的传导速度,有助于诊断神经纤维的病变和评估神经损伤的预后。

2) 动作电位在神经纤维上的传导特征

【重点提示】
神经纤维传导
兴奋的特征。

(1) 双向传导:在实验条件下,刺激神经纤维的任何一点,产生的动作电位均可向两端传导,即兴奋传导的双向性。但在体内,由于神经纤维总是作为反射弧的传入或传出部分,所以神经纤维上动作电位往往是单向传导。

(2) 绝缘性:神经纤维外覆的神经膜及髓鞘是绝缘的,因此,冲动在神经纤维上传递时基本上不会波及邻近纤维,其生理学意义在于保证神经调节的准确性和精确性。

(3) 完整性:神经纤维能将信息传送到远隔部位,不仅要求其结构的完整,同时要求其功能正常。如用冷冻或采用局麻药作用于神经纤维某一点,破坏其生理功能的完整性时,可造成神经冲动的传导阻滞。在临床工作中根据此原理在手术前往往采用低温麻醉和药物麻醉的方法以减轻患者的疼痛。

(4) 相对不疲劳性:神经纤维可以在较长时间内持续传导动作电位而不易产生疲劳。如在实验中发现,用电刺激神经-肌肉标本的神经部分时,连续用频率50～100次/分的电刺激,刺激神经纤维9～12 h,神经纤维的兴奋性始终不变,但刺激肌肉部分则很快因疲劳而不再收缩。这就证明了神经纤维在传导兴奋性时具有相对不疲劳性。

3. 神经纤维的轴浆运输　神经纤维的细胞浆,又称为轴浆。轴浆在轴突与胞体之间具有往返流动性能,发挥着物质运输作用,称为轴浆运输。轴浆运输的方向可以是顺向的,也可为逆向的,还可为双向的。从胞体向轴突末梢运送,称为顺向轴浆运输,主要参与递质囊泡的运输。从轴突末梢运向胞体,称为逆向轴浆运输,可能对胞体蛋白质的合成起反馈调节作用。

二、突触

【重点提示】
突触及其传递的过程。

(一)经典的突触传递

1. 突触结构及分类　神经元与神经元接触并传递信息的部位称为突触(synapse),主要的突触可分为三类:①轴-体突触;②轴-树突触;③轴-轴突触(图10-2)。

突触有特殊的微细结构,一个神经元的轴突末梢首先分成许多小支,每个小支的末梢部分膨大呈球状,称为突触小体,贴附在下一个神经元的胞体或突起表面。在电子显微镜下观察到,突触的接触部位有两层膜,轴突末梢的轴突膜称为突触前膜,与突触前膜相对的胞体膜、轴突膜或树突膜则称为突触后膜,两膜之间为突触间隙。一个突触即由突触前膜、突触间隙和突触后膜三部分组成。突触前膜和后膜较一般的神经元膜稍厚,为 7.5 nm 左右。突触间隙 20 nm 左右,其间有黏多糖和糖蛋白。在突触前膜内侧有致密突起,致密突起和网格形成囊泡栏栅,其间隙处正好容纳一个囊泡。在突触小体的轴浆内,含有较多的线粒体和大量聚集的囊泡(突触小泡)。突触小泡的直径为 20～80 nm,它们含有高浓度的递质。不同突触内含的囊泡大小和形状不完全相同,释放乙酰胆碱的突触,其囊泡直径为 30～50 nm,在电镜下为均匀致密的囊泡;而释放去甲肾上腺素的囊泡,直径为 30～60 nm,其中有一个直径为 15～25 nm 的致密中心。突触小泡在轴浆中分布不均匀,常聚集在致密突起处(图10-3)。

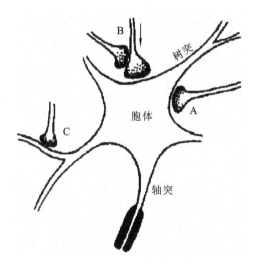

图 10-2　突触的类型
A:轴-体突触　B:轴-树突触　C:轴-轴突触

图 10-3　突触结构模式图

（图10-3标注）微管／微丝／小而清亮的突触囊泡／大而有致密中心的突触囊泡／线粒体／小而有致密中心的突触囊泡／活化区／突触前膜／突触间隙／突触后膜／受体 化学门控通道

一个神经元的轴突末梢一般都分支形成许多突触小体,与其后的神经元构成突触,所以一个神经元能通过突触传递作用于许多其他神经元。另一方面,一个神经元的树突、轴突或胞体可以接受许多神经元的突触小体构成突触,因此一个神经元又可接受许多不同神经元的作用。据估算,一个脊髓前角的运动神经元的胞体和树突上可有 2000 个左右突触,而一个大脑皮质锥体细胞则约有 30000 个突触。

2. 突触传递过程　神经突触传递是指信息从突触前神经元传递到突触后神经元的过程。它与神经-肌接头处的兴奋传递过程相似,也是一个电-化学-电的过程。

突触传递过程是连续的,可分为以下几个阶段:①突触前膜去极化。当突触前神经元的兴奋传导到达轴突末梢时,突触前膜去极化。②Ca^{2+} 流入突触小体。突触前膜的去极化导致突触前膜上电压门控 Ca^{2+} 通道开放,Ca^{2+} 内流,其作用是促进突触小泡向突触前膜靠近,并与之发生融合。③递质释放。贮存在囊泡中的递质发生倾囊式释放,扩散到突触间隙与突触后膜中。④递质与受体结合。释放的递质与突触后膜上的相应受体或配体门控通道结合,引起突触后膜离子通透性的改变。⑤产生突触后电位。突触后膜上离子通道通透性增大，离子进入，继而引起突触后膜的膜电位改变，这种发生在突触后膜上的局部电位称作突触后电位，包括兴奋性突触后电位（excitatory postsynaptic potential，EPSP）和抑制性突触后电位（inhibitory postsynaptic potential，IPSP）两种类型。⑥递质的灭活。释放到突触间隙的神经递质通过不同途径被及时清除或灭活，其意义在于保证突触部位信息传递的精确性和特异性。

（1）兴奋性突触后电位：动作电位传导到突触前膜时，引起突触前膜释放某种兴奋性递质，作用于突触后膜上的特异受体，提高了突触后膜对 Na^+ 和 K^+ 的通透性，特别是对 Na^+ 通透性增大，引起 Na^+ 内流，使突触后膜发生局部去极化，这种电位变化称为兴奋性突触后电位（图 10-4）。

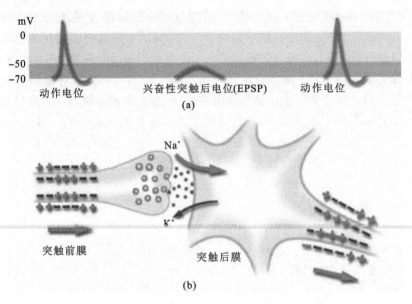

图 10-4 兴奋性突触后电位产生机制示意图
（a）电位变化 （b）突触传递

（2）抑制性突触后电位：动作电位传导到突触前膜时，引起突触前膜神经末梢兴奋，突触前膜释放抑制性递质，与突触后膜受体结合后，提高突触后膜对 Cl^- 和 K^+ 的通透性，尤其是增大对 Cl^- 通透性。由于 Cl^- 的内流与 K^+ 的外流，使突触后膜发生局部超极化，这种电位变化称为抑制性突触后电位（图 10-5）。

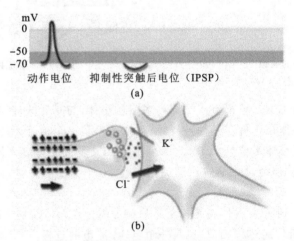

图 10-5 抑制性突触后电位产生机制示意图
（a）电位变化 （b）突触传递

在中枢神经系统中，一个神经元常与其他多个神经末梢构成许多突触。在这些突触中，有兴奋性突触，也有抑制性突触，它们分别产生的 EPSP 与 IPSP 可在突触后神经元的胞体内进行整合，轴突始段则是神经元对两种电位进行整合的整合点。因此，突触后神经元的状态实际上取决于同时产生的 EPSP 与 IPSP 的代数和。如果 EPSP 占优势并达阈电位水平时,突触后神经元产生兴奋;相反,若 IPSP 占优势,突触后神经元则呈现抑制状态。

(二)非定向突触传递

在研究交感神经对平滑肌和心肌的支配方式时,发现神经系统中存在非定向突触传递。交感肾上腺素能神经元的轴突末梢有许多分支,在分支上形成串珠状的膨大结构,称为曲张体(varicosity)。曲张体外无施万细胞包裹,曲张体内含有大量小且具有致密中心的突触小泡,内含有高浓度的去甲肾上腺素;但曲张体并不与突触后成分形成经典的突触联系,而是沿着分支位于突触后成分的近旁(图 10-6)。当神经冲动到达曲张体时,递质从曲张体释放出来,以扩散方式到达突触后成分上的受体,使突触后成分发生反应。这种模式也称为非突触性化学传递(non-synaptic chemical transmission)。

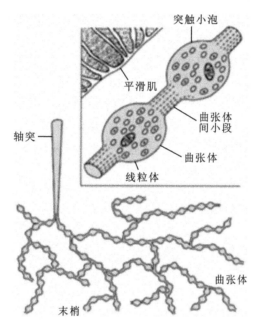

图 10-6 非定向突触传递示意图

非定向突触传递也存在于中枢神经系统中。例如,在大脑皮质内有直径很细的无髓去甲肾上腺素能纤维,其末梢分支上有许多曲张体,这种曲张体绝大部分不与其相连接的神经元形成经典的突触,而是形成非定向突触。黑质多巴胺能纤维也有许多曲张体,且绝大多数为非定向突触传递。中枢 5-羟色胺能纤维也以这种模式进行传递。由此看来,单胺类神经纤维都能进行非定向突触传递。此外,非定向突触传递还能在轴突末梢以外的部位进行,如有的轴突膜能释放乙酰胆碱,有的树突膜能释放多巴胺等。

与定向突触传递相比,非定向突触传递具有以下特点。

(1)突触前成分和突触后成分非一一对应,且无特化的突触前膜和后膜结构。

(2)曲张体与突触后成分之间的距离一般大于 20 nm,有的可超过 400 nm。

(3)一个曲张体释放的递质可作用于较多的突触后成分,即作用部位较分散而无特定的靶点。

(4)递质扩散的距离较远,且远近不等,因此突触传递时间较长且长短不一。

(5)释放的递质能否产生信息传递效应,取决于突触后成分上有无相应的受体。

(三)电突触

电突触传递的结构基础是缝隙连接(gap junction)。在两个神经元紧密接触的部位,两层膜间隔 2~4 nm,连接部位的细胞膜并不增厚,膜两侧近旁胞浆内不存在突触小泡,两侧膜上有沟通两细胞胞浆的水相通道蛋白,它由 12 个亚单位组成,并围成一个六瓣花瓣样的孔道结构。孔道允许带电小离子和相对分子质量小于1000或直径小于1.0 nm的小分子物质通过。局部电流和EPSP也可以电紧张扩布的形式从一个细胞传递给另一个细胞。电突触无突触前膜和后膜之分,一般为双向性传递;由于其低电阻性,因而传递速度快,几乎不存在潜伏期。电突触传递在中枢神经系统内和视网膜上广泛存在,主要发生在同类神经元之间,具有促进神经元同步化活动的功能。

三、神经递质和受体

(一)神经递质

神经递质(neurotransmitter)是指由突触前神经元合成并释放,使突触后神经元或效应器细胞产生一定效应的化学物质。

一种化学物质被确认为神经递质,应符合以下条件:①在突触前神经元内具有合成递质的前体物质和合成酶系,能够合成这一递质;②递质贮存于突触小泡,以防止被胞浆内其他酶系所破坏,当兴奋冲动抵达神经末梢时,突触小泡内递质能释放入突触间隙;③递质通过突触间隙作用于突触后膜的特殊受体,发挥其生理作用,用电生理微电泳方法将递质施加到神经元或效应细胞旁,以模拟递质释放过程能引起相同的生理效应;④存在使这一递质失活的酶或其他环节(如摄取回收);⑤用递质拟似剂或受体阻断剂能加强或阻断这一递质的突触传递作用。在神经系统内存在许多化学物质,但不一定都是神经递质,只有符合或基本上符合以上条件的化学物质才能被认为是神经递质。

长期以来,一直认为一个神经元内只存在一种递质,其全部神经末梢均释放一种递质。近年来,发现有递质共存现象,即两种或两种以上的递质或调质可共存于同一神经元。递质共存的意义在于协调某些生理过程。

神经递质可根据其存在部位的不同,分为外周与中枢神经递质。

1. 外周神经递质 外周神经递质包括自主神经系统和躯体运动神经元末梢所释放的递质,主要有乙酰胆碱(acetylcholine,ACh)、去甲肾上腺素(norepinephrine,NE)和肽类递质三类。

(1) 乙酰胆碱:在自主神经系统中,全部交感和副交感神经的节前纤维、副交感神经的节后纤维以及少部分交感神经的节后纤维(如支配汗腺及支配骨骼肌血管)都可释放ACh。对于躯体运动神经,在性质上不属于自主性神经,但其末梢释放的递质也是ACh。凡释放ACh的神经纤维,称为胆碱能纤维(cholinergic fiber)。

(2) 去甲肾上腺素:大部分交感神经节后纤维释放的递质为去甲肾上腺素。凡释放去甲肾上腺素的神经纤维,称为肾上腺素能纤维(adrenergic fiber)。

(3) 肽类递质:自主神经的节后纤维除胆碱能与肾上腺素能纤维外,近年来还发现释放另外递质的第三种纤维——肽能神经纤维,其末梢释放的递质为肽类化合物。肽能神经纤维广泛分布于周围神经组织,如胃肠道、心血管、呼吸道、泌尿道和其他器官。特别是胃肠道的肽能神经元,能释放多种肽类递质,主要包括降钙素基因相关肽、血管活性肠肽、促胃液素、胆囊收缩素、脑啡肽、强啡肽与生长抑素等。

2. 中枢神经递质

(1) 乙酰胆碱:主要分布在脊髓前角运动神经元、脑干网状结构上行激动系统、丘脑后腹核内的感觉投射系统、纹状体,以及边缘系统的梨状区、杏仁核、海马等脑区。胆碱能神经元对中枢神经元的作用,在细胞水平以兴奋为主。它在传递特异性感觉,维持机体觉醒状态,以及调节躯体运动、心血管活动、呼吸、体温、摄食、饮水与促进学习记忆等生理活动均起重要作用。此外,还参与镇痛与应激反应。

(2) 胺类:主要包括多巴胺、去甲肾上腺素、肾上腺素、5-羟色胺,它们分别组成不同的递质系统。①多巴胺:多巴胺能神经元胞体主要位于中脑黑质,其脑内多巴胺递质系统的神经元主要分布在黑质-纹状体、中脑边缘系统以及结节-漏斗部分,其主要功能分别与调节肌紧张、躯体运动、情绪精神活动以及内分泌活动有密切关系。②去甲肾上腺素:去甲肾上腺素递质系统比较集中,绝大多数去甲肾上腺素能神经元分布在低位脑干,尤其是中脑网状结构、脑桥的蓝斑以及延髓网状结构的腹外侧部分。去甲肾上腺素递质系统对睡眠与觉醒、学习与记忆、体温、情绪、摄食行为、躯体运动与心血管活动等多种功能均有作用。③肾上腺素:主要功能是参与血压、呼吸的调控。④5-羟色胺(5-HT):5-HT 递质系统也比较集中,其神经元胞体主要位于低位脑干近中线区的中缝核群内。中枢内的 5-HT 递质与睡眠、情绪精神活动、内分泌活动、心血管活动以及体温调节有关。

(3)氨基酸类:包括谷氨酸、门冬氨酸、甘氨酸、γ-氨基丁酸(GABA),前两者为兴奋性氨基酸类递质,后两者为抑制性氨基酸类递质。①兴奋性氨基酸类递质:谷氨酸在脑和脊髓中含量很高,脑内以大脑皮质、小脑与纹状体的含量最高,脊髓中以背侧部分的含量较多。谷氨酸对所有中枢神经元都表现明显的兴奋作用,因此有人认为它是神经系统中最基本的一类传递信息的神经递质。②抑制性氨基酸类递质:甘氨酸为低位中枢如脊髓、脑干的抑制性递质,它可对感觉和运动反射进行抑制性调控。GABA 主要分布在大脑皮质浅层、小脑皮质浦肯野细胞层、黑质、纹状体与脊髓,它对中枢神经元具有普遍的抑制作用。GABA 在调节内分泌活动,维持骨骼肌的正常兴奋性以及镇痛等方面均起重要作用。此外,它还参与睡眠与觉醒机制。

(4)肽类:神经元释放的具有神经活性的肽类化学物质,称为神经肽。迄今为止,在中枢神经系统内陆续发现的神经肽有 100 多种。目前,已肯定为中枢肽类递质的主要有 P 物质、脑啡肽、强啡肽等。①P 物质:中枢内的 P 物质在黑质、纹状体、下丘脑、孤束核、中缝核、延髓和脊髓背角等神经结构的含量较高。P 物质是第一级伤害性传入纤维末梢释放的兴奋性递质,它对痛觉传递的第一级突触起易化作用,但在脑的高级部位反而起镇痛效应。P 物质对心血管活动、躯体运动行为以及神经内分泌活动均有调节作用。此外,P 物质还有促进免疫反应的作用。②脑啡肽:脑内生成的具有阿片样生物活性的物质。脑啡肽广泛地分布于许多脑区与脊髓内,在纹状体、杏仁核、下丘脑、中脑中央灰质、延髓头端腹内侧区和脊髓背角等部位。脑啡肽有很强的镇痛活性,它在脑和脊髓内均发挥镇痛作用。脑啡肽也可作用于脑内某些结构,调节心血管活动,一般表现为抑制作用。③强啡肽:它具有强烈的阿片样生物活性,它在脑内的分布与脑啡肽相似,有相当程度的重叠。强啡肽在脊髓发挥镇痛作用,而在脑内反而对抗吗啡镇痛。它对心血管等许多系统的生理活动也起调节作用。

(5)其他递质:一氧化氮(NO)在神经系统中也起递质作用,NO 作为一种神经元的信息传递物与其他递质不同,是一种气体分子。NO 具有多种功能,特别是在神经系统中的功能,其具有重要的生理、病理意义。在不同脑区中,NO 可通过改变突触前神经末梢的递质释放,从而调节突触功能。NO 还可介导突触传递的可塑性,使用 NO 合酶抑制剂后,海马的长时程增强效应被完全阻断,NO 还具有神经的保护作用。

(二)受体

递质相对应的受体一般是指突触后膜或效应器细胞膜上的某些特殊部分,神经递质必须通过与受体相结合才能发挥作用。

1. 胆碱能受体 胆碱能受体可根据它们的药理特性分为两大类,即毒蕈碱型受体(M 受体)和烟碱受体(N 受体)(表 10-2),它们除与 ACh 结合外,还可分别被毒蕈碱与烟碱所激动。这两种类型的受体还可进一步分为亚型。

(1)M 受体:广泛地分布于绝大多数副交感神经节后纤维支配的效应器(少数肽能纤维支配的效应器除外),以及部分交感神经节后纤维支配的汗腺、骨骼肌的血管壁上。ACh 与 M 受体结合后,可产生一系列自主神经节后胆碱能纤维兴奋的效应,包括心脏活动的抑制、支气管与胃肠道平滑肌的收缩、膀胱逼尿肌和瞳孔括约肌的收缩、消化腺与汗腺的分泌,以及骨骼肌血管的舒张等,这种效应称为毒蕈碱样作用(M 样作用)。阿托品是 M 受体的阻断剂能和 M 受体结合,以阻断 ACh 的 M 样作用。

近年来,运用分子克隆技术已阐明 M 受体的 5 种亚型,分别命名为 M_1、M_2、M_3、M_4 与 M_5 受体。其中,M_1 受体在脑内含量丰富,M_2 受体主要分布于心脏,M_4 受体在胰腺的腺泡和胰岛组织发现,介导胰酶与胰岛素的分泌,M_3 和 M_4 受体则见于平滑肌中,但 M_5 受体的药理学特性与生理效应尚不清楚。

(2) N 受体:又分为 N_1 受体与 N_2 受体两种亚型。这两种受体实际上是一种 N 型 ACh 门控通道。为了区别上述两种离子通道或受体,现将 N_1 受体称为神经元型 N 受体,它分布于中枢神经系统内和自主神经节的突触后膜上,ACh 与之结合可引起节后神经元兴奋;将 N_2 受体称之为肌肉型 N 受体,其分布在骨骼肌神经-肌接头处的终板膜上,ACh 与之结合可使骨骼肌兴奋。ACh 与这两种受体结合所产生的效应称为烟碱样作用(N 样作用)。六烃季铵主要阻断神经元型 N 受体的功能,十烃季铵则主要阻断肌肉型 N 受体的功能,而筒箭毒碱能同时阻断这两种受体的功能,从而拮抗 ACh 的 N 样作用。

2. 肾上腺素能受体 肾上腺素能受体是机体内能与儿茶酚胺类物质(包括肾上腺素、去甲肾上腺素、异丙肾上腺素等)相结合的受体,可分为 α 型与 β 型两种(表 10-2)。α 受体又可分为 $α_1$ 和 $α_2$ 两个亚型,β 受体则分为 $β_1$、$β_2$ 和 $β_3$ 三个亚型,存在于不同部位不同类型的肾上腺素能受体中,它们产生的生物效应不同。

(1) α 受体:一般认为 $α_1$ 受体分布于肾上腺素能神经所支配的效应器细胞膜上。在外周组织中,$α_1$ 受体主要定位于平滑肌,儿茶酚胺与之结合后产生的平滑肌效应主要是兴奋性的,包括血管收缩(尤其是皮肤、肾脏等内脏血管)、子宫收缩和瞳孔括约肌收缩等;$α_2$ 受体主要分布于肾上腺素能纤维末梢的突触前膜上,对突触前 NE 的释放进行反馈调节。哌唑嗪为选择性 $α_1$ 受体阻断剂,它可阻断 $α_1$ 受体的兴奋效应,产生降压作用,也可用于慢性心功能不全的治疗;育亨宾能选择性阻断 $α_2$ 受体;酚妥拉明有阻断 $α_1$ 与 $α_2$ 两种受体的作用。

(2) β 受体:$β_1$ 受体主要分布在心脏组织中,其作用是兴奋性的。在生理情况下,心脏的 $β_1$ 受体作用占优势,以致掩盖了心脏 $α_1$ 受体的作用;只有在 $β_1$ 受体功能抑制时,$α_1$ 受体对心脏功能活动的调节才显示重要地位。此外,在肾脏组织中也有 $β_1$ 受体,它起传导兴奋的作用,促进肾素分泌。$β_2$ 受体主要分布在平滑肌,其效应是抑制性的,包括支气管、胃、子宫以及血管(冠状动脉、骨骼肌血管等)等平滑肌的舒张。β 受体阻断剂已广泛应用于临床,阿替洛尔为选择性 $β_1$ 受体阻断剂,临床上可用于治疗高血压、缺血性心脏病及快速性心律失常等。普萘洛尔是临床上常用的非选择性 β 受体阻断剂,它对 $β_1$ 和 $β_2$ 两种受体均有阻断作用,心动过速或心绞痛等心脏病患者应用普萘洛尔可降低心肌代谢与活动,达到治疗目的,但对伴有呼吸系统疾病的患者,应用后可引发支气管痉挛,应避免使用。

表 10-2　自主神经受体的作用部位及主要作用

受体	部位及主要作用	阻断剂
胆碱能受体		
M	副交感神经节后纤维支配的效应器,产生副交感神经兴奋效应。汗腺分泌,骨骼肌血管平滑肌舒张	阿托品
N		
N_1	自主神经节后纤维神经元兴奋	六烃季铵
N_2	骨骼肌终板膜兴奋	十烃季铵
肾上腺素能受体		
α	大多数内脏平滑肌、腺体兴奋	酚妥拉明
β		
$β_1$	心肌兴奋	阿替洛尔
$β_2$	平滑肌抑制	丁氧胺

知识拓展

受体的发现

1878 年 Langley 在进行药物与某些细胞成分之间相互作用的研究时,观察到阿托品和毛果芸香碱对猫唾液分泌存在拮抗作用。为了解释这一现象,他提出一个假设:在神经末梢或腺体细胞中有一种或一些物质,能分别与这两种药形成化合物,而这种化合物的形成取决于阿托品或毛果芸香碱的相对分子质量和它们对该物质的亲和力。后来,他在研究烟碱的作用时,发现烟碱使鸟类的某些肌肉呈强直性收缩状态,而且即使切断通向该肌肉的所有神经,收缩仍可出现,说明烟碱的作用不是通过神经。当时认为筒箭毒必须通过神经末梢才发生麻痹作用,所以他推想烟碱造成的肌肉收缩作用应不被筒箭毒拮抗,然而实验结果却表明筒箭毒能明显拮抗烟碱所引起的肌肉收缩效应。说明这两种物质均可直接作用于肌肉细胞,与其中某些成分相结合,他称这些成分为"接受物质"(receptive-substance)。于是 Langley 提出两个基本概念:①接受物质对专一配体,即能与受体结合的神经递质、激素、药物、毒素、抗原等具有识别能力。②配体-受体络合物能启动生物反应。

四、反射活动的基本规律

(一) 反射的分类

1. 非条件反射 非条件反射是外界刺激与有机体反应之间与生俱来的固定神经联系,或在出生后发挥作用,或随着有机体的生长发育而出现,是一种比较低级的神经活动,由大脑皮质以下的神经中枢(如脑干、脊髓)参与即可完成。膝跳反射、眨眼反射、婴儿的吮乳、排尿反射等都属于非条件反射。反射弧完整,在相应的刺激下,不需要后天的训练就能引起反射性反应。

2. 条件反射 条件反射是人出生以后在生活过程中逐渐形成的后天性反射,是在非条件反射的基础上,经过一定的过程,在大脑皮质参与下完成的,是一种高级的神经活动。

食物引起唾液分泌是条件反射。给狗进食会引起唾液分泌,这是非条件反射;食物是非条件刺激。给狗听铃声不会引起唾液分泌,铃声与唾液分泌无关,称为无关刺激。但是,如在每次给狗进食之前,先给狗听铃声,这样经多次结合后,当铃声一出现,狗就有唾液分泌。这时,铃声已成为进食(非条件刺激)的信号,称为信号刺激或条件刺激。由条件刺激(铃声)的单独出现所引起的唾液分泌称为食物唾液分泌为条件反射。可见,条件反射是后天获得的。形成条件反射的基本条件是非条件刺激与无关刺激在时间上的结合,这个过程称为强化。任何无关刺激与非条件刺激多次结合后,当无关刺激转化为条件刺激时,条件反射也就形成。

如果无关刺激(声、光等)与引起动物躯体运动的非条件刺激(如机械、电刺激肢体皮肤等)多次结合,则可形成防御运动条件反射。有的条件反射较复杂,它要求动物完成一定的操作。例如,大鼠在实验箱内由于偶然踩在杠杆上而得到食物,如此重复多次,则大鼠学会自动踩杠杆而得食。在此基础上进一步训练,只有当某种信号(如灯光)出现时踩杠杆,才能得到食物。这样多次训练强化后,动物见到特定的信号(灯光),就去踩杠杆而得到食物。这种条件反射称为操作式条件反射。它的特点是,动物必须通过自己的某种运动或操作才能得到强化。

条件反射的特点表现:建立在非条件反射的基础上,有个体差异;反射弧易变,可随时建立,数量无限;由条件刺激引发,适应性强;需大脑皮质参与。其生物学意义是控制非条件反射,使机体活动具有计划性、灵活性和预见性,提高了人类适应环境变化的能力。

(二) 中枢神经元的联系方式

中枢神经系统由种类繁多的神经元所组成,它们之间通过突触接触,构成非常复杂而多样的

【重点提示】
中枢神经元的联系方式。

联系方式,归纳起来主要有单线式、辐散式、聚合式、链锁式与环式五种最基本的方式(图 10-7)。

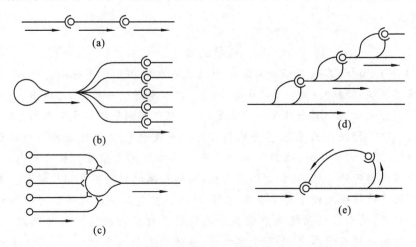

图 10-7　中枢神经元的联系方式
(a) 单线式　(b) 辐散式　(c) 聚合式　(d) 链锁式　(e) 环式

1. 单线式　一个突触前神经元仅与一个突触后神经元发生突触联系,称为单线式联系。这种联系方式使中枢具有较高分辨能力,如视神经与中枢的联系。

2. 辐散式　一个神经元的轴突可以通过其分支分别与许多神经元建立突触联系,称为辐散式联系。这种联系方式能使一个神经元的兴奋引发其他许多神经元同时兴奋或抑制,从而扩大了神经元活动的影响范围。辐散式联系在感觉传导途径上多见。

3. 聚合式　许多神经元的轴突末梢共同与同一个神经元的胞体和突起建立突触联系,称为聚合式联系。它使许多神经元的作用集中到同一神经元,从而发生总和或整合作用。聚合式在运动传出途径中多见。

4. 链锁式　神经元一个接一个依次连接,构成链锁式联系。兴奋通过链锁式联系,可以在空间上加强或扩大作用范围。

5. 环式　一个神经元通过其轴突侧支与中间神经元建立突触联系,而中间神经元又通过其本身的轴突,回返性地与原来的神经元建立突触联系,形成一个闭合环路,称为环式联系。若中间神经元为兴奋性神经元,兴奋通过环式联系使其效应增强和在时间上的延续,产生正反馈效应,此效应称为后发放;若中间神经元为抑制性神经元,通过环式联系使其效应减弱或终止,产生负反馈效应。

【重点提示】
中枢兴奋传递的特征。

(三) 中枢兴奋传播的特征

中枢信息传递以化学性突触的传递为主,它与神经冲动在神经纤维上的传导有着明显不同的特征。

1. 单向传递　突触的信息传递只能是单一方向的。这是因为到达神经末梢的神经冲动引起突触前膜释放神经递质,继而递质作用于突触后膜的受体,在突触后膜产生突触后电位,从而完成神经信息由突触前到突触后的传递过程。

2. 突触延搁　在哺乳动物的中枢神经系统内,完成一次突触传递需要大约 0.5 ms,这称为突触延搁。形成突触延搁的原因主要是化学突触的传递过程复杂,其中包括突触前膜 Ca^{2+} 通道的缓慢开放、递质释放及扩散等。在反射活动中,突触联系主要存在于中枢神经系统内,兴奋通过的突触数量越多,反射所需的时间越长。兴奋通过中枢神经系统传播所需时间较长的现象称为中枢延搁。

3. 总和　总和包括时间总和与空间总和,表现为由同一突触前神经末梢连续传来一系列冲动,或是由许多突触前神经末梢同时传来多个冲动,引起较多的神经递质的释放,总和叠加产生较大的 EPSP,从而诱发突触后神经元兴奋。抑制性突触传递可发生 IPSP 的总和。

4. 兴奋节律的改变　在同一反射活动中,传出神经传导兴奋的频率与传入纤维上兴奋的频率不同的现象,称为兴奋节律的改变。这是因为传出神经的频率不仅受传入纤维频率的影响,而且还受到中间神经元性质、联系方式以及自身功能状态的影响,最后传出冲动的频率是各种因素综合作用的结果。

5. 对内环境变化敏感及易疲劳 突触传递易受内环境变化的影响,如细胞外液的 Ca^{2+}、Mg^{2+} 浓度影响突触传递;缺氧、酸中毒、麻醉剂以及某些药物均可影响突触传递。实验表明,突触部位是反射弧中最易发生疲劳的环节,这可能与神经递质的耗竭有关。

（四）中枢抑制

突触抑制可以发生在突触后膜,也可以发生在突触前膜,两者产生的机制不同,分别称为突触后抑制与突触前抑制,前者又称之为超极化抑制,后者则称为去极化抑制。

1. 突触后抑制 突触后抑制是由于突触后膜的兴奋性降低,接受信息的能力减弱所造成的传递抑制。所有突触后抑制都是由抑制性中间神经元的活动引起的,当一个兴奋性神经元使一个抑制性中间神经元兴奋时,其轴突末梢释放抑制性递质,使它所作用的突触后膜超极化,产生 IPSP,从而降低了突触后神经元的兴奋性,使其呈现抑制效应。根据抑制性神经元功能与联系方式的不同,突触后抑制可分为传入侧支性抑制与回返性抑制。

（1）传入侧支性抑制:传入神经进入中枢后,一方面直接兴奋某一中枢神经元,产生传出效应;另一方面经其轴突侧支兴奋另一抑制性中间神经元,通过此抑制性神经元的活动,转而抑制另一中枢神经元的活动,这种现象称为传入侧支性抑制,又称交互抑制（图 10-8）。例如,引起屈肌反射的传入神经进入脊髓后,一方面可直接兴奋屈肌运动神经元,另外经侧支兴奋抑制性中间神经元,再通过突触后抑制作用抑制伸肌运动神经元,以便在屈肌收缩的同时,使伸肌舒张。这种抑制形式不仅在脊髓有,脑内也有,它是中枢神经系统最基本的活动方式之一,其意义是使互相拮抗的两个中枢活动协调。

（2）回返性抑制:一个中枢神经元的兴奋活动,可通过其轴突侧支兴奋另一抑制性中间神经元,后者经其轴突返回来抑制原先发动兴奋的神经元及同一中枢的其他神经元,称为回返性抑制（图 10-9）。例如,脊髓前角运动神经元与闰绍细胞之间的功能联系,就是回返性抑制的典型。脊髓前角 α 运动神经元的轴突通常发出返回侧支,与闰绍细胞形成兴奋性突触,而闰绍细胞的轴突反过来与该运动神经元的胞体构成抑制性突触。当前角运动神经元兴奋时,释放 ACh 递质,激活闰绍细胞,后者是抑制性中间神经元,其释放抑制性递质甘氨酸,引起 α 运动神经元的突触后抑制,这是一种负反馈抑制。其意义在于防止神经元过度、过久地兴奋,并促使同一中枢内许多神经元的活动步调一致。士的宁与破伤风毒素可破坏闰绍细胞的功能,阻断回返性抑制,导致骨骼肌痉挛。

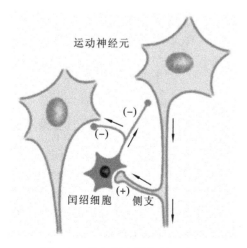

图 10-8 传入侧支性抑制示意图

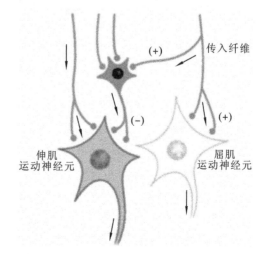

图 10-9 回返性抑制示意图

2. 突触前抑制 突触前抑制的结构基础是具有轴-轴突触与轴-体突触的联系存在。在脊髓初级传入神经元的轴突末梢（轴突 B）分别与运动神经元的胞体（神经元 C）、中间神经元的轴突末

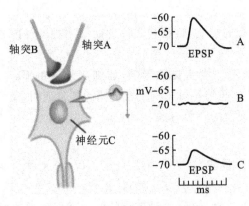

图 10-10 突触前抑制示意图

梢(轴突 A)构成轴-体突触以及轴-轴突触。当轴突 A 单独兴奋时,可在神经元 C 上产生 EPSP,触发该神经元的兴奋。如果先兴奋轴突 B,随后再兴奋轴突 A,则神经元 C 上产生的 EPSP 明显减小,使之不能产生兴奋而呈现抑制效应(图 10-10)。

这种抑制形式产生的机制较复杂。目前认为,可能是轴突 B 兴奋时,其末梢释放 GABA,使轴突 A 发生部分去极化,膜电位减小;当轴突 A 发生兴奋时,由于此处的膜电位小,形成动作电位的幅度也小,Ca^{2+} 内流量少,使轴突 B 末梢释放的兴奋性递质量减少,导致神经元 C 形成的 EPSP 显著降低,使之不能爆发动作电位而表现为抑制效应。由于这种抑制是通过中间神经元的活动,使突触前膜发生去极化,释放的递质量减少,是突触前膜向突触后膜传递信息的作用减弱所造成的传递抑制,而突触后膜的兴奋性即接受信息的能力并无改变,故称为突触前抑制。又因为这种抑制发生时,后膜产生的不是超极化,而是去极化,形成的不是 IPSP,只是减小了的 EPSP,所以也称之为去极化抑制。

突触前抑制在中枢神经系统内广泛存在,尤其多见于感觉传入系统的各级转换站。此外,从大脑皮质、脑干与小脑等处发出的下行冲动,也可对感觉传导束发生突触前抑制。其生理意义是控制从外周传入中枢的感觉信息,使感觉更加清晰和集中,故在调节感觉传入活动中起重要作用。

与突触后抑制相比,突触前抑制的潜伏期较长,抑制效应持续时间也长,是一种很有效的抑制作用。

第二节 神经系统的感觉功能

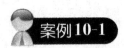

案例10-1

患者,男,食管癌术后 5 年,左下肢出现进行性的感觉障碍,走路不稳。查体:患者神志清楚,右下肢痛觉、温度觉及触觉障碍,左下肢运动及位置等深感觉障碍,双下肢肌力 5 级。辅助检查:脊髓 MRI 检查提示脊髓腰 4 右半平面占位性病变,考虑食管癌脊髓转移,脊髓半切综合征。

具体任务:

运用脊髓对感觉的传导功能,分析脊髓半切综合征为什么会出现同侧深感觉障碍,对侧浅感觉障碍。

一、脊髓的感觉传导功能

由脊髓上传到大脑皮质的感觉传导路径可分为两类,一类为浅感觉传导路径,另一类为深感觉传导路径。浅感觉传导路径传导痛觉、温度觉和触觉;其传入由脊神经后根的外侧部(细纤维部分)进入脊髓,然后在后角更换神经元,再发出纤维在脊髓白质前联合处进行交叉到对侧,分别经脊髓丘脑侧束(痛觉、温觉)和脊髓丘脑前束(轻触觉)上行抵达丘脑。深感觉传导路径传导肌肉本体感觉和深部压觉,其传入纤维由脊神经后根的内侧部(粗纤维部分)进入脊髓后,其上行分支在同侧后索上行,抵达延髓下部薄束核和楔束核后更换神经元,再发出纤维进行交叉到对侧,经内侧丘系至丘脑。皮肤触觉中的辨别觉,其传导路径却和深感觉传导路径一致。因此,浅感觉传导路径是先交叉再上行,而深感觉传导路径是先上行再交叉;在脊髓半离断的情况下,浅感觉的障碍发生在离断的同侧。对于脊髓空洞症患者,中央管部分有空腔形成,破坏了在中央管前进行交叉的浅感觉传导路径,造成浅感觉障碍。但由于痛觉、温觉传入纤维进入脊髓后,在进入水平的1~2个节段内更换神经元交叉到对侧,而轻触觉传入纤维进入脊髓后分成上行与下行纤维,分别在多个节段内更换神经元交叉至对侧,因此较局限地破坏中央管前交叉的浅感觉传导路径,仅使相应节段双侧皮节的痛觉、温觉发生障碍,而轻触觉基本不受影响(辨别觉完全不受影响),造成脊髓空洞症患者出现痛觉、温觉和触觉障碍的分离现象。

二、丘脑及其感觉投射系统

(一)丘脑的核团

根据丘脑的感觉功能特点,将其核团大致分为三大类(图10-11)。

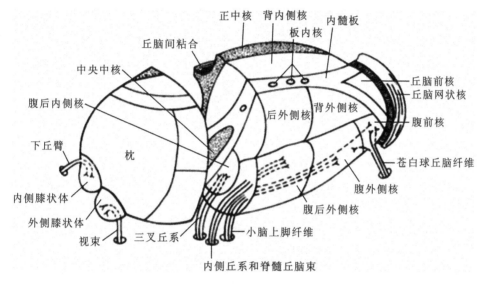

图 10-11　丘脑主要核团示意图

1. 感觉接替核　这类核团主要有后腹核和内、外侧膝状体。它们是机体所有特定感觉(嗅觉除外)纤维投射到大脑皮质特定区域的换元接替部位。各种感觉功能在丘脑内有严格的定位,其中腹后外侧核(后外侧腹核)接受脊髓丘脑束与内侧丘系的纤维投射,传导来自躯体的感觉,腹后内侧核(后内侧腹核)则接受三叉丘系的纤维投射,传导来自头面部的感觉;由后腹核发出的纤维投向大脑皮质感觉区。内侧膝状体与外侧膝状体分别接受听觉、视觉传导的纤维投射,并发出纤维相应投向大脑皮质听区与视区。

2. 联络核　联络核主要包括腹枕核、腹外侧核与前核等。这类核团并不直接接受感觉的纤维投射,但接受来自丘脑感觉接替核和其他皮质下中枢的纤维,换元后投射到大脑皮质的特定区域,其功能与各种感觉在丘脑和大脑皮质水平的联系协调有关,故称联络核。

3. 髓板内核群　髓板内核群主要有中央中核、束旁核和中央外侧核等。这类核团没有直接投射到大脑皮质的纤维,但它们接受脑干网状结构的上行纤维,经多突触接替换元后,弥散地投射到整个大脑皮质,起着维持和改变大脑皮质兴奋状态的重要作用。

(二)感觉投射系统

根据丘脑核团向大脑皮质投射途径与功能的不同,可将丘脑的感觉投射系统分为两大系统,即特异投射系统与非特异投射系统(图10-12)。

1. 特异投射系统　特异投射系统是指从丘脑感觉接替核发出的纤维投射到大脑皮质特定区域,具有点对点投射关系的感觉投射系统。丘脑的联络核在结构上大部分也与大脑皮质有特定的投射关系,投射到大脑皮质的特定区域,所以也归属于这一系统,但它不引起特定感觉。

2. 非特异投射系统　非特异投射系统是指由丘脑的髓板内核群弥散地投射到大脑皮质广泛区域的非专一性感觉投射系统。上述经典感觉传导通路中第二级神经元的轴突在经过脑干时,

【重点提示】
感觉投射系统。

——— 非特异投射系统　　——— 特异投射系统

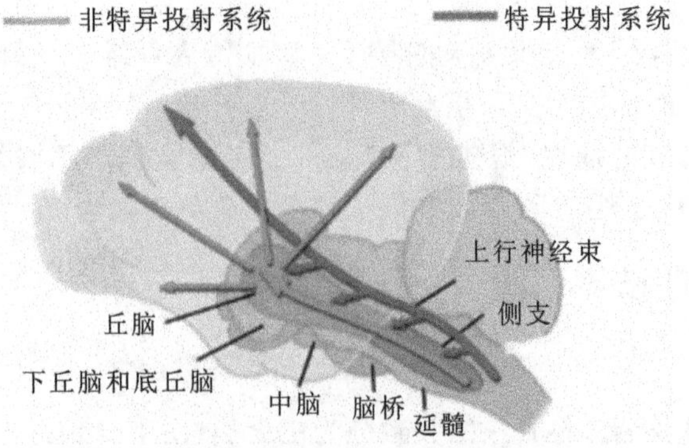

上行神经束

侧支

丘脑

下丘脑和底丘脑

中脑　脑桥　延髓

图 10-12　特异投射系统和非特异投射系统

发出侧支与脑干网状结构的神经元发生突触联系，在脑干网状结构内反复换元，各种来源的兴奋互相会聚，形成共同的通路抵达丘脑髓板内核群，然后弥散性投射到大脑皮质广泛区域，其功能是维持和改变大脑皮质的兴奋状态，但不产生特定感觉。

　　动物实验表明，损毁脑干头端部网状结构，保留上传的特异感觉传导通路，动物即进入昏睡状态，脑电波呈同步化慢波。若在中脑水平切断特异感觉通路而不损害内侧网状结构，则动物仍处于清醒状态，脑电波呈现去同步化快波。由此可见，在脑干网状结构内存在具有上行唤醒作用的功能系统，这一系统称为脑干网状结构上行激动系统（ascending reticular activating system，ARAS）。目前认为，ARAS 主要是通过丘脑非特异投射系统来发挥作用的。丘脑非特异投射系统可视为 ARAS 的丘脑部分，因此在功能上这两者是一个不可分割的统一系统。由于这一系统是一个多突触接替的上行系统，所以容易受药物的影响而产生传导阻滞。如巴比妥类催眠药的作用，可能就是阻断 ARAS 的传导，从而使大脑皮质进入抑制状态。

　　非特异与特异投射系统虽各自具有形态与功能上的特征，但两者又具有密不可分的关系。特异投射系统传递特异感觉冲动，产生特定感觉，但感觉的产生有赖于非特异投射系统提高大脑皮质的兴奋水平及其所保持的觉醒状态，而非特异性传入冲动又来源于特异投射系统的感觉传入信息。正常情况下，由于这两者之间的相互作用与配合，才能使大脑皮质既能处于觉醒状态，又能产生各种特定感觉。

【重点提示】
大脑皮质的感觉分析功能。

三、大脑皮质的感觉分析功能

　　各种感觉传入冲动最后到达大脑皮质，通过精细的分析、综合而产生相应的感觉。因此，大脑皮质是感觉分析的最高级中枢。大脑皮质的不同区域在感觉功能上具有不同的分工，称为大脑皮质的功能定位。它体现了不同感觉的特异性投射在大脑皮质的区域分布，不同性质的感觉投射到大脑皮质的不同区域。

　　（一）体表感觉

　　体表感觉代表区主要有以下两个。

　　1. 第一感觉区　第一感觉区主要位于大脑皮质中央后回。该皮质感觉区产生的感觉定位明确，性质清晰。其感觉投射有如下规律：①投射纤维左右交叉，即一侧的体表感觉投射到对侧大脑皮质的相应区域，但头面部感觉的投射是双侧性的。②投射区域的空间安排是倒置的，即下肢代表区在顶部（膝以下的代表区在皮质内侧面），上肢代表区在中间部，头面部代表区在底部，但头面部代表区内部的安排是正立的（图 10-13）。③投射区的大小与体表感觉的灵敏度有关，感觉灵敏度高的拇指、食指、口唇的代表区大，而感觉灵敏度低的背部代表区小。这是因为感觉灵敏的部位具有较多的感受器，皮质与其相联系的神经元数量也较多，这种结构特点有利于精细的感觉分析。

　　2. 第二感觉区　第二感觉区位于中央前回与岛叶之间的皮质区域，其面积较小，体表感觉在此区的投射是双侧性的，空间安排呈正立位。它对感觉仅有粗糙的分析作用，其感觉定位不明确，性质不清晰。

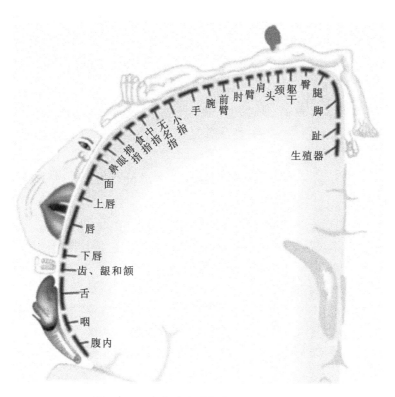

图 10-13 人大脑皮质体表感觉区示意图

（二）内脏感觉

内脏感觉投射的范围较弥散，并与体表感觉区有一定的重叠。第一感觉区的躯干与下肢部位有内脏感觉代表区。人脑的第二感觉区和运动辅助区都与内脏感觉有关。边缘系统的皮质部位也是内脏感觉的投射区。

（三）本体感觉

本体感觉是指肌肉、关节等的运动觉与位置觉。目前认为，中央前回（4 区）既是运动区，也是肌肉本体感觉投射区。刺激人脑的中央前回，可引起受试者试图发动肢体运动的主观感觉。

（四）视觉

枕叶皮质的距状裂上、下缘（17 区）是视觉的主要投射区。左眼颞侧和右眼鼻侧视网膜的传入纤维投射到左侧枕叶皮质；同样，右眼颞侧和左眼鼻侧视网膜的传入纤维投射到右侧枕叶皮质。所以，一侧枕叶皮质受损可造成两眼对侧视野偏盲，双侧枕叶皮质损伤时可导致全盲。此外，视网膜的上半部投射到距状裂的上缘，下半部投射到下缘，视网膜中央的黄斑区投射到距状裂的后部，周边区投射到距状裂的前部。

（五）听觉

人的听觉皮质投射区位于颞横回与颞上回（41 区与 42 区）。41 区是接受来自内侧膝状体听觉投射纤维的主要投射区，42 区也接受少量投射纤维，并有纤维与 41 区联系。听觉投射是双侧性的，即一侧皮质代表区接受来自双侧耳蜗感受器的传入投射，故一侧代表区受损不会引起全聋。

（六）嗅觉与味觉

嗅觉的皮质投射区位于边缘系统的前底部区域，包括梨状区皮质的前部、杏仁核的一部分。味觉投射区在中央后回头面部感觉投射区的下侧和岛叶后部皮质。

四、痛觉

疼痛（pain）是最常见的临床症状。它是伤害性或潜在伤害性刺激引起的不愉快的主观体验，常伴有自主神经活动、运动反射与情绪反应。疼痛可作为机体受损害时的一种报警系统,对机体起保护作用。但疼痛特别是慢性疼痛或剧痛,往往使患者深受折磨,导致机体功能失调,甚至发生休克。所以,研究疼痛产生的规律及其机制,对临床诊断与解除疼痛具有重要意义。

（一）痛觉感受器

痛觉感受器是游离的神经末梢,是一种化学感受器,广泛地分布于皮肤、肌肉、关节、内脏器官等处。在外伤、炎症、缺血、缺氧等伤害性刺激的作用下,损伤组织局部释放或合成一些致痛的化学物质,主要包括 H^+、K^+、5-羟色胺、组胺、缓激肽、P 物质、前列腺素、白三烯、血栓素与血小板激活因子等,它们在达到一定浓度时,兴奋痛觉感受器,产生痛觉传入冲动,进入中枢引起痛觉。

（二）痛觉的分类

痛觉分为躯体痛和内脏痛。躯体痛包括体表痛和深部痛。

1. 体表痛　发生在体表某处的痛觉称为体表痛。当伤害性刺激作用于皮肤时,可先后出现两种性质不同的痛觉,即快痛和慢痛。快痛在受到刺激时很快发生,是一种尖锐而定位清楚的"刺痛",慢痛则表现为一种定位不明确的"烧灼痛",一般在受刺激后 $0.5\sim1.0$ s 才被感觉到,痛感强烈而难以忍受,撤除刺激后还可持续几秒钟,常伴有不愉快的情绪及心血管和呼吸等方面的改变。快痛和慢痛分别由 A_δ 和 C 类纤维传导。快痛主要经特异投射系统到达大脑皮质的第一和第二感觉区;而慢痛主要投射到扣带回。此外,许多痛觉纤维经非特异投射系统投射到大脑皮质的广泛区域。

2. 深部痛　发生在躯体深部,如骨、关节、骨膜、肌腱、韧带和肌肉等处的痛觉称为深部痛。深部痛一般表现为慢痛,其特点是定位不明确,可伴有恶心、出汗和血压改变等自主神经反应。出现深部痛时,可反射性地引起邻近骨骼肌收缩而导致局部组织缺血,而缺血又使疼痛进一步加剧。缺血性疼痛的可能机制是肌肉收缩时局部组织释放某种致痛物质（Lewis P 因子）。当肌肉持续收缩而发生痉挛时,血流受阻而使该物质在局部堆积,持续刺激痛觉感受器,于是形成恶性循环,使痉挛进一步加重;当血供恢复后,该致痛物质被带走或被降解,因而疼痛也得到缓解。P 因子的本质尚未确定,有人认为可能是 K^+。

【重点提示】

内脏痛及牵涉痛。

（三）内脏痛与牵涉痛

1. 内脏痛　内脏痛是伤害性刺激作用于内脏器官引起的疼痛。内脏痛是临床上常见的症状,常为病理性疼痛。与皮肤痛相比,内脏痛的特征如下:①性质缓慢、持续、定位不明确和对刺激的分辨能力差,常伴有明显的自主神经活动变化,情绪反应强烈,有时更甚于疾病本身;②对切割、烧灼等刺激不敏感,而对机械性牵拉、缺血、痉挛、炎症等刺激敏感。临床上观察到,肠管发生梗阻而出现异常运动、循环障碍与炎症时,往往引起剧痛,严重时甚至危及生命;③常伴有牵涉痛。还有一种内脏痛,是由于体腔壁层浆膜（胸膜、腹膜、心包膜）受到炎症、压力、摩擦或牵拉等伤害性刺激时所产生的疼痛,称为体腔壁痛。

2. 牵涉痛　某些内脏疾病往往可引起体表一定部位发生疼痛或痛觉过敏,这种现象称为牵涉痛。每一内脏有特定牵涉痛区（表 10-3）,如心肌缺血时,可出现左肩、左臂内侧、左侧颈部和心前区疼痛;胆囊炎、胆结石时,可出现右肩胛部疼痛;阑尾炎初期,常感上腹部或脐区疼痛。牵涉痛并非内脏痛所特有的现象,深部躯体痛、牙痛也可发生牵涉痛。

表 10-3　常见内脏疾病牵涉痛部位

内脏牵涉痛部位	内脏疾病
心前区、左臂内侧	心绞痛、心肌梗死
左上腹	胃病
肩胛间	胰腺炎
脐周或上腹部	阑尾炎

续表

内脏牵涉痛部位	内脏疾病
右肩胛区	胆囊炎
腹股沟、会阴部放射性阵痛	肾、输尿管结石

产生牵涉痛的机制,有会聚学说与易化学说(图 10-14)。会聚学说认为,患病内脏的传入纤维与被牵涉部位的皮肤传入纤维,由同一背根进入脊髓同一区域,聚合于同一脊髓神经元,并由同一纤维上传入脑,在中枢内分享共同的传导通路。由于大脑皮质习惯于识别来自皮肤的刺激,因而误将内脏痛当作皮肤痛,故产生了牵涉痛。易化学说认为,内脏痛觉传入冲动,可提高内脏-躯体会聚神经元的兴奋性,易化了相应皮肤区域的传入,可导致牵涉性痛觉过敏。

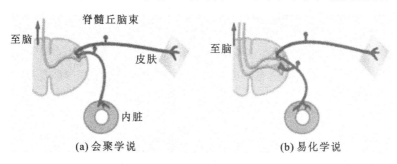

图 10-14 牵涉痛产生机制示意图

第三节 神经系统对躯体运动的调节

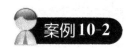 案例10-2

患者,女,78 岁。入院前 4 h 突然觉得头痛,同时发现左侧肢体乏力,左上肢不能持物,左下肢不能行走,恶心伴呕吐胃内容物数次。无意识丧失,无四肢抽搐,无大小便失禁,急送医院就诊。既往患者有高血压史十余年,平时服药不规则。发病前无短暂性意识障碍、眩晕、四肢轻瘫及跌倒发作。查体:神志清楚,BP 185/95 mmHg,HR 80 次/分,律齐,心电图显示窦性心律。对答切题,双眼向右凝视,双瞳孔等大等圆,对光反射存在,左鼻唇沟浅,伸舌略偏左。左侧肢体肌张力增高,左侧腱反射略亢进,左侧肌力 3 级,右侧肢体肌张力正常,肌力 5 级。左侧巴氏征(+),右侧病理症(-)。颈软,克氏征(+)。头颅 CT 示右侧颞叶血肿。

具体任务:

1.试用神经系统对躯体运动的调节知识分析患者出现左上肢不能持物,左下肢不能行走的生理机制。

2.运用脊髓对运动调节知识分析患者左侧肢体肌张力增高,左侧腱反射略亢进的原理。

运动是行为的基础。人体所处的各种姿势以及所进行的多种形式的躯体运动,都是以骨骼肌的活动为基础的。在运动过程中,骨骼肌的舒缩活动,不同肌群之间的相互配合,均有赖于神经系统的调节。一般来说,调节姿势和运动的神经结构从低级到高级,可分为脊髓、脑干下行系统和大脑皮质运动区三个水平。此外,也接受小脑和基底神经核的调节。

一、脊髓对躯体运动的调节

脊髓是调节躯体运动的最基本中枢,通过脊髓能完成一些比较简单的躯体运动反射,包括牵张反射、屈肌反射和对侧伸肌反射等。

(一)脊髓的运动神经元和运动单元

在脊髓前角存在大量的运动神经元,它们的轴突经前根离开脊髓后直达所支配的肌肉。这些神经元可分为 α、γ 两种类型。

1. α 运动神经元 α 运动神经元发出 Aα 传出纤维,其末梢在肌肉中分成许多分支,每一分支支配一根肌纤维。因此,当这一神经元兴奋时,可引起它所支配的许多肌纤维收缩。由一个 α 运动神经元及其所支配的全部肌纤维组成的功能单位,称为运动单位(motor unit)。一个运动单位所包含的肌纤维数目多少不一,参与粗大运动的肌肉,其运动单位的肌纤维数目较多,如一个支配四肢肌肉的运动神经元,可支配 2000 根左右的肌纤维;而一个支配眼外肌的运动神经元,只支配 6~12 根肌纤维,有利于完成精细运动。α 运动神经元既接受来自皮肤、肌肉和关节等外周的传入信息,也接受从脑干到大脑皮质等高位中枢的下传信息,以影响肌肉的活动。因此,α 运动神经元被称为脊髓反射的最后公路。

2. γ 运动神经元 γ 运动神经元的胞体分散在 α 运动神经元之间,其胞体较 α 运动神经元小。它发出较细的 Aγ 传出纤维,支配骨骼肌的梭内肌纤维,分布于肌梭的两端。γ 运动神经元的兴奋性较高,常以较高频率持续放电。当 γ 运动神经元兴奋时,梭内肌纤维两端收缩,从而增加了肌梭感受器的敏感性。

(二)脊休克

脊髓与脑完全断离的动物称为脊动物。与脑断离的脊髓暂时丧失一切反射活动的能力,进入无反应状态,这种现象称为脊休克(spinal shock)。脊休克的主要表现:在横断面以下的屈肌反射、对侧伸肌反射、腱反射与肌紧张均丧失;外周血管扩张,动脉血压下降,发汗、排便和排尿等自主神经反射均不能出现。随后,脊髓的反射功能可逐渐恢复。低等动物恢复较快,动物越高等恢复越慢。如蛙在脊髓断离后数分钟内反射即可恢复,犬需几天,人类则需数周乃至数月。在恢复过程中,首先恢复的是一些比较原始、简单的反射,如屈肌反射、腱反射;而后逐渐恢复比较复杂的反射,如对侧伸肌反射、搔扒反射。在脊髓躯体反射恢复后,部分内脏反射活动也随之恢复,如血压逐渐上升到一定水平,并出现一定的排便、排尿反射。由此可见,脊髓本身可完成一些简单的反射,脊髓内存在着低级的躯体反射与内脏反射中枢。但脊髓横断后,由于脊髓内上行与下行的神经纤维束均被中断,因此断面以下的各种感觉和随意运动很难恢复,甚至永远丧失,临床上称为截瘫。

目前认为,脊休克产生的原因是由于断离的脊髓突然失去了高位中枢的调节,特别是失去了大脑皮质、脑干网状结构和前庭核的下行性易化作用所致。

(三)牵张反射

有神经支配的骨骼肌,在受到外力牵拉而伸长时,引起受牵拉的同一肌肉收缩,称为牵张反射(stretch reflex)。

1. 牵张反射的类型 由于牵拉的形式与肌肉收缩的反射效应不同,牵张反射可分为腱反射(tendon reflex)与肌紧张(muscle tonus)两种类型。①腱反射:又称位相性牵张反射,是指快速牵拉肌腱时发生的牵张反射,表现为被牵拉肌肉迅速而明显地缩短。例如,快速叩击股四头肌腱,可使股四头肌受到牵拉而发生一次快速收缩,引起膝关节伸直,又称膝反射(图 10-15)。叩击不同肌腱,可引起不同的腱反射。腱反射的传入纤维直径较粗,传导速度较快;反射的潜伏期很短,其中枢延搁时间只相当于一个突触的传递时间,故认为腱反射是单突触反射。临床上常通过检查腱反射来了解神经系统的功能状态。如果腱反射减弱或消失,常提示反射弧的传入、传出通路或者脊髓反射中枢受损;而腱反射亢进,则说明控制脊髓的高级中枢作用减弱,提示高位中枢的病变。②肌紧张:又称紧张性牵张反射,是指缓慢持续牵拉肌腱所引起的牵张反射,表现为受牵拉肌肉处于收缩状态。肌紧张反射弧的中枢为多突触接替,属于多突触反射。该反射的传出引起肌肉收缩的力量不大,只是阻止肌肉被拉长,因此不表现明显的动作。这可能是在同一肌肉内的不同运动单位进行交替收缩的结果,所以肌紧张能持久维持而不易疲劳。肌紧张是维持躯体姿势最基本的反射活动,是姿势反射的基础,尤其在于维持站立姿势。

2. 牵张反射的反射弧 腱反射与肌紧张的感受器主要是肌梭。肌梭是一种感受机械牵拉刺激或肌肉长度变化的特殊感受装置,属本体感受器(图 10-16)。肌梭呈梭形,其外层为一结缔组织囊,囊内含有 2~12 条特殊肌纤维,称为梭内肌纤维;而囊外一般为骨骼肌纤维,则称之为梭外肌纤维。梭内肌纤维与梭外肌纤维平行排列,呈并联关系。梭内肌纤维的收缩成分位于纤维的两端。中间部是肌梭的感受装置,两者呈串联关系。因此,当梭外肌收缩时,梭内肌感受装置所受牵拉刺激减少;而当梭外肌纤维被拉长或梭内肌收缩时,均可使肌梭感受装置受到牵张刺激而兴奋。肌梭的传入神经纤维有两种:一种传入纤维为直径较粗的 I$_a$ 类纤维;另一种传入纤维为直径较细的 II 类纤维。

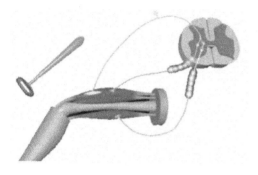

图 10-15 膝反射的反射弧示意图

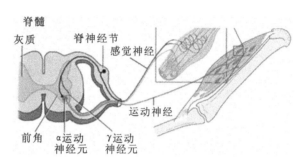

脊髓
灰质
脊神经节
感觉神经
运动神经
前角
α运动神经元
γ运动神经元

图 10-16 牵张反射弧示意图

当肌肉受到外力牵拉时,梭内肌感受装置被拉长,使肌梭受到牵张刺激而发放传入冲动,冲动的频率与肌梭被牵张的程度成正比,肌梭的传入冲动沿 I$_a$ 类纤维传至脊髓,引起支配同一肌肉的 α 运动神经元的活动,然后通过 Aα 纤维传出,引起梭外肌收缩,从而完成一次肌牵张反射。

γ 运动神经元兴奋时,并不能直接引起肌肉的收缩,因为梭内肌收缩的强度不足以使整块肌肉收缩。但由 γ 运动神经元传出活动所引起的梭内肌收缩,能牵拉肌梭,提高其敏感性,并通过 I$_a$ 类纤维的传入活动,改变 α 运动神经元的兴奋状态,从而调节肌肉的收缩。由此可见,γ 运动神经元的传出活动对调节肌梭感受装置的敏感性,调节肌牵张反射具有十分重要的作用。

腱器官是分布于肌腱胶原纤维之间的牵张感受装置,与梭外肌呈串联关系。其传入纤维是直径较细的 I$_b$ 类纤维,它不直接终止于 α 运动神经元,而是通过抑制性中间神经元,抑制同一肌肉 α 运动神经元的活动。腱器官是一种感受肌肉张力变化的感受器,对肌肉的被动牵拉刺激不太敏感,而对肌肉主动收缩所产生的牵拉却异常敏感。在牵张反射活动中,一般随着牵拉肌肉的力量增强,肌梭传入冲动的增多,引起的反射性肌收缩也进一步增强,当肌肉收缩达到一定强度时,张力便作用于腱器官使之兴奋,通过 I$_b$ 类传入纤维反射性地抑制同一肌肉收缩,使肌肉收缩停止,转而出现舒张。这种肌肉受到强烈牵拉时所产生的舒张反应,称为反牵张反射。其生理意义在于缓解由肌梭传入冲动所引起的肌肉收缩及其所产生的张力,防止过分收缩造成对肌肉的损伤。

(四)屈肌反射与对侧伸肌反射

肢体皮肤受到伤害刺激时,一般常引起受刺激侧肢体的屈肌收缩、伸肌舒张,使肢体屈曲,称为屈肌反射(flexor reflex)。如火烫、针刺皮肤时,该侧肢体立即缩回,其目的在于避开有害刺激,对机体有保护意义。屈肌反射是一种多突触反射,其反射弧的传出部分可支配多个关节的肌肉活动。该反射的强弱与刺激强度有关,其反射的范围可随刺激强度的增加而扩大。如足趾受到较弱的刺激时,只引起踝关节屈曲,随着刺激的增强,膝关节和髋关节也可以发生屈曲。当刺激加大到一定强度时,则对侧肢体的伸肌也开始激活,可在同侧肢体发生屈肌反射的基础上,出现对侧肢体伸直的反射活动,称为对侧伸肌反射。该反射是一种姿势反射,当一侧肢体屈曲造成身体平衡失调时,对侧肢体伸直以支持体重,从而维持身体平衡。

【重点提示】
脑干、基底神经节、小脑、大脑皮质对躯体运动的调节。

二、脑干对肌紧张的调节

脑干网状结构主要是由中脑、脑桥和延髓中央部的大小不等的神经元和神经纤维混合组成的神经结构。其中有控制运动相关的神经核团,按其对脊髓运动功能影响的不同,可将脑干网状结构分为易化区与抑制区(图10-17)。

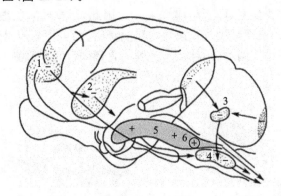

图10-17　猫脑干网状结构下行抑制和易化系统示意图
1.大脑皮质　2.尾状核　3.小脑　4.脑干网状结构抑制区　5.脑干网状结构易化区　6.延髓前庭核

(一)脑干网状结构易化区

脑干网状结构中能加强肌紧张和肌肉运动的区域,称为易化区。易化区较大,包括延髓网状结构的背外侧部分、脑桥被盖、中脑的中央灰质与被盖等脑干中央区域。易化区的作用主要是通过网状脊髓束的下行通路兴奋 γ 运动神经元,增强肌紧张与肌肉运动。此外,易化区对 α 运动神经元也有一定的易化作用。易化肌紧张的中枢部位除网状结构易化区外,还有脑干外神经结构,如前庭核、小脑前叶两侧部等部位,它们共同组成易化系统。网状结构易化区一般具有持续的自发放电活动,这可能是由上行感觉传入冲动的激动作用所引起的。

(二)脑干网状结构抑制区

脑干网状结构中还有抑制肌紧张和肌肉运动的区域,称为抑制区。该区较小,位于延髓网状结构的腹内侧部分。其作用主要是通过网状脊髓束的下行抑制性纤维与 γ 运动神经元形成抑制性突触,抑制 γ 运动神经元的活动来实现的。

抑制肌紧张的中枢部位除脑干网状结构抑制区外,还有大脑皮质运动区、纹状体与小脑前叶蚓部等脑干外神经结构,它们构成抑制系统。这些脑干外神经结构不仅可通过脑干网状结构抑制区的活动抑制肌紧张,而且能控制脑干网状结构易化区的活动,使其受到抑制。一般说来,脑干网状结构抑制区本身无自发活动,它在接受上述各高位中枢传入的始动作用时,才能发挥下行抑制的作用。

在正常情况下,易化与抑制肌紧张的活动处于相对平衡,以维持正常肌紧张。但从活动的强度来看,易化区的活动较抑制区强,因此在肌紧张的平衡调节中,易化区略占优势。

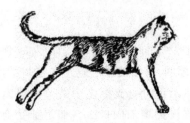

图10-18　猫去大脑僵直的表现

(三)去大脑僵直

在中脑上、下丘之间横断脑干后,动物会立即出现全身肌紧张特别是伸肌肌紧张过度亢进,表现为四肢伸直、头尾昂起、脊柱挺硬的角弓反张现象,称为去大脑僵直(图10-18)。

在去大脑动物中,切断了大脑皮质运动区和纹状体等神经结构与脑干网状结构的功能联系,使抑制区失去了高位中枢的始动作用,削弱了抑制区的活动。而与脑干网状结构易化区保持功能联系的神经结构虽有部分被切除,但易化区本身存在自发活动,而且前庭核的易化作用依然保留,所以易化区的活动仍继续存在,易化系统的活动占有显著优势。由于这些易化作用主要影响抗重力肌的作用,故主要导致伸肌的肌紧张加强,而出现去大脑僵直。临床上,脑损伤、脑出血与脑炎等患者,有时也可出现类似去大脑僵直的表现,这往往是病变已严重侵犯脑干、预后不良的征兆。

三、小脑对躯体运动的调节

小脑是中枢神经系统中最大的运动结构。小脑对于维持身体平衡、调节肌紧张、协调与形成随意运动均有重要作用。按小脑的传入、传出纤维联系可将其分为前庭小脑、脊髓小脑与皮质小脑三个功能部分(图10-19)。它们分别主要接受前庭系统、脊髓和大脑皮质的传入,其传出也主要相应地到达前庭核、脊髓和大脑皮质,形成三个闭合的神经回路。

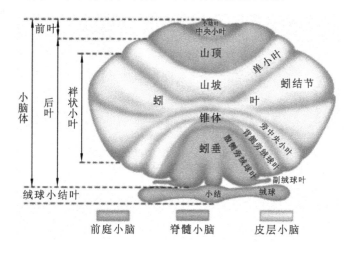

图10-19　小脑分区模式图

(一)维持身体平衡

维持身体平衡是前庭小脑的主要功能。前庭小脑主要由绒球小结叶构成。由于绒球小结叶直接与前庭神经核发生连接,因此其平衡功能与前庭器官和前庭核的活动有密切关系。其反射途径为:前庭器官→前庭核→绒球小结叶→前庭核→脊髓运动神经元→肌肉装置。绒球小结叶通过前庭核转而经脊髓,调节运动神经元的兴奋与肌肉的收缩活动,以维持躯体运动的平衡。绒球小结叶的病变或损伤,可导致躯体平衡功能的障碍,但其随意运动的协调功能一般不受影响。如第四脑室的肿瘤压迫绒球小结叶时,患者站立不稳,但肌肉运动协调仍良好。切除绒球小结叶的猴不能保持身体的平衡,但随意运动仍能协调。

(二)调节肌紧张

小脑前叶主要接受来自肌肉、关节等本体感受器的传入冲动,也接受视、听觉与前庭的传入信息,其传出冲动分别通过网状脊髓束、前庭脊髓束等下行系统,而调节肌紧张。小脑前叶对肌紧张具有抑制和易化的双重调节作用。加强肌紧张主要是前叶两侧部的功能。实验中刺激猴的前叶两侧部可使肌紧张明显增强。在生物进化过程,小脑前叶对肌紧张的抑制作用逐渐减弱,而肌紧张的易化作用逐渐占优势,小脑损伤后可出现肌张力减退或肌无力现象。

(三)协调随意运动

协调随意运动是小脑后叶中间带的重要功能,它可通过环路联系对大脑皮质发动的随意运动起重要调节作用。在皮质运动区向脊髓发出运动指令时,可通过锥体束的侧支将发动运动的信息反馈到小脑。此外,由运动指令引起的随意运动尚可激活皮肤、肌肉与关节等外周感受器,其传入冲动经脊髓小脑束将其执行运动情况的信息反馈到小脑。小脑的作用是将大脑皮质的反馈信息与外周感受器的反馈信息进行比较整合,并将整合的结果通过反馈环路返回皮质运动区,调整皮质到脊髓的下行冲动,以协调随意运动。

当小脑后叶中间带受到损伤时,可出现随意运动协调的障碍,称为小脑性共济失调,表现为随意运动的力量、方向及限度等发生紊乱,动作摇摆不定,指物不准,不能进行快速的交替运动。患者还可出现动作性或意向性震颤。皮质小脑是指后叶的外侧部,它仅接受来自大脑皮质感觉区、运动区、运动前区、联络区等广大区域传来的信息,其传出冲动回到大脑皮质运动区和运动前区。皮质小脑的主要功能是参与随意运动的设计和程序的编制。后叶外侧部损伤除引起远端肢体的肌张力下降和共济失调外,还可引起运动起始的延缓。小脑该部分损伤的患者不能完成诸如打字、乐器演奏等精细运动。

四、基底神经节对躯体运动调节

基底神经节(basal ganglia)是皮质下一些核团的总称。鸟类以下的动物,由于大脑皮质尚未良好发育,基底神经节是运动调节的最高中枢;而在哺乳类动物,基底神经节则降为皮质下调节结构,它和皮质小脑是两个与大脑皮质构成回路的重要脑区,对运动功能仍有重要调节作用。

基底神经节主要包括纹状体、丘脑底核和黑质,而纹状体又包括尾核、壳核和苍白球。尾核和壳核在发生上较新,称为新状体;苍白球可分为内侧和外侧两部分,在发生上较古老,称为旧纹状体。黑质可分为致密部和网状部两部分。

(一)基底神经节与大脑皮质的联系

基底神经节接受大脑皮质的纤维投射,其传出纤维经丘脑前腹核和外侧腹核接替后,又回到大脑皮质,从而构成基底神经节与大脑皮质之间的回路。这一回路可分为直接通路和间接通路两条途径(图 10-20)。

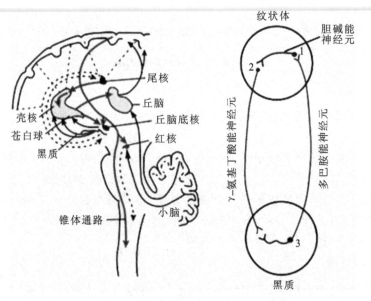

图 10-20 基底神经节及其纤维联系示意图

直接通路(direct pathway)是指从大脑皮质的广泛区域到新纹状体,再由新纹状体发出纤维经苍白球内侧部接替后,到达丘脑前腹核和外侧腹核,最后返回大脑皮质运动前区和前额叶的通路。大脑皮质对新纹状体的作用是兴奋性的;而从新纹状体到苍白球内侧部以及从苍白球内侧部再到丘脑的纤维都是抑制性的,即新纹状体抑制苍白球内侧部,而苍白球内侧部又抑制丘脑。因此,当新纹状体活动增加时,丘脑和大脑皮质的活动增加,这种现象称为去抑制(disinhibition)现象。直接通路对丘脑和大脑皮质的活动有兴奋作用,从而易化大脑皮质发动随意运动。

间接通路(indirect pathway)是指在上述直接通路中的新纹状体与苍白球内侧部之间插入苍白球外侧部和丘脑底核两个中间接替过程的通路。这条通路中同样存在去抑制现象,即新纹状体到苍白球外侧部和苍白球外侧部到丘脑底核的投射纤维都是抑制性的。因此,当新纹状体活动增加时,丘脑底核的活动增加。而丘脑底核到达苍白球内侧部的纤维则为兴奋性的,递质是谷氨酸,结果使丘脑前腹核和外侧腹核以及大脑皮质的活动减少。可见,间接通路可部分抵消直接

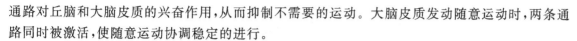

通路对丘脑和大脑皮质的兴奋作用,从而抑制不需要的运动。大脑皮质发动随意运动时,两条通路同时被激活,使随意运动协调稳定的进行。

(二)黑质-纹状体投射系统

黑质-纹状体投射系统中研究得较为明确的有多巴胺能投射系统。该投射系统由黑质致密部发出,投射到新纹状体的中型多棘神经元,后者为投射神经元,也是新纹状体的主神经元。可能存在两种类型的中型多棘神经元,它们的细胞膜上分别存在 D_1 和 D_2 受体。黑质-纹状体投射纤维释放的多巴胺,激活 D_1 受体可增强直接通路的活动,而激活 D_2 受体则可抑制间接通路的活动。可见,多巴胺对这两条通路的传出效应都能使丘脑-皮质投射系统活动加强,从而易化大脑皮质发动运动。

(三)与基底神经节损害有关的疾病

基底神经节的主要作用是调节运动,与随意运动的产生和稳定、肌紧张的控制以及本体感觉传入冲动的处理等均有密切关系。在人类,基底神经节损伤可引起一系列运动功能障碍,其临床表现主要分两大类:一类是运动过少而肌紧张亢进的综合征,如震颤麻痹等;另一类是运动过多而肌紧张低下的综合征,如舞蹈病等。

震颤麻痹(帕金森病)的主要症状是全身肌紧张增强、肌肉强直、随意运动减少、动作迟缓、面部表情呆板(面具脸)。此外,患者常伴有静止性震颤,多出现于上肢。其病变主要在中脑黑质,因为脑内多巴胺递质的缺乏而产生上述症状。黑质和纹状体间存在着相互拮抗的递质系统:一种是多巴胺抑制系统,黑质是多巴胺能神经元胞体集中处,由此发出的多巴胺纤维到纹状体,对纹状体神经元起抑制作用;另一种为乙酰胆碱兴奋系统,对纹状体神经元产生易化作用。正常时这两个系统保持平衡,从而保证正常肌紧张和运动的协调性。当黑质病变时,多巴胺能神经元受损,黑质与纹状体中多巴胺含量均明显减少,使多巴胺递质系统的功能减退,导致 ACh 递质系统的功能亢进,从而产生震颤麻痹。所以,临床上应用左旋多巴以增强多巴胺的合成,或应用 M 受体阻断剂以阻断 ACh 的作用,均对震颤麻痹有一定的治疗作用。舞蹈病(亨廷顿病)的主要症状为上肢和头部不自主的舞蹈样动作,并伴有肌张力降低等,病变主要在纹状体。目前认为,舞蹈病的产生是由于纹状体中胆碱能神经元和 γ-氨基丁酸能神经元功能减退,从而减弱了对黑质多巴胺能神经元的抑制,使多巴胺能神经元的功能相对亢进所致。

五、大脑皮质对躯体运动的调节

(一)大脑皮质的运动区

高等动物,特别是人类的躯体运动受大脑皮质的控制。大脑皮质中与躯体运动有密切关系的区域,称为大脑皮质运动区。

1. 主要运动区 其又称运动皮质,主要位于中央前回和运动前区。主要运动区具有下列功能特征:①具有交叉支配的性质,即一侧皮质主要支配对侧躯体的运动,但头面部肌肉的运动,如咀嚼、喉及脸上部运动是双侧支配。②具有精细的功能定位,即皮质的一定区域支配一定部位的肌肉,其定位安排与感觉区类似,呈倒置分布。下肢代表区在顶部,上肢代表区在中间部,头面部肌肉代表区在底部,但头面部内部的安排仍为正立位。③功能代表区的大小与运动精细、复杂程度有关,即运动越精细、复杂,皮质相应运动区面积越大(图 10-21)。

2. 辅助运动区 辅助运动区位于大脑皮质的内侧面(两半球纵裂内侧壁)、运动区之前。一般为双侧性支配,刺激该区可引起肢体运动与发声。

3. 第二运动区 其位于中央前回与岛叶之间,即第二体感区的位置,用较强的电刺激能引起双侧的运动反应。

(二)运动传导通路

大脑皮质对躯体运动的调节可通过皮质脊髓束、皮质核束及其他下行传导通路的协调活动

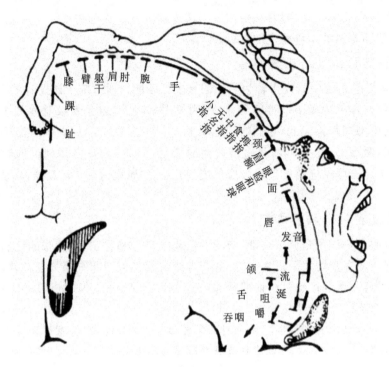

图 10-21　人大脑皮质运动区示意图

完成。

1. 皮质脊髓束与皮质核束　皮质脊髓束一般是指由皮质发出、经内囊和延髓锥体下行到达脊髓前角的传导束。皮质脊髓束中 80% 的纤维在延髓锥体跨过中线交叉到对侧下行，纵贯脊髓全长，称为皮质脊髓侧束；其余 20% 的纤维不跨越中线，在脊髓同侧前索下行，称为皮质脊髓前束。皮质脊髓前束一般只下降到脊髓胸段，大部分在逐个节段经前联合交叉，终止于双侧的前角运动神经元，控制躯干和四肢近端肌肉，尤其是屈肌，与姿势的维持和粗大的运动有关。皮质脊髓侧束纤维终止于脊髓前角外侧部分的运动神经元，控制四肢远端肌肉，与精细的、技巧性的运动有关。

皮质核束由中央前回下部等处皮质中的锥体细胞的轴突集合成皮质核束，经内囊膝，下行至中脑，走在大脑脚底中间 3/5 的内侧部。此后，陆续分出一部分纤维，终止于脑干内两侧的躯体运动核和特殊内脏运动核，包括动眼神经核、滑车神经核、三叉神经运动核、展神经核、面神经核、疑核和副神经核。这些脑神经运动核细胞发出的轴突组成脑神经的运动纤维，分布到同侧眼球外肌、睑裂以上的面肌(枕额肌的额腹和眼轮匝肌等)、咀嚼肌、腭肌、咽肌、喉肌、胸锁乳突肌和斜方肌等，管理这些肌肉的随意运动。另一部分纤维则终止于对侧的面神经核和舌下神经核，面神经核和舌下神经核发出的轴突组成面神经和舌下神经的运动纤维，支配睑裂以下表情肌和舌肌的随意运动。

2. 其他下行传导通路　皮质脊髓束和皮质核束除直接下行控制脊髓和脑干运动神经元外，还发出侧支，并与一些直接起源于运动皮质的纤维一起，经脑干某些核团接替后形成顶盖脊髓束、网状脊髓束和前庭脊髓束，其功能与皮质脊髓前束相似。另外，红核脊髓束的功能可能与皮质脊髓侧束相似。

第四节　神经系统对内脏活动的调节

一般情况下，调节内脏活动的神经系统不受意识的控制，具有很强的自主性，故称之为自主神经系统。自主神经系统分为中枢和外周两部分。中枢部分包括从脊髓到大脑的有关神经结构。外周部分包括传入神经和传出神经，但习惯上仅指支配内脏器官的传出神经，并将其分为交感神经和副交感神经两部分(图 10-22)。

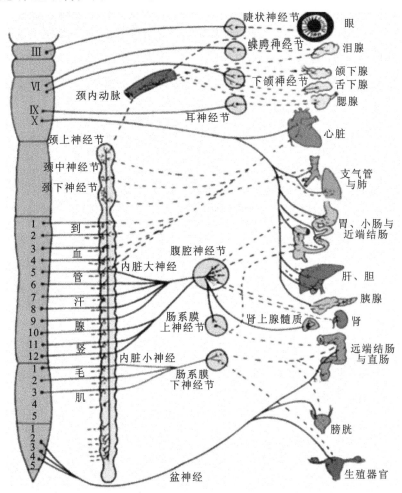

图 10-22 交感神经与副交感神经的支配
实线:节前纤维 虚线:节后纤维

一、自主神经系统

(一) 自主神经系统的结构和功能特征

1. 起源和分布 交感神经起源于脊髓胸腰段(胸 1～腰 3)侧角,在体内分布非常广泛,几乎遍及所有内脏器官;副交感神经起源于脑干副交感神经核和脊髓骶段第 2～4 节灰质(相当于侧角的部位),其分布比较局限,某些部位不受该类神经的支配。

2. 节前纤维和节后纤维 自主神经由中枢到达效应器之前,在周围神经节内换元,故有节前纤维和节后纤维之分。交感神经的节前纤维短,节后纤维长,一根节前纤维可与许多个节后神经元联系,故刺激交感神经节前纤维引起的反应比较弥散;副交感神经则相反。

3. 双重神经支配 人体多数器官都受交感和副交感神经的双重支配。但还有少数器官,如皮肤和肌肉的血管、汗腺、竖毛肌、肾上腺髓质等只有交感神经支配。

4. 功能相互拮抗 交感神经和副交感神经对同一器官的作用一般情况下相互拮抗,例如,交感神经对心脏活动具有兴奋作用,而迷走神经对心脏活动则具有抑制作用。但有例外,如对唾液腺的支配,两者均可使其分泌,但交感神经兴奋时分泌的唾液比较黏稠,副交感神经兴奋时分泌的唾液比较稀薄。

5. 具有紧张性作用 自主神经对内脏器官不断发放少量的神经冲动,使效应器经常保持一定的活动状态,这就是紧张性作用。各种功能活动的调节都是在紧张性活动的基础上进行的。例如,在动物实验中切断心迷走神经,心率加快;切断心交感神经,心率减慢。

6. 功能受效应器所处功能状态的影响 自主神经的活动度与效应器当时的功能状态有关。例如,刺激交感神经可引起未孕动物子宫运动受到抑制,而对有孕子宫却可加强其运动。胃幽门处于收缩状态时,刺激迷走神经能使之舒张;而幽门处于舒张状态时,刺激迷走神经则使之收缩。

(二)自主神经系统的功能及意义

自主神经系统的主要功能在于调节心肌、平滑肌和腺体的活动,以维持内环境的相对稳定,并支持躯体行为方面的活动(表 10-4)。

表 10-4　自主神经系统的主要功能

器官	交感神经	副交感神经
循环器官	心率加快、心肌收缩力加强,腹腔内脏、皮肤、唾液腺、外生殖器的血管收缩,骨骼肌血管收缩(肾上腺素受体)或舒张(胆碱受体)	心率减慢、心房收缩减弱,少数器官(如外生殖器)血管舒张
呼吸器官	支气管平滑肌舒张	支气管平滑肌收缩,呼吸道黏膜腺体分泌
消化器官	抑制胃肠运动,促进括约肌收缩,使唾液腺分泌黏稠的唾液	促进胃肠运动、胆囊收缩,促进括约肌舒张,唾液腺分泌稀薄唾液,使胃液、胰液、胆汁分泌增加
泌尿生殖器官	逼尿肌舒张、尿道内括约肌收缩,有孕子宫平滑肌收缩、无孕子宫平滑肌舒张	逼尿肌收缩、尿道内括约肌舒张
眼	瞳孔开大肌收缩,瞳孔开大	瞳孔括约肌收缩,瞳孔缩小;睫状肌收缩,泪腺分泌
皮肤	汗腺分泌,竖毛肌收缩	
内分泌和代谢	肾上腺髓质分泌激素;肝糖原分解	胰岛素分泌

从表 10-4 可以看出,交感神经在体内分布十分广泛,其主要作用是促使机体迅速适应环境的急剧变化。当人体遭遇如剧痛、失血、窒息、恐惧等紧急情况时,将引起交感神经广泛兴奋,表现出一系列交感-肾上腺髓质系统功能亢进的现象,称为应急反应。这一反应包括:呼吸加快,肺通气量增多;心跳加快,心输出量增多,血压升高,内脏血管收缩,肌肉血流量增多,血液重新分配;代谢活动加强,为肌肉收缩提供充分的能量等。这些活动均有利于机体动员各器官的潜力以适应环境的急剧变化。

与交感神经相比,副交感神经的活动比较局限,它常伴有胰岛素的分泌,故称为迷走-胰岛素系统。该系统的活动主要在于促进机体的调整恢复和消化吸收、积蓄能量及加强排泄和生殖功能等。

二、各级中枢对内脏活动的调节

(一)脊髓

脊髓是自主神经的初级中枢。通过脊髓能完成一些最基本的内脏活动反射,但其调节能力差,并不能适应正常生理功能的需要。例如,脊髓高位横断的患者,由平卧位转成直立位时,会感到头晕。这是因为脊髓虽能完成血管张力反射,保持一定的外周阻力,但对心血管活动不能进行精细地调节,对体位性血压的调节能力差。此外,基本的排尿、排便反射虽能进行,但往往不能排空,更不能有意识地控制。由此可见,在整体情况下,脊髓的自主神经功能是在高级中枢的调节下完成的。

(二)脑干

脑干是很多内脏活动的基本中枢,特别是脑干的延髓部分,具有很重要的作用。在延髓的网状结构中存在许多与心血管、呼吸和消化系统等内脏活动有关的神经元,其下行纤维支配脊髓,调节着脊髓的功能。许多基本生命现象的反射性调节和自主神经的紧张性活动多在延髓内进行。一旦延髓受损,可立即致死,故延髓有"生命中枢"之称。脑桥有角膜反射中枢、呼吸调整中枢。中脑存在瞳孔对光反射中枢。

(三)下丘脑

下丘脑结构复杂,内含丰富的神经核团,是皮质下最高级的内脏活动调节中枢,又是调节内分泌的高级中枢。它在维持内环境的稳定和生命活动中起着十分重要的作用,其主要功能有以下几个方面。

1. 调节摄食行为 下丘脑可调节机体的食欲状态。用埋藏电极刺激清醒动物下丘脑外侧区,可使动物食欲亢进;刺激下丘脑腹内侧核,可使动物拒食。下丘脑外侧区存在摄食中枢,腹内侧核存在饱中枢。摄食中枢和饱中枢的神经元活动存在交互抑制的关系。摄食中枢和饱中枢的神经元对血糖敏感,血糖水平的高低可调节摄食中枢和饱中枢的活动。若用微电泳法将葡萄糖透入饱中枢,可见神经元的放电活动增强。血糖水平高而且利用血糖的效率也高时,饱中枢即被兴奋而停止摄食活动。糖尿病患者血糖水平升高,但由于缺乏胰岛素,对糖的利用率降低,从而使饱中枢的神经元活动降低,摄食量增加。

2. 调节水平衡 正常情况下,机体对水的摄入与排出保持着动态平衡。机体通过渴感和饮水行为来管理水的摄入,而对于排水的管理则在很大程度上取决于肾脏的活动。临床上可见下丘脑损伤患者出现烦渴、多饮、多尿的症状,说明下丘脑对水的摄入与排出均有重要调节作用。一般认为,下丘脑控制摄水的区域位于外侧区,靠近摄食中枢后方。损毁该区域后,动物不仅拒食,而且拒饮;相反,刺激这个区域则饮水量增多。因此认为,下丘脑外侧区存在着饮水中枢,或称渴中枢。关于下丘脑控制排水的功能,是通过血管升压素的分泌和释放来调节的。

3. 对情绪反应的影响 情绪是一种心理活动,如喜、怒、哀、乐、忧、恐等,常伴随着一系列生理变化,包括自主性神经、躯体运动和内分泌的功能变化。情绪的生理反应,主要表现为自主神经的功能变化,尤以交感活动的相对亢进为多见。如果人长期处于烦闷、忧虑、悲哀、愤怒等不正常的情绪中常可造成自主神经功能的紊乱,导致与情绪有关的身心疾病,如冠心病、高血压、神经官能症等的发生,甚至使人的意志消沉或丧失理智。动物实验表明,下丘脑与情绪反应密切相关。若在间脑以上水平切除大脑,仅保留下丘脑以下结构的动物,给予轻微刺激即可引起"假怒",表现为甩尾、竖毛、扩瞳、张牙舞爪、呼吸加快和血压升高等现象。若损毁整个下丘脑,则"假怒"反应不再出现。在正常情况下,下丘脑的情绪活动受大脑皮质的抑制而不易表现出来,切除大脑皮质后则抑制被解除,所以轻微刺激就能引发"假怒"反应。实验还发现,在下丘脑近中线两旁的腹内侧区存在防御反应区。慢性刺激防御反应区可引起血压持续升高,因此有人认为该区的持久兴奋与原发性高血压发生有关。电刺激清醒动物的防御反应区还可出现防御性行为。此外电刺激下丘脑外侧区可引致动物出现攻击行为,电刺激下丘脑背侧区则出现逃避行为。

4. 控制生物节律 机体的各种生命活动常按一定时间顺序发生变化,这种变化的节律称为生物节律。这是因为生物在长期的进化过程中,形成了与时间变化相适应的内部调节功能。生命活动的节律性尤以昼夜节律最为突出,例如体温和促肾上腺皮质激素分泌等在一天内均有一个波动周期。身体内各种不同的细胞都有各自的昼夜节律,但一般情况下,机体组织器官昼夜节律却是统一的,这表明体内存在控制昼夜节律的中枢。研究发现,下丘脑视交叉上核可能是机体昼夜节律活动的重要中枢结构和控制中心。

5. 体温调节 动物实验证实,体温调节的基本中枢在下丘脑。下丘脑的前部有散热中枢,下丘脑后部有产热中枢,视前区-下丘脑前部存在着温度敏感神经元,它们既能感受所在部位的温度变化,也能对传入的温度信息进行整合。若温度低于或超过调定点水平,即可通过调节产热和散热活动,使体温保持稳定。

6. 对垂体分泌的调节 下丘脑能够合成多种调节性多肽,这些多肽经垂体门脉系统到达腺垂体,促进或抑制各种腺垂体激素的分泌。下丘脑还有监察细胞存在,该细胞能够感受血液中一些激素浓度变化的信息后,反馈调节下丘脑调节肽的分泌。

(四)大脑皮质

人类的大脑皮质可分为新皮质、旧皮质和古皮质。新皮质是指进化较新、分化程度最高的大脑半球外侧面结构。旧皮质和古皮质则是指比较古旧的、围绕着脑干的大脑内侧面部分,其最内侧的海马、穹窿等环形结构为古皮质,较外圈的环形结构包括扣带回、海马回等为旧皮质。古皮质和旧皮质曾被称为边缘叶,由于它在结构和功能上与大脑皮质的岛叶、颞极、眶回等,以及皮质下的杏仁核、隔区、下丘脑、丘脑前核等密切相关,故将边缘叶连同这些结构称为边缘系统。此外,中脑的中央灰质、被盖等也与上述结构存在着密切的上、下行纤维双向联系,因而把这部分结构也归入边缘系统之中。

1. 新皮质 用电刺激动物的新皮质,除能引起躯体运动等反应外,还可出现内脏活动的变化。例如,刺激皮质 4 区内侧面,能引起直肠与膀胱运动的变化;刺激皮质 4 区外侧面,可产生呼吸与血管运动的变化;刺激皮质 4 区底部,会出现消化道运动和唾液分泌的变化;刺激人类大脑皮质也能见到类似结果。如果切除动物新皮质,除了感觉运动丧失外,很多自主性功能如血压、排尿、体温等调节均发生异常。这些现象表明,新皮质与内脏活动密切相关,而且有区域分布特征。新皮质是自主性功能的高级中枢与高级整合部位。

2. 边缘系统 边缘系统是调节内脏活动的高级中枢,它对内脏活动有广泛的影响,故有"内脏脑"之称。电刺激边缘系统的不同部位,可引起复杂的内脏活动反应。例如,刺激扣带回前部,可引起呼吸抑制或减慢、心跳变慢、血压上升或下降、瞳孔扩大或缩小等;刺激杏仁核可出现心率加快或减慢、血压上升或下降、胃蠕动加强等;刺激隔区引起呼吸暂停或加强、血压升高或降低等。

第五节 脑的高级功能

一、学习与记忆

学习和记忆是大脑的重要功能,是两个相互联系的神经活动过程。学习是指新行为的获得或发展,即经验的获得;记忆则是指习得行为的保持与再现,即过去经验在大脑中的再现。

(一)学习的形式

学习主要有两种形式,即非联合型学习和联合型学习。前者是一种简单的学习形式,它不需要刺激与反应之间形成某种明确的关系。后者是指刺激和反应之间存在明确的关系,它是两个事件重复发生,在时间上很靠近,最后在脑内逐渐形成关联。人类绝大多数学习是联合型学习,经典条件反射和操作式条件反射均属此种类型的学习。

(二)记忆的过程

外界大量信息经常通过感觉器官进入大脑,但估计仅有 1% 左右的信息可被长时间贮存、记忆,而大部分被遗忘。被贮存的信息都是对机体有用的、反复作用的信息。根据信息贮存的长短,记忆可分为短时记忆和长时记忆。人类的记忆过程可分成感觉性记忆、第一级记忆、第二级记忆和第三级记忆四个连续阶段(图 10-23)。前两个阶段相当于短时记忆,后两个阶段相当于长时记忆。感觉性记忆是感觉系统获得信息后首先在大脑感觉区贮存的阶段,其性质粗糙,贮存时间不超过 1 s。若经分析处理,将那些不连续的、先后到达的信息整合成新的连续印象,即可转入第一级记忆。信息在第一级记忆中贮存的时间也只有几秒钟,大多仅有即时应用的意义。如果反复学习运用,信息可在第一级记忆中循环,延长了信息在第一级记忆中停留的时间,从而转入第二级记忆之中,记忆持续时间可达数分钟乃至数年不等。第二级记忆的有些记忆痕迹,如自己的姓名和每天都在进行的手艺等,由于长年累月应用,不会被遗忘,这类记忆属于第三级记忆,它是一种牢固的记忆,常可保持终身。显然,上述各类记忆之间是相互联系的。其中,短时记忆是学习与形成长时记忆的基础。

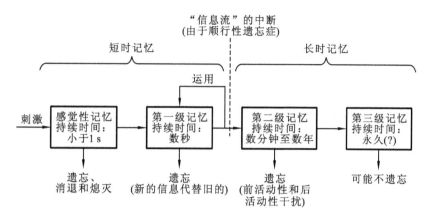

图 10-23　学习与记忆示意图

(三)记忆障碍

临床上将疾病情况下发生的遗忘,即部分或完全丧失回忆和再认识的能力,称为记忆障碍。它可分为顺行性与逆行性遗忘症。顺行性遗忘症主要表现为近期记忆障碍,不能保留新近获得的信息,但对发病前的记忆依然存在。本症多见于慢性酒精中毒的患者。其机理可能是第一级记忆发生障碍,不能将信息从第一级记忆转入第二级记忆所造成的。逆行性遗忘症主要表现为远期记忆障碍,即在正常脑功能发生障碍之前的一段时间内的记忆均被遗忘,不能回忆起发病以前的一切往事。本症多见于脑震荡的患者。其发生机制可能是由于第二级记忆发生紊乱,而第三级记忆不受影响所致。有关学习和记忆的机制仍不十分清楚。众多研究表明,学习和记忆是通过神经系统突触部位的一系列生理、生化和组织学可塑性改变而实现的。

二、语言

语言是人类所特有的交流工具,人类通过语言交流思想,进行思维和推理。

(一)大脑皮质的语言中枢

人类大脑皮质的一定区域受到损伤时,可引致特有的各种语言的功能障碍。由此可见,大脑皮质有语言中枢,大脑皮质与语言功能有关的主要区域见图 10-24。

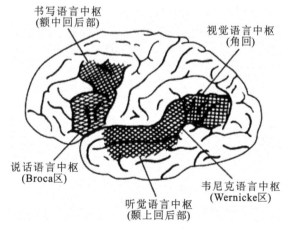

图 10-24　大脑皮质与语言功能有关的主要区域

临床发现,损伤位于中央前回底部前方的 44 区处的语言运动区(说话语言中枢)时,会引起运动失语症,患者能书写和看懂文字,听懂别人说的话,其发音器官也正常,但自己却不会说话,不能用语言进行口头表达。若损伤颞上回后部的语言听觉区(听觉语言中枢),会产生感觉失语症,这类患者能讲话、书写、看懂文字,也能听见别人的发音,但听不懂说话的含义,常答非所问。若角回部位的语言视觉区(视觉语言中枢)受损,会导致失读症,患者的视觉正常,其他的语言功能也健全,但无法看懂文字的含义。若损伤额中回后部的语言视觉区(书写语言中枢),会出现失写症,患者能听懂别人说话、看懂文字、自己也会说话、手部肌肉也能活动,但丧失了写字与绘画的能力。

因此,大脑皮质语言功能具有一定的区域性,但各区的活动紧密相连,语言功能的完整有赖于广泛大脑皮质区域的共同活动。当大脑皮质的语言中枢受损时,常存在某几种失语症同时存在,严重时可出现上述四种语言功能同时出现障碍。例如,角回损伤时,除导致失读症外,还可伴有失写症。

(二)大脑皮质语言功能的一侧优势

两侧大脑的功能是不均等的,往往表现为一侧占优势。习惯用右手的人,如右侧大脑皮质损伤不出现失语症,而左侧大脑半球受到损伤则产生失语症。这说明左侧大脑半球语言功能占优势,因此一般称左侧半球为优势半球。这种一侧占优势的现象仅在人类中具有。语言功能的左侧优势除与遗传因素有关外,主要还是在后天生活实践中形成的,这与人类习惯用右手劳动有密切关系。从小儿至10~12岁,左侧优势正处于建立之中,此时若损伤左侧半球,还可能在右侧大脑皮质再建立语言中枢。成人后,左侧优势已经形成,此时如发生左侧大脑半球损害,就很难再建立起语言中枢。

右侧半球在非语词性的认知功能上占优势,如空间的辨认、深度知觉、触觉认识、音乐与美术欣赏及情感活动等。此外,这种优势也是相对的,而不是绝对的,因为左侧半球也有一定的非语词性认知功能,而右侧半球也有一定的简单语言活动功能。

三、大脑皮质的电活动

大脑皮质神经元的电活动主要包括两种:自发脑电活动和皮质诱发电位两种形式。前者是指大脑皮质的神经元在无特定外加刺激作用的情况下,能产生持续的节律性电位变化;后者是指刺激特定感受器或感觉传入系统时,在大脑皮质相应区域引出的电位变化。

在头皮上安置引导电极,通过脑电图仪可记录到的自发脑电活动的图形,称为脑电图(electroencephalogram,EEG)。将引导电极直接放置于大脑皮质表面,能记录到同样的自发脑电活动,称为皮质电图(electrocorticogram,ECoG)。一般说来,皮质电图的振幅比脑电图大10倍,而节律、波形和相位则基本相同,临床上一般是描记脑电图。

正常人类的脑电图很不规则,根据其频率和振幅的不同,可分为α、β、θ、δ四种基本波形(图10-25,表10-5)。在不同条件下,如安静、激动、困倦和睡眠等情况下,脑电图的波形有明显差异。

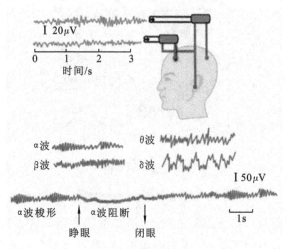

图10-25 正常脑电图的描记和波形

表 10-5　正常脑电图波形特征及临床意义

脑电波	频率/Hz	波幅/μV	主要部位	特征	生理意义
α	8～13	20～100	枕叶	清醒、安静、闭眼时出现	大脑皮质安静的标志
β	14～30	5～20	额叶、顶叶	兴奋活动时出现	大脑皮质兴奋的标志
θ	4～7	100～150	颞叶、顶叶	困倦时出现	大脑皮质浅抑制的标志
δ	0.5～3	20～200	颞叶、顶叶	熟睡时出现	大脑皮质深抑制的标志

脑电图的波形随大脑皮质活动状态的不同而变化,当大脑皮质许多神经元的电活动趋于步调一致时,就出现高幅慢波(如 α 波),此现象称为同步化;相反,当皮质神经元的电活动不一致时,就出现低幅快波(如 β 波),称为去同步化。一般认为,脑电活动由同步化转变为去同步化时,表示皮质的兴奋活动增强;相反,由去同步化转变为同步化时,则表示皮质抑制过程的加深。

脑电图在临床上对某些颅脑疾病具有重要的诊断价值。如癫痫患者的脑电图可呈现棘波、尖波、棘慢综合波等。颅内占位性病变患者,即使在清醒状态下,也可引出 δ 波或 θ 波。

四、觉醒与睡眠

觉醒与睡眠是两个必要的生理过程。它们随昼夜节律发生周期性的转化。机体在觉醒时,能以适当的行动来应答环境的各种变化,从事各种体力与脑力活动。睡眠可保护脑细胞,促进精神和体力的恢复。成年人一般每天需睡眠 7～9 h,儿童需要睡眠的时间为 10～12 h,而老年人需 5～7 h。如果睡眠障碍,常导致中枢系统功能活动的失常,特别是引起大脑皮质活动与内脏功能活动的紊乱。

(一) 觉醒

脑干网状结构上行激活系统的活动对大脑皮质具有唤醒的作用。因此,觉醒状态主要靠脑干网状结构上行激活系统的活动来维持。

觉醒状态包括脑电觉醒与行为觉醒两种状态。脑电觉醒是指脑电图波形由睡眠时的同步化慢波变为觉醒时的去同步化快波,而行为上不一定出现觉醒状态;行为觉醒是指觉醒时的各种行为表现。这两种觉醒状态的维持是由不同的中枢递质所介导的。目前认为,脑电觉醒状态可能与脑干网状结构上行激活系统的乙酰胆碱递质系统功能以及蓝斑上部去甲肾上腺递质系统的功能有关。行为觉醒状态的维持,可能是中脑多巴胺递质系统的功能。

(二) 睡眠

人类睡眠包括慢波睡眠与快波睡眠两种时相,它们的生理功能表现不同,特别是脑电图的变化不同。

1. 慢波睡眠　慢波睡眠是人们熟知的睡眠状态,其脑电波呈现同步化慢波的时相,称为慢波睡眠或同步化睡眠。在此时相中,人体的生理功能发生一系列变化,表现为意识暂时丧失,视、听、嗅、触等感觉功能减退,骨骼肌反射运动和肌紧张减弱,并伴有一些自主神经功能的改变,如血压下降、心率减慢、瞳孔缩小、体温下降、呼吸减慢、胃液分泌增多等交感活动水平降低,而副交感活动相对增强的现象。此外,进入慢波睡眠后生长激素的分泌较觉醒状态明显增多,因此,慢波睡眠对促进生长、消除疲劳、促进体力恢复有重要意义。

2. 快波睡眠　脑电波呈现去同步快波,称为快波睡眠或去同步睡眠,也可称为异相睡眠。在此期间,各种感觉功能进一步减退,唤醒阈提高;交感活动进一步降低;骨骼肌反射活动和肌紧张进一步减弱。在快波睡眠期间还可出现快速的眼球转动(50～60 次/分),所以又称为快速眼动睡眠。快速眼动常伴有心率加快、血压上升、呼吸加快等生理活动的改变,这可促使慢性疾病恶化或某些潜伏疾病的突然发作,如心绞痛、脑出血、哮喘、阻塞性肺气肿缺氧等的发作。但在快波睡眠期间脑组织的蛋白质合成率最高,因此认为,快波睡眠对幼儿神经系统的发育、成熟,以及对成年人建立新的突触联系、促进学习和记忆的活动、恢复精力有重要意义。

【重点提示】
两种睡眠时相的特点及其意义。

慢波睡眠与快波睡眠相互交替出现。成年人在正常睡眠期间,首先进入慢波睡眠,持续 80～120 min 后转入快波睡眠,后者持续 20～30 min 后,再转入慢波睡眠,以后又转入快波睡眠,如此反复进行。在整个睡眠过程中,其反复转化 4～5 次。在正常情况下,慢波睡眠与快波睡眠均可直接转入觉醒状态,但觉醒状态不能直接进入快波睡眠。观察发现,如果在快波睡眠期间将受试者唤醒,他往往讲述正在做梦,但在慢波睡眠期间被唤醒则较少。因此认为,做梦是快波睡眠的特征之一。

目前认为,睡眠是中枢神经系统内发生的主动过程。睡眠在中枢内具有特定的神经结构和神经递质。实验观察表明,在脑干尾端存在能引起睡眠的中枢,它们的上行冲动作用于大脑皮质,与脑干网状结构上行激活系统相对抗,诱导皮质转向睡眠过程,称为脑干网状结构上行抑制系统。进一步的研究表明,脑干的睡眠诱导区主要位于脑桥中央水平与延髓尾侧之间的若干脑区,包括中缝核、孤束核、蓝斑以及网状结构背内侧的一些神经元。睡眠的产生与中枢内某些递质有密切关系。慢波睡眠主要与脑干 5-羟色胺递质系统活动有关,快波睡眠主要与脑干内去甲肾上腺素、5-羟色胺以及乙酰胆碱递质系统的功能有关。

练习题

一、A₁型题(单句型最佳选择题)

1. 下列哪项不是神经纤维兴奋传导的特征?(　　)

　A. 结构完整性　　　　　　　B. 绝缘性　　　　　　　　C. 单向性

　D. 相对不疲劳性　　　　　　E. 功能完整性

2. 内脏痛的主要特点是(　　)。

　A. 刺痛　　　　　　　　　　B. 慢痛　　　　　　　　　C. 定位不明确

　D. 对牵拉不敏感　　　　　　E. 对切割敏感

3. 脊髓灰质炎患者出现肢体肌肉萎缩的原因是(　　)。

　A. 肌肉缺乏运动　　　　　　B. 肌肉瘫痪使供血减少　　C. 肌肉受到细菌感染

　D. 失去了神经冲动的影响　　E. 失去了运动神经的营养作用

4. 突触前神经元末梢兴奋与其递质释放有关的物质是(　　)。

　A. Na^+　　　　　　　　　　B. K^+　　　　　　　　　C. Cl^-

　D. Ca^{2+}　　　　　　　　　E. Mg^{2+}

5. 兴奋性突触后电位是由于突触后膜对哪种离子提高了通透性?(　　)

　A. Na^+、Ca^{2+},特别是 Ca^{2+}　　　　　　　　B. Na^+、Cl^-、K^+,特别是 K^+

　C. Cl^-、K^+,特别是 Cl^-　　　　　　　　　　D. Na^+、K^+,特别是 Na^+

　E. Cl^-、Ca^{2+},特别是 Ca^{2+}

6. 抑制性突触后电位(IPSP)是由于突触后膜对哪种离子提高了通透性?(　　)

　A. Cl^-、K^+,特别是 Cl^-　　　　　　　　　　B. Na^+、K^+,特别是 Na^+

　C. Na^+、K^+、Ca^{2+},特别是 Ca^{2+}　　　　　D. Na^+、K^+、Cl^-,特别是 K^+

　E. Cl^-、K^+、Ca^{2+},特别是 Ca^{2+}

7. 下列关于突触传递的叙述,错误的是(　　)。

　A. 突触前神经元释放递质　　　　　B. 突触后膜有相应受体能与递质结合

　C. Ca^{2+} 在突触传递中有重要作用　　D. 突触传递对内环境变化不敏感

　E. 以上都不是

8. 兴奋性突触后电位与抑制性突触后电位(IPSP)的相同点是(　　)。

　A. "全或无"式电位变化　　　　　　B. 后膜对 Na^+ 通透性增加

　C. 可总和在轴突始段形成外向电流　　D. 递质使后膜对离子通透性改变

　E. 突触后膜局部去极化

9. 关于丘脑感觉功能的叙述,错误的是( )。

A. 与特异和非特异投射系统有关　　　　B. 是感觉传入的换元站

C. 是人类感觉的高级中枢　　　　　　　D. 能对感觉做粗糙分析

E. 完全没有感觉功能

10. 有关大脑皮质感觉机能定位的描述,错误的是( )。

A. 皮质感觉区主要在中央后回

B. 所有感觉传入纤维都交叉投射到对侧皮质

C. 投射区的空间分布呈倒立状,但头面部正立

D. 投射区的大小与感觉的灵敏度有关

E. 以上都不是

11. 关于中枢兴奋传递特点的叙述,错误的是( )。

A. 对内外环境变化敏感　　　B. 不易疲劳　　　　　　　C. 兴奋呈单向传递

D. 有时间延搁　　　　　　　E. 易受药物和其他因素的影响

12. 关于外周神经递质的叙述,下列哪项是错误的?( )

A. 自主神经节前纤维释放的递质为乙酰胆碱

B. 副交感神经节后纤维释放的递质为乙酰胆碱

C. 交感舒血管纤维释放的递质是乙酰胆碱

D. 躯体运动神经末梢释放的递质为乙酰胆碱

E. 所有交感神经节后纤维释放的递质为去甲肾上腺素

13. 属于胆碱能神经受体的是( )。

A. M、N 和 β 受体　　　　B. M、N 和 α 受体　　　　C. M、$β_1$ 和 $β_2$ 受体

D. M、α 和 β 受体　　　　E. M、N_1 和 N_2 受体

14. 交感神经节后纤维的递质是( )。

A. 多巴胺　　　　　　　　B. ACh　　　　　　　　　C. 去甲肾上腺素

D. 5-羟色胺　　　　　　　E. 去甲肾上腺素或 ACh

15. 丘脑是各种感觉传入大脑的换元站,但不包括( )。

A. 痛、温觉　　　　　　　B. 听觉　　　　　　　　　C. 嗅觉

D. 本体觉　　　　　　　　E. 视觉

16. 特异性投射系统的功能是( )。

A. 维持和改变大脑皮质的兴奋状态　　　B. 引起特定感觉和激发传出冲动

C. 是体内所有特定感觉的上传途径　　　D. 调节躯体运动

E. 视觉和听觉的上行通路

17. 关于非特异性投射系统的叙述,下列哪项是正确的?( )

A. 在大脑皮质投射的区域较狭窄

B. 为丘脑的感觉接替核向大脑皮质投射的纤维束

C. 主要功能是引起特定的感觉

D. 受破坏时,脑电波呈同步化慢波

E. 投射到大脑皮质特定区域

18. 关于皮质体表感觉区的叙述,错误的是( )。

A. 体表区的空间投射分布是倒置的,而头面部代表区的分布是正立的

B. 中央后回是全身体表感觉的重要投射区

C. 投射区域的大小与不同体表部位感觉分辨能力的精细程度有关

D. 第一体感区的传入投射具有交叉的关系

E. 第二体感区的投射分布也是倒置的

19. 异相睡眠的生物学意义是( )。

A.促进生长和体力恢复 B.促进记忆和幼儿神经系统成熟

C.促进脑电波的同步化 D.促进细胞增殖和成熟

E.促进食欲和消化

20. 维持躯体姿势的最基本的反射是( )。

A.腱器官反射 B.对侧伸肌反射 C.屈肌反射

D.腱反射 E.肌紧张性牵张反射

21. 在中脑上、下丘体之间切断动物脑干将出现( )。

A.屈肌反射加强 B.去皮质僵直 C.四肢痉挛性麻痹

D.去大脑僵直 E.脊休克

22. 前庭小脑的主要功能是( )。

A.随意运动的协调 B.躯体平衡 C.调节肌紧张

D.信息贮备 E.调节眼球运动

23. 人类小脑受损后可出现一些症状,下列哪一项不会见到?( )

A.共济失调 B.安静时出现震颤,做精细运动时震颤消失

C.平衡失调 D.肌张力减弱

E.以上症状可由大脑皮质代偿而缓解

24. 属于肾上腺素能纤维的是( )。

A.交感神经节前纤维 B.副交感神经节后纤维

C.副交感神经节前纤维 D.支配汗腺的纤维

E.绝大部分交感神经的节后纤维

25. 不属于胆碱能纤维的是( )。

A.交感神经节前纤维 B.副交感神经节前纤维

C.副交感神经节后纤维 D.支配心脏的交感神经节后纤维

E.支配汗腺的纤维

26. 对肌紧张的描述,错误的是( )。

A.是维持姿势的最基本的反射活动

B.表现为受牵拉的肌肉发生紧张性收缩

C.脑干网状结构对肌紧张的调节是通过网状脊髓束实现的

D.脊休克时该反射的反射弧被破坏

E.属于牵张反射的一种

27. 腱反射具有下列哪种特点?( )

A.是多突触反射 B.肌肉的收缩几乎是一次同步性的收缩

C.感受器为腱器官 D.可由重力作用引起

E.主要表现在屈肌上

28. 属于交感神经效应的是( )。

A.汗腺分泌 B.支气管平滑肌舒张 C.瞳孔缩小

D.逼尿肌舒张 E.腹腔内脏血管收缩

29. 下列哪项属于副交感神经的作用?( )

A.糖原分解增加 B.瞳孔扩大 C.消化道括约肌收缩

D.骨骼肌血管舒张 E.逼尿肌收缩

30. 人的基本生命中枢位于( )。

A.下丘脑 B.大脑皮质 C.脑桥

D.延髓 E.脊髓灰质

31. 形成条件反射的基本条件是( )。

A.要有非条件刺激 B.要有适当的无关刺激

C. 要有完整的大脑皮质　　　 D. 在时间上把某一无关刺激与非条件刺激结合多次

E. 非条件刺激出现在无关刺激之前

32. "谈虎色变"是由于（　　）。

A. 交感神经兴奋所致　　　 B. 第二信号系统的活动　　　 C. 第一信号系统的活动

D. 副交感神经兴奋所引起　　　 E. 非条件反射活动

33. 关于条件反射叙述,下列哪项是错误的?（　　）

A. 出生后经过训练获得　　　　　　　 B. 可以建立和消退

C. 较非条件反射有更大的灵活性　　　 D. 其形成与非条件反射无关

E. 能适应复杂多变的生活环境

34. 人类区别于动物的主要特征是（　　）。

A. 具有较强的适应环境的能力　　　　 B. 具有非条件反射和条件反射

C. 具有第一信号系统　　　　　　　　 D. 具有第二信号系统

E. 具有学习和记忆能力

35. 下列何种效应主要与胆碱 M 样作用有关?（　　）

A. 心脏活动加强　　　 B. 支气管痉挛　　　 C. 胃肠活动减弱

D. 终板电位增大　　　 E. 瞳孔扩大

二、A₂型题(病例摘要型最佳选择题)

患者,男,61 岁,在数周前突然昏迷不醒。意识恢复后,出现右侧肢体不能运动,舌活动不灵活。查体:①右上、下肢痉挛性瘫痪,肌张力增强,腱反射亢进,巴氏征阳性,无肌萎缩。②伸舌时舌尖偏向左侧,左侧半舌肌明显萎缩。③身体右侧(除了面部外)本体感觉和两点辨别觉完全丧失。全身痛、温觉正常。

36. 导致患者右上、下肢不能动,可能损伤部位是（　　）。

A. 脊髓　　　　　　　 B. 脊神经　　　　　　　 C. 皮质脊髓前束

D. 皮质脊髓侧束　　　 E. 背侧丘脑

37. 患者身体右侧(除了面部外)本体感觉和两点辨别觉完全丧失,全身痛、温觉正常的可能原因是（　　）。

A. 三叉丘系受损　　　 B. 脊髓丘脑系受损　　　 C. 内侧丘系受损

D. 基底神经节受损　　　 E. 黑质-纹状体投射受损

（陈亚奇）

第十一章 内 分 泌

学习目标

掌握：激素的概念；生长激素、甲状腺激素、糖皮质激素、胰岛素、肾上腺素及去甲肾上腺素的生理作用。

熟悉：激素作用的一般特征；生长激素、甲状腺激素、糖皮质激素、胰岛素、肾上腺素及去甲肾上腺素的分泌调节。

了解：激素的分类和作用机制；胰高血糖素、甲状旁腺激素、降钙素和维生素 D_3 的生理作用及分泌调节。

内分泌系统是人体的重要调节系统，对机体的基本生命活动，如新陈代谢、生长发育、生殖、内环境稳态的维持等发挥着重要的调节作用。在整体情况下，许多内分泌腺都直接或间接地接受神经系统的控制，同时激素也能影响中枢神经系统的功能。因此，内分泌系统与神经系统之间存在着密切的联系和相互作用，共同调节机体的各种功能活动，使机体能更好地适应内外环境的变化。

第一节　概　述

内分泌（endocrine）是指内分泌细胞产生的化学物质经体液途径对靶细胞产生效应的一种分泌方式。内分泌系统由内分泌腺、内分泌组织和分散于某些器官组织中的内分泌细胞组成。人体主要的内分泌腺有垂体、甲状腺、甲状旁腺、肾上腺和松果体等；内分泌组织有胰腺内的胰岛、卵巢内的卵泡和黄体等；散在的内分泌细胞分布更为广泛，如消化道黏膜、心、肺、肾、下丘脑、胎盘等器官组织均具有内分泌细胞。

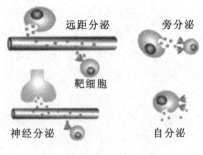

图 11-1　激素的传递方式

由内分泌腺或内分泌细胞分泌的高效能的生物活性物质，称为激素（hormone）。被激素作用的细胞、组织和器官，分别称为靶细胞、靶组织和靶器官。常见激素的传递方式有以下几种（图 11-1）：①激素经血液循环运送到远处的靶组织或靶细胞发挥作用，称为远距分泌，大多数激素的分泌属于这种方式；②某些激素通过组织液扩散作用于邻近的其他靶细胞，称为旁分泌；③激素在局部扩散后又返回作用于其内分泌细胞，称为自分泌。除此以外，下丘脑某些神经元也能分泌激素，可沿轴浆运输到末梢释放，称为神经分泌。

一、激素的分类

激素来源复杂，种类繁多，分类多样。现按其化学性质分为三大类。

1. 蛋白质和肽类激素　该类激素分别由 3 个氨基酸到小分子蛋白质组成，主要包括下丘脑调节肽、腺垂体及神经垂体激素、甲状旁腺激素、降钙素、胰岛素、胃肠激素等。

2. 胺类激素 胺类激素主要为酪氨酸衍生物,包括甲状腺和肾上腺髓质激素。

3. 类固醇激素 类固醇激素主要有肾上腺皮质激素与性腺激素。另外,胆固醇的衍生物——1,25-二羟维生素 D_3 也被归为类固醇激素。

此外,前列腺素广泛存在于各种组织中,由花生四烯酸转化而成,称为脂肪酸衍生物激素。

二、激素作用的一般特征

【重点提示】
激素作用的一般特征。

激素虽然种类繁多,作用复杂,但在对靶组织、靶细胞的调节作用中表现出某些共同的特性(图 11-2)。

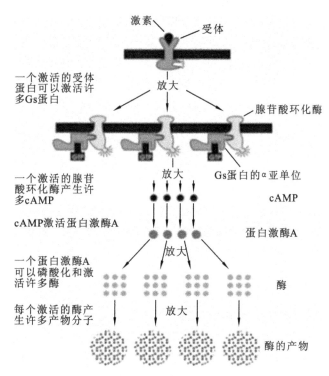

图 11-2 激素作用的一般特征

(一)激素的信息传递作用

激素在内分泌细胞与靶细胞之间充当"化学信使",仅将生物信息传递给靶细胞,从而加速或减慢、增强或减弱其原有的生理生化反应。例如,生长激素促进生长发育,甲状腺激素增强代谢过程,胰岛素降低血糖。在反应过程中,激素既不添加新成分、引起新反应,也不提供额外能量。

(二)激素的高效能生物活性

生理状态下激素在血液中浓度极低,一般在 nmol/L,甚至 pmol/L 数量级,但作用却非常巨大。这是由于激素与受体结合后,在细胞内发生一系列酶促放大反应,形成了一个高效能的生物信息放大系统。例如,一分子的促甲状腺激素释放激素,可使腺垂体释放十万分子的促甲状腺激素;0.1 mg 的促肾上腺皮质激素释放激素,可引起腺垂体释放 1 mg 促肾上腺皮质激素,后者再引起肾上腺皮质分泌 40 mg 糖皮质激素,放大了 400 倍。所以体内激素水平稍有变化,即可引起机体功能明显的改变,故而维持体液中激素水平相对稳定,对保证各组织器官正常功能极其重要。

(三)激素作用的相对特异性

激素的作用具有较高的组织和效应特异性,即某种激素由血液运输至全身各处后,虽然它们与全身组织细胞广泛接触,但仅选择性地作用于某些器官、组织及细胞,产生特定的生物学效应。有些激素专一地作用于某一内分泌腺体,该腺体则被称为激素的靶腺。激素作用的特异性与靶细胞上存在能与该激素发生特异性结合的受体有关。这种激素与靶细胞间的特异性关系是内分泌系统实现其调节作用的基础。

体内各类激素作用的特异性差异很大,有的激素只作用于某一靶腺或靶细胞,如促甲状腺激素仅作用于甲状腺腺泡细胞,促进甲状腺激素分泌;而有些激素作用比较广泛,如生长激素、甲状腺激素等,影响全身大多数组织细胞的代谢。这些差异主要取决于各种激素受体在体内分布的范围。

(四)激素间的相互作用

当多种激素共同参与调节机体的生理活动时,激素间常出现协同作用(synergistic action)和拮抗作用(antagonistic action)。协同作用是指多种激素同时作用于某一特定反应时,引起的效应比其中一种激素的作用明显增强。例如肾上腺素和去甲肾上腺素对心脏的作用,单独作用时可以增加心率,而以同一浓度协同作用时,则可以使得心率增加得更高。拮抗作用是指两种激素引起的效应相反,例如,胰岛素能降低血糖,而生长激素、肾上腺素、胰高血糖素以及糖皮质激素则能升高血糖。有的激素本身并不能对某些细胞产生生理效应,但它的存在却使另一种激素作用于细胞时效应明显增强,起支持作用,这称为允许作用(permissiveness)(图 11-3)。糖皮质激素对儿茶酚胺类激素具有显著的允许作用。糖皮质激素本身对心肌和血管平滑肌没有收缩作用,但有它的存在,儿茶酚胺能充分发挥其对心血管活动的调节作用。如果没有糖皮质激素,儿茶酚胺的缩血管作用将极大降低。近年来的研究发现,激素的相互作用说明机体对某一生理功能的调节是多方面、多机制的,而且对人体每项功能都存在着精细的调节,既不会太强也不会太弱,与机体的生命状态相适应。

激素	皮质醇	去甲肾上腺素	皮质醇 去甲肾上腺素
血管			
反应	无变化	收缩不明显	收缩明显

图 11-3　激素的允许作用

三、激素的作用机制

激素与靶细胞上的受体结合后把信息传递到细胞内,经过一系列复杂的反应过程,最终产生生物效应。激素化学性质不同,其作用机制也不同。简单地说,激素作用机制的实质是受体介导的细胞信号转导机制,大体包括三个基本环节:激素受体的活化、激素-受体复合物的信号转导,转导信号引起的靶细胞生物效应。现将激素受体介导的细胞信号转导机制,也就是含氮激素(蛋白质、肽类和胺类激素的统称)和类固醇激素作用机制的"第二信使学说"和"基因表达学说"分别简述如下。

(一)激素膜受体的信号转导(含氮激素的"第二信使学说")

1. G 蛋白耦联受体途径　除甲状腺激素以外的其他蛋白质和肽类激素,以及胺类和前列腺激素属于非脂溶性物质,通过与膜受体结合而发挥作用。膜受体一般为跨膜糖蛋白,与激素结合后,必须通过胞膜中 G 蛋白介导,调节效应器酶的活性,从而活化胞内第二信使,实现其调节效应。G 蛋白在膜受体和效应器酶之间发挥信息传递作用。所以,这类激素受体称为 G 蛋白耦联受体。这是目前所发现的作用最广泛的胞膜受体,它涉及机体的各个组织器官。G 蛋白重要的效应器酶有腺苷酸环化酶(AC)、磷脂酶 C(PLC)、磷酸二酯酶(PDE)和磷脂酶 A_2(PLA$_2$)等。第二信使(second messenger)是将激素所携带的信息传递到细胞内,使之产生生理效应的细胞内信使。

由此可见,含氮激素通过膜上 G 蛋白耦联受体、G 蛋白、细胞膜内侧的效应器酶、第二信使、蛋白激酶或离子通道等一系列信号转导,使细胞生理效应发生改变。除 cAMP 外,可能是含氮激素第二信使的物质还有环磷酸鸟苷(cGMP)、Ca^{2+}、三磷酸肌醇(IP$_3$)、二酰甘油(DG)以及前列腺素等。

2. 酪氨酸蛋白激酶受体途径　胰岛素、生长激素、促红细胞生成素等激素受体本身具有酪氨酸蛋白激酶(PTK)活性,当激素与受体结合后,可使位于膜内区段上的 PTK 激活,进而使自身肽链和膜内蛋白底物中的酪氨酸残基磷酸化,经胞内一系列信息传递的级联反应,最后作用于细胞核内的转录因子,调控基因转录以及细胞内相应的生物学效应。

（二）激素胞内受体介导的信号转导（类固醇激素的"基因表达学说"）

细胞内受体分为胞浆受体与核受体。胞浆受体是存在于靶细胞浆中的特殊可溶性蛋白质,使激素由胞浆转移至核内发挥作用。核受体是存在于核内,能与相应激素结合,并对转录过程起调节作用的蛋白质。它是一条多肽链,分为激素结合结构域、DNA 结合结构域和转录激活结构域。类固醇激素相对分子质量小,呈脂溶性,能透过细胞膜进入细胞,其中糖皮质激素受体主要位于胞浆;性激素受体分布于胞浆及核内;甲状腺激素与维生素 D_3 受体定位于核内。其基本过程是激素进入细胞,在胞浆内与受体结合形成激素-受体复合物,受体蛋白质发生构型改变,将激素转移到核内;然后,激素与核内受体结合形成激素-核受体复合物后,附着于 DNA 上,加强基因转录,促进新的 mRNA 和蛋白质表达,引起细胞相应的生物学效应（图 11-4）。

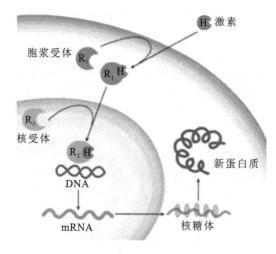

图 11-4 类固醇激素作用示意图

上述细胞信号转导途径中在一个或多个水平上存在相互交叉现象,即 cAMP 信号通路中的活化分子参与调控基因转录过程,而类固醇激素也可作用到细胞膜上,引起非基因效应。

第二节 下丘脑与垂体的内分泌

下丘脑位于丘脑下方,第三脑室的两侧。垂体位于大脑底部,可分为前叶和后叶,前叶为腺垂体,后叶为神经垂体。下丘脑与垂体在结构和功能上密切联系,把神经与体液调节整合起来,对全身激素的分泌和代谢过程发挥调控作用。根据下丘脑与垂体结构和功能联系的特征,将其分为下丘脑-腺垂体和下丘脑-神经垂体两个功能系统。

一、下丘脑的内分泌功能

下丘脑中许多核团的神经元兼有内分泌功能,能合成分泌多种激素,影响和调节垂体的功能。垂体是人体分泌激素种类最多的内分泌腺。垂体按其结构和功能分为腺垂体和神经垂体。下丘脑与它们有密切的联系,分别构成下丘脑-腺垂体系统和下丘脑-神经垂体系统（图 11-5）。

下丘脑的弓状核、腹内侧核、背内侧核、视前区等部位的神经元,末梢终止于正中隆起,分泌各

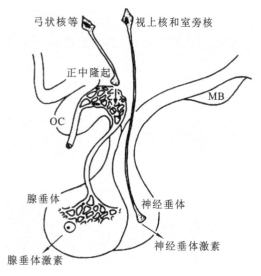

图 11-5 下丘脑与垂体之间的关系
OC:视交叉 MB:乳头体

种释放激素和释放抑制激素,经垂体门脉系统控制腺垂体的功能,构成了下丘脑-腺垂体系统。下丘脑促垂体区正中隆起等部位的内分泌细胞均属于肽能神经元,分泌调节腺垂体内分泌活动的肽类激素,称为下丘脑调节肽(hypothalamic regulatory peptide)。已知的下丘脑调节肽有九种(表11-1)。下丘脑调节肽的分泌,一方面受高级神经中枢的控制,另一方面又受靶腺激素的反馈调节。除下丘脑促垂体区能产生下丘脑调节肽外,中枢神经系统的其他部位甚至外周组织中也能产生多种神经肽类激素。

表 11-1　下丘脑调节肽的种类和主要作用

种　类	缩写	主要作用
促甲状腺激素释放激素	TRH	促进促甲状腺激素的分泌
促肾上腺皮质激素释放激素	CRH	促进促肾上腺皮质激素的分泌
促性腺激素释放激素	GnRH	促进促黄体生成素、促卵泡刺激素的分泌
生长激素释放激素	GHRH	促进生长激素的分泌
生长抑素	GHIH	抑制生长激素的分泌
催乳素释放因子	PRF	促进催乳素的分泌
催乳素释放抑制激素	PIH	抑制催乳素的分泌
促黑激素释放因子	MRF	促进促黑激素的分泌
促黑激素释放抑制因子	MIF	抑制促黑激素的分泌

下丘脑视上核和室旁核神经元的轴突下行到神经垂体,构成下丘脑-垂体束。神经垂体主要由下丘脑-垂体束的无髓神经末梢与神经胶质细胞分化的神经垂体细胞组成,不含腺体细胞,不能合成激素,只是贮存和释放下丘脑内分泌细胞分泌的抗利尿激素和缩宫素。因此,神经垂体被视为下丘脑的延伸部分,构成了下丘脑-神经垂体系统。

二、腺垂体激素

腺垂体是体内最重要的内分泌腺之一,至少分泌七种激素:促甲状腺激素(TSH)、促肾上腺皮质激素(ACTH)、促卵泡激素(FSH)、黄体生成素(LH)、生长激素(GH)、催乳素(PRL)、促黑激素(MSH)。其中前4种激素均有各自的靶腺,分别形成下丘脑-腺垂体-甲状腺轴、下丘脑-腺垂体-肾上腺皮质轴,以及下丘脑-腺垂体-性腺轴3个轴体系。腺垂体分泌的激素可以促进靶腺生长发育和增强其功能,故称之为"促激素",而生长激素、催乳素及促黑激素没有靶腺,直接调节机体生长、乳腺发育与黑色素细胞等活动(图11-6)。由此可见,腺垂体的作用广泛而复杂,如果垂体前叶遭到破坏,后果是极其严重的。下丘脑-腺垂体-靶腺轴在内分泌疾病的诊断治疗中也非常重要,因为病证可能表现在靶腺机能失调,而病根有时却在腺垂体或下丘脑。

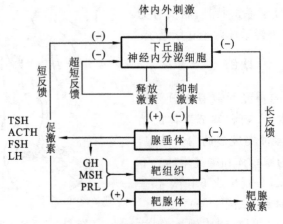

图 11-6　下丘脑-腺垂体-靶腺轴

【重点提示】
生长激素的生理作用。

（一）生长激素

人的生长激素(GH)含有 191 个氨基酸,相对分子质量约为 22000,化学结构与人催乳素相似,故具有弱的催乳素作用。腺垂体生长激素分泌细胞占垂体前叶细胞总数的 30%～40%,所以,GH 是腺垂体中含量最多的激素。在安静空腹状态下,正常成人血浆中 GH 浓度为 1.6～3 ng/mL,儿童或青春期可达 6 ng/mL。

1. GH 的生理作用

1) 促生长的作用　GH 的主要作用是促进物质代谢和影响机体各个器官组织细胞的生长发育,对骨骼、肌肉及内脏器官的作用尤为明显。机体的生长受多种因素的影响,GH 对出生后婴幼儿至青春期的发育至关重要。儿童期 GH 分泌不足,则生长发育迟缓,甚至停滞,身材矮小,但智力正常,称为侏儒症(图 11-7(a));若 GH 分泌过多,则生长发育过度,身材高大,引起巨人症。成年后 GH 过多,由于骨骺已钙化融合,长骨不再生长,只能刺激肢端骨、面骨及其软组织异常增生,出现手足粗大、下颌突出和内脏如肝与肾增大,形成肢端肥大症(图 11-7(b))。

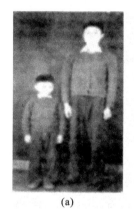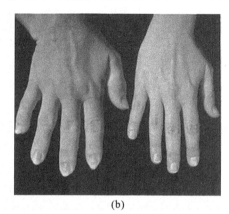

(a)　　　　　　　　　　(b)

图 11-7　侏儒症与肢端肥大症

(a) 侏儒症　(b) 肢端肥大症

GH 的促生长作用是由于它能促进骨、软骨、肌肉以及其他组织细胞分裂增殖,因此,生长激素也称为躯体刺激素。然而,离体软骨培养实验发现,GH 对软骨的生长并无直接作用,其促生长作用主要依靠生长介素的介导。生长介素是由 GH 诱导靶细胞,特别是肝脏产生。因其化学结构及促生长作用与胰岛素相似,又称为胰岛素样生长因子(IGF)。生长介素最主要的作用是通过促进钙、磷、钠、钾、硫等元素及氨基酸进入软骨组织,加速 DNA 和 RNA 的翻译和转录,使蛋白质合成增加,从而促进软骨组织增殖和骨化,使长骨生长。另外,生长介素还能刺激多种组织细胞(肌肉、肝、脂肪以及成纤维细胞等)进行有丝分裂,加强细胞的增殖。此外,生长激素促生长的作用还依赖于胰岛素和饮食中的碳水化合物。切除胰腺和食物中缺少碳水化合物的动物,生长激素不再促其生长。这是因为机体生长代谢需要糖提供能量,以及胰岛素促进葡萄糖和氨基酸转运入胞的作用。

2) 对代谢的影响　GH 通过 IGF 介导调节机体的物质与能量代谢。

(1) 蛋白质代谢:GH 直接促进氨基酸入胞,加速 DNA 转录和 RNA 翻译,增加体内蛋白质合成;同时通过增强脂肪酸氧化供能,减少对蛋白质分解,以增加体内特别是肌肉的蛋白质含量。

(2) 脂肪代谢:GH 促进脂肪组织分解,加强脂肪酸向乙酰辅酶 A 的转换,使机体能源由糖代谢向脂肪代谢转移。如 GH 过多时则动用大量脂肪,使肝脏产生乙酰乙酸增多,导致酮血症。

(3) 糖代谢:GH 通过降低骨骼肌及脂肪组织对葡萄糖的吸收,增加肝脏糖异生及其抗胰岛素效应,从而降低对葡萄糖的利用,使血糖升高。抗胰岛素效应是指由于 GH 导致血中脂肪酸增加,从而削弱胰岛素增加组织利用葡萄糖的能力和降低了骨骼肌和肝脏对葡萄糖敏感性的现象。由 GH 分泌增高引起高血糖所造成的糖尿,称为垂体性糖尿。

2. 生长激素分泌的调节　人的 GH 分泌呈明显的昼夜节律波动。在觉醒状态下,GH 分泌较少,一般在睡眠后1~4 h(慢波睡眠时相)GH 分泌达高峰,以后逐渐降低,分泌的量与年龄有关。GH 夜间分泌量占全日分泌总量的70%,儿童分泌量多,随年龄增长而减少,50岁以后,GH的这种睡眠分泌高峰消失。另外,GH 的分泌还受下丘脑生长激素释放激素(GHRH)与生长抑素(GHIH)的双重调节。正常情况下GHRH 的调节作用占优势,促进GH 的释放。GH 的脉冲式分泌与GHRH 的脉冲式释放同步。给正常人使用GHRH 可引起GH 快速释放,30 min 达高峰并持续60~120 min,而GHIH 只是在应激状态下GH 分泌过多时发挥抑制性调节作用。有研究表明血中的IGF 能刺激下丘脑释放GHIH,从而抑制GH 的分泌;IGF 还能直接抑制体外培养的腺垂体细胞的GH 基础分泌及GHRH 刺激所引起的GH 分泌,可见IGF 可分别通过下丘脑和腺垂体两个水平对GH 的分泌进行负反馈调节(图11-8)。

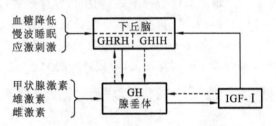

图11-8 生长激素分泌的调节示意图
实线表示促进或刺激;虚线表示抑制

知识拓展

IGF

目前,已分离出两种生长介素,即IGF-Ⅰ和IGF-Ⅱ。GH 的促生长作用主要由IGF-Ⅰ介导。IGF-Ⅱ主要在胚胎期产生,对胎儿生长起重要作用。IGF-Ⅰ是一种含有70个氨基酸的多肽,相对分子质量为7500。肝脏产生的IGF-Ⅰ释放入血液后,与血中载体蛋白结合,输送至全身发挥作用。而在其他组织,如骨、肌肉、肾及心脏等产生的IGF-Ⅰ则经旁分泌或自分泌方式,促进内脏器官的生长,但对脑组织发育一般无影响。血中的IGF-Ⅰ含量取决于GH 的水平,青春期随着GH 分泌增多,血中IGF-Ⅰ浓度明显增加,肢端肥大症患者血中IGF-Ⅰ明显增高,而侏儒症患者血中IGF-Ⅰ浓度及组织对IGF 反应性均明显降低。IGF-Ⅰ的分泌和作用还受个体营养状态和其他激素的影响,营养不良的儿童即使在血浆GH 浓度升高的情况下,IGF-Ⅰ的分泌仍减少。

(二) 催乳素

催乳素(PRL)是含199个氨基酸的多肽激素,相对分子质量约为23000,由腺垂体细胞合成和分泌。PRL 与人的GH 来自共同的激素前身物质,两者分子结构十分相似,因此,PRL 也具有微弱的GH 的作用。其生理作用有以下几个方面。

1. 对乳腺的作用 PRL 具有刺激妊娠期乳腺生长发育,促进乳汁合成、分泌并维持泌乳的作用。女性乳腺发育分为青春期、妊娠期和哺乳期。不同时期有不同的激素发挥作用。在青春期乳腺的生长发育主要依赖雌激素、孕激素、生长激素、甲状腺激素、皮质醇,以及PRL 等激素的协同作用;在妊娠期雌激素、孕激素及PRL 一起进一步促进乳腺增生,使乳腺具备了泌乳的能力,但不泌乳。这是因为此时血中雌激素与孕激素水平较高,两者与PRL 竞争乳腺细胞受体,使PRL 暂时失去作用;分娩后来自胎盘的雌激素和孕激素突然降低,这时PRL 立即发挥泌乳作用,并维持哺乳期乳汁的继续分泌(图11-9)。

2. 对性腺的作用 PRL 对性腺的调节作用比较复杂:①抑制腺垂体促性腺激素(FSH 和LH)对卵巢的作用,从而防止哺乳期女性排卵;②与黄体生成素(LH)协同,促进黄体形成,维持

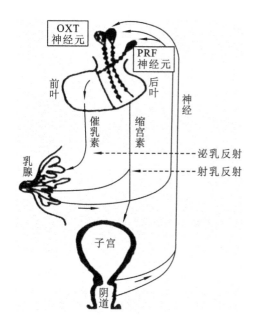

图 11-9 催乳素、缩宫素对泌乳子宫收缩的调节

孕激素分泌;③通过上调 LH 受体,加强 LH 促排卵、黄体生成,以及孕激素、雌激素分泌的作用。但大剂量 PRL 则抑制卵巢雌激素和孕激素的合成。PRL 还可促进男性前列腺素及精囊的生长,增强 LH 对睾酮间质细胞的作用,使睾酮的合成增加。

3. 在应激反应中的作用 在应激状态下,PRL、GH 及 ACTH 分泌增加,它们是应激反应中腺垂体分泌的三大激素。

（三）促黑激素

促黑激素(MSH)属多肽类激素,其结构与功能均与促肾上腺皮质激素有密切关系,可能由腺垂体同类细胞分泌,两者也都接受血中肾上腺皮质激素负反馈调节。MSH 主要作用是促进黑色素细胞中酪氨酸酶的合成和活化,催化酪氨酸转变为黑色素,使皮肤、毛发、虹膜等部位颜色加深。肾上腺皮质功能不足的患者,负反馈作用减弱,使 MSH 分泌增多,发生皮肤色素沉着。下丘脑促黑激素释放因子(MRF)和促黑激素释放抑制因子(MIF)分别促进和抑制 MSH 的分泌。

（四）促激素

腺垂体分泌的促甲状腺激素(TSH)和促肾上腺皮质激素(ACTH)在本章第三、四节中详细讨论。促性腺激素(FSH 和 LH)在第十二章介绍。

三、神经垂体激素

（一）血管升压素

血管升压素(即抗利尿激素,VP)是一个含有 9 个氨基酸的多肽。生理状态下血液中 VP 浓度很低,仅为 1.0～1.5 ng/L,半衰期为 6～10 min,对正常血压没有调节作用。但当机体大量失血时,VP 释放量明显增加,对升高和维持动脉血压起重要作用。

（二）缩宫素

缩宫素(OXT)也称催产素,是一个含有 9 个氨基酸的多肽,其化学结构与血管升压素极为相似,其主要生理作用是促进乳腺排乳和刺激子宫收缩。

1. 对乳腺的作用 缩宫素可使乳腺腺泡周围肌上皮细胞收缩,腺泡压力增加,使已经具有泌乳功能的乳腺排乳(图 11-9)。另外,OXT 对乳腺也有营养作用,维持哺乳期乳腺不致萎缩。

2. 对子宫的作用 OXT 可与子宫平滑肌细胞上特异受体结合,诱发子宫平滑肌细胞收缩,但此种作用与子宫功能状态有关。OXT 对非孕子宫作用较弱,而对妊娠子宫作用较强。雌激素可提高子宫对 OXT 的敏感性，而孕激素的作用则相反。在分娩过程中胎儿刺激子宫颈也可促进 OXT 分泌，有助于子宫的进一步收缩。总之，OXT 在分娩的全过程中均发挥重要作用。

第三节　甲状腺的内分泌

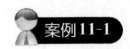

张某，女，42 岁，半年前无明显诱因出现心悸、怕热多汗、乏力、消瘦、眼胀等症状。入院后查体：T 36 ℃，P 98 次/分，R 19 次/分，BP 140/90 mmHg；双眼突出，眼睑水肿，颈静脉怒张，甲状腺 Ⅰ 度肿大，血管杂音（＋），双手震颤（＋）。辅助检查：甲状腺功能中 T_3 为 7.09 pmol/L（参考值 3.19～9.15 pmol/L），T_4 为 14.89 pmol/L，TSH 为 0.01 IU/mL。

具体任务：

1. 试用甲状腺激素的生理作用分析患者出现上述症状的原因。

2. 运用甲状腺激素在调节内环境稳态方面的功能，分析患者产生一系列体征及 T_3、T_4 增高的原因和生理机制，并写出分析结果。

甲状腺是人体最大的内分泌腺，成人重 20～40 g。腺内含有大量大小不等的腺泡。腺泡腔是激素的贮存库，充满由腺泡上皮细胞分泌的胶质，其主要成分为甲状腺球蛋白。腺泡上皮细胞合成和释放的甲状腺激素以胶质的形式贮存于腺泡腔内。

在甲状腺腺泡上皮细胞间和腺泡间结缔组织内含少量腺泡旁细胞，又称 C 细胞，分泌降钙素，参与机体的骨代谢。

一、甲状腺激素的合成与代谢

甲状腺激素为酪氨酸碘化物，主要包括甲状腺素（thyroxin），又称四碘甲腺原氨酸（3,5,3′,5′-tetraiodothyronine，T_4）和三碘甲腺原氨酸（3,5,3′-triiodothyronine，T_3）。它们都是合成甲状腺素的前身或代谢产物，其作用也相同，但 T_3 的活性比 T_4 高 4～5 倍。

合成甲状腺激素的主要原料是甲状腺球蛋白和碘。甲状腺球蛋白是一种大分子的糖蛋白，碘化合成 T_4 或 T_3。血中碘来自食物，正常成人每天从饮食中摄取碘 100～200 μg，仅有 1/5～1/3 进入甲状腺，其他由肾脏快速排泄。甲状腺含碘量为 8000 mg 左右，占全身总碘量的 90%。各种原因引起碘的缺乏，均可导致甲状腺激素合成减少。

（一）甲状腺激素合成

1. 腺泡上皮细胞的聚碘　碘以 I^- 形式存在，正常浓度为 250 mg/L，而甲状腺内 I^- 浓度比血液高 20～25 倍。碘是被一种称为 Na^+-I^- 泵的膜蛋白从血液逆电-化学梯度，经腺泡上皮细胞基底膜主动转运至甲状腺上皮细胞内的。在此过程中 Na^+ 顺浓度梯度内流释放出的能量驱使 I^- 的转运，该能量是由 Na^+-K^+-ATP 酶的激活而产生的。实验发现用哇巴因抑制 Na^+-K^+-ATP 酶的活性，能使甲状腺的聚碘能力降低。腺垂体分泌的 TSH 通过增强腺泡细胞碘泵的活性来加强碘的转运。

2. I^- 的活化　I^- 的活化是指进入细胞的 I^- 经甲状腺过氧化物酶（TPO）氧化变成 I^0 或 I_3^- 的过程。活化部位在腺泡上皮细胞顶端绒毛与腺泡腔交界处。I^- 必须经过活化才能与酪氨酸结合。如果阻断 TPO 系统或细胞先天缺乏此酶，甲状腺激素生成率即降至零。

3. 酪氨酸碘化及甲状腺激素合成　酪氨酸的碘化是指活化碘迅速"攻击"甲状腺球蛋白中酪氨酸残基上的氢，合成一碘酪氨酸残基（MIT）和二碘酪氨酸残基（DIT）的过程。此过程需要甲状腺碘化酶的催化。然后，一个 MIT 与一个 DIT 或两个 DIT 在 TPO 催化下相耦联生成 T_3 或 T_4。

由此可见，甲状腺激素合成的上述各步骤都是在甲状腺球蛋白分子上进行，并需 TPO 的催化。甲状腺球蛋白分子上含有酪氨酸、MIT、DIT、T_3 及 T_4，其中，T_4 与 T_3 含量之比为 20：1，含碘量增加，T_4 合成增加；反之，T_3 多。TPO 是腺泡细胞生成的膜结合糖蛋白，作为酶辅基的血红素化合物，在介导 I^- 的活化、酪氨酸碘化及促进耦联作用中起关键性作用。硫脲类药物是 TPO 的强效抑制剂，可阻断甲状腺激素合成，在临床上被用来治疗甲亢。

（二）甲状腺激素的贮存、释放、运输与代谢

甲状腺激素合成后，与甲状腺球蛋白分子结合，以胶质的形式贮存在腺泡腔中，贮存量相当大，可供人体利用 2~3 个月之久。甲状腺受到适宜刺激时，腺泡上皮细胞通过吞饮作用将腺泡腔内的甲状腺球蛋白分子吞入细胞内，与溶酶体融合形成吞噬体。在溶酶体蛋白水解酶的作用下，T_4 与 T_3 从甲状腺球蛋白分子中水解，并迅速进入血液。

T_4 与 T_3 释放进入血液后，99％ 以上和血浆蛋白结合，呈游离状态的少于 1％，但只有游离型激素才能进入组织细胞发挥作用。结合型与游离型之间可以互相转换，使游离型激素在血液中保持一定浓度，T_3 主要以游离型存在。临床上可通过测定血液中 T_4 与 T_3 的含量了解甲状腺的功能。

二、甲状腺激素的生理作用

甲状腺激素在体内作用十分广泛，主要与核内受体结合发挥生理效应，但同时也能与核糖体、线粒体以及细胞膜上受体结合，影响多种基因的转录及转录后机制，促进组织细胞的物质与能量代谢和机体的生长发育。T_3 与核内受体亲和力比 T_4 高 10 倍。因此，90％ 的甲状腺受体是与 T_3 结合，T_4 仅占 10％。

（一）对代谢的影响

1. 对能量代谢的影响 甲状腺激素可提高大多数组织的耗氧量，提高能量代谢水平，具有显著的生热效应，使基础代谢率增高。因此，甲亢患者因产热量增多而喜凉怕热，多汗，基础代谢率明显升高；甲状腺功能减退的患者，因产热量减少而喜热畏寒，基础代谢率降低。

2. 对物质代谢的影响 甲状腺激素对三大营养物质的合成与分解均有影响。①蛋白质代谢：生理剂量的甲状腺激素能促进蛋白质合成，有利于机体的生长发育。如果甲状腺激素分泌过多，则加速蛋白质分解，特别是骨和骨骼肌的蛋白质分解，导致血钙升高、骨质疏松、肌肉消瘦和肌无力。如果甲状腺激素分泌不足，则蛋白质合成障碍，组织间的黏蛋白增多，结合大量的正离子和水分子，引起一种特殊的、指压不凹陷的水肿，称为黏液性水肿。②糖代谢：甲状腺激素能促进小肠黏膜对葡萄糖的吸收，增强肝糖原分解，抑制肝糖原合成，并能增强肾上腺素、胰高血糖素、生长激素等激素的升血糖作用，使血糖升高；同时也促进外周组织对葡萄糖的利用，使血糖降低，但升高血糖的作用较强，因此，甲亢时常有血糖升高，甚至出现糖尿。③脂肪代谢：甲状腺激素既能促进脂肪和胆固醇的合成，又能加速脂肪的动员、分解，促进胆固醇降解，但总的效应是分解大于合成。因此，甲亢患者血中胆固醇含量低于正常值；反之，甲状腺功能减退（简称甲减）患者血中胆固醇含量升高。

（二）对生长发育的影响

甲状腺激素对机体的正常生长发育与成熟是必需的。这取决于两点：一是甲状腺激素对生长激素分泌与作用的加强作用；二是甲状腺激素本身具有促进组织分化、生长发育及成熟的作用。甲状腺激素能刺激骨化中心发育，软骨骨化，促进长骨与牙齿的生长，还能增强生长激素的促生长作用。在胚胎期甲状腺激素即可诱导某些生长因子合成，促进神经元分裂，轴、树突形成，以及髓鞘及胶质细胞的生长。如果甲状腺激素分泌不足，大脑发育和骨骼成熟全都受损，将导致呆小症（cretinism，克汀病）（图 11-10）。在缺碘地区，为预防呆小症的发生，在妊娠期需注意补充碘。

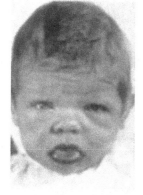

图 11-10 呆小症

【重点提示】
甲状腺激素的生理作用。

（三）对神经系统的影响

甲状腺激素对成人神经系统的主要作用是兴奋,此效应持续终身。甲亢患者因中枢神经系统过度兴奋,常表现为易激动、注意力不集中、烦躁、焦虑等,但又因甲状腺激素消耗了神经、肌肉的能量,及其对突触的兴奋作用,患者常感到持续性的疲劳和失眠;而甲减的患者,则表情淡漠,心理活动贫乏、记忆力减退,过度嗜睡。甲状腺激素还能增加脊髓中控制肌张力的神经元的突触后兴奋,从而导致细小肌肉的震颤,临床震颤的程度反映中枢神经受损的严重性,这是甲亢的显著体征之一。

（四）其他作用

甲状腺激素对心脏的作用是提高心肌收缩力、加快心率,增加心输出量。临床上常利用心率作为判断甲亢或甲减的一个敏感而重要的指标。例如,甲亢患者常出现心肌肥大或心力衰竭。再者,因为甲状腺激素的强心作用,可导致动脉血压升高,以收缩压升高为主,舒张压稍降低或正常,脉压增大,平均动脉压基本保持正常。

甲状腺激素也参与调控机体组织对其他激素的需要量。例如甲状腺激素可通过提高糖代谢率,促进胰岛素的分泌;通过增加骨形成的代谢,促进甲状旁腺激素分泌;通过增加肝脏对肾上腺皮质激素的降解,反馈性促进 ACTH 的产生,从而增加肾上腺糖皮质激素的分泌。另外,甲状腺激素能增加组织 O_2 消耗和 CO_2 的产生,使呼吸运动加强;能增加消化腺分泌与胃肠道运动,以增强食欲和增加对食物的吸收,甲亢患者易腹泻,甲减患者易便秘;甲状腺激素对于维持性功能也是必需的,但其机制尚不清楚。

三、甲状腺功能的调节

血中甲状腺激素水平的稳定对保证机体正常代谢及功能发挥具有重要作用。甲状腺功能活动主要受下丘脑及腺垂体的调节。另外,甲状腺还有自身调节作用。

（一）下丘脑-腺垂体-甲状腺轴的调节

甲状腺的功能主要受循环血中腺垂体释放的 TSH 水平的调节;同时下丘脑释放的 TRH 能加强 TSH 分泌,而当血中游离的 T_3 和 T_4 达到一定水平时,又能反馈地抑制 TSH 分泌(图 11-11)。

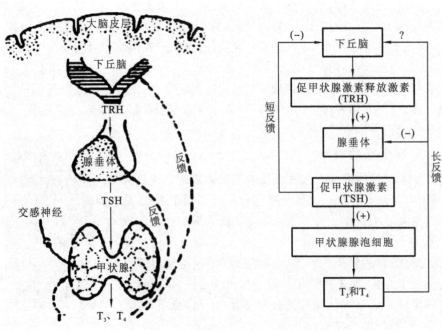

图 11-11 甲状腺激素分泌调节示意图

实线表示促进;虚线表示抑制

1. 促甲状腺激素(TSH) TSH是腺垂体分泌的一种糖蛋白,相对分子质量约28000。TSH呈脉冲式分泌,每2～4 h出现一次高峰;在脉冲式释放基础上,还有日周期变化,清晨高,午后低,TSH的日节律性分泌受下丘脑生物节律产生神经元的控制。TSH是调控甲状腺腺泡细胞生长和甲状腺激素合成及分泌的主要因素。其作用机制概括为以下几点。

(1)加强腺泡内甲状腺球蛋白的水解,促进 T_3 和 T_4 的释放。

(2)加强碘泵活性,促进碘转运。

(3)增加甲状腺球蛋白和TPO的mRNA含量,加强酪氨酸碘化,使MIT、DIT、T_3 和 T_4 合成增加;长时间的TSH作用还导致甲状腺腺泡细胞增生,毛细血管增生,甲状腺的血流量增加;缺乏TSH,腺体萎缩。

有些甲亢患者血中可出现人甲状腺刺激免疫球蛋白(HTSI)。其化学结构与TSH相似,它能与TSH竞争甲状腺细胞膜受体而刺激甲状腺分泌和腺体细胞增生,引起甲亢。由于HTSI的作用,甲亢患者血中 T_3、T_4 明显增多,但TSH不增加。

2. 促甲状腺激素释放激素(TRH) TRH由下丘脑正中隆起神经末梢分泌后,经垂体门脉系统运至腺垂体,直接促进TSH的合成与释放。腺垂体TSH细胞膜上的TRH受体与TRH结合后,可能通过 IP_3-DAG系统引起TSH分泌。

下丘脑TRH神经元接受大脑及其他部位神经元的传入信息的调控。例如,寒冷刺激下丘脑体温调节中枢的同时,也刺激了附近的TRH神经元,引起TRH分泌,进而促进TSH分泌。神经递质去甲肾上腺素在其中发挥重要的调节作用,如果阻断去甲肾上腺素,机体对寒冷刺激引起的适应性反应明显减弱。另外,当机体受到严重创伤、手术等应激刺激时,下丘脑释放生长抑素,从而抑制TRH的合成与释放,使腺垂体TSH释放减少。

3. T_3 和 T_4 的反馈性调节 甲状腺激素可负反馈调节腺垂体TSH分泌。这种负反馈作用的机制是甲状腺激素能诱导腺垂体TSH细胞产生一种抑制性蛋白质,它使TSH合成与释放减少,同时使腺垂体对TRH的反应能力减弱。在甲状腺激素反馈抑制TSH分泌的过程中,T_3 可能起主要作用。

（二）自身调节

在不受神经及体液调节的影响下,甲状腺能根据血碘水平调节自身摄取碘及合成甲状腺素的能力称为甲状腺的自身调节,它是一个有限度的、缓慢的调节。当血碘增加时,甲状腺激素合成随之增加;但当血碘超过1 mmol/L时,甲状腺摄碘能力开始下降;当血碘达10 mmol/L时,甲状腺聚碘作用完全消失;当血碘高达正常的100倍时,甲状腺摄碘、酪氨酸碘化及胶质入胞等功能均下降,导致甲状腺激素合成及分泌减少。这是因为高血碘抑制了甲状腺功能的所有环节,减少了甲状腺的血液供应,使甲状腺腺体缩小。因此,一般在甲状腺术前给患者服用碘剂,有利于减少手术出血,保证术中和术后的安全。过量碘引起的这种抗甲状腺聚碘作用称为Wolff-Chaikoff效应,其机制目前尚不清楚。如果持续加大供碘量,甲状腺可"脱逸"此效应,激素的合成再次增加。相反,当血碘不足时,甲状腺碘转运机制增强,使 T_3 与 T_4 合成和分泌增加。

（三）自主神经的影响

甲状腺腺泡接受交感神经肾上腺素能纤维和副交感神经胆碱能纤维双重支配,同时在甲状腺细胞膜上存在相应的α、β受体和M受体。实验证明,肾上腺素能纤维兴奋促进甲状腺激素合成与释放,而胆碱能纤维兴奋则抑制甲状腺激素的分泌。

第四节 肾上腺的内分泌

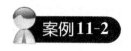

案例11-2

王某,女,48岁,因腰部疼痛就诊。自述近来情绪不稳定,睡眠差,近1年来体重增加10 kg,

身体无力易受伤。入院查体:BP 170/100 mmHg,头面部及躯干肥胖,肌肉萎缩,皮肤细薄,有较多淤血斑,毛发过度生长,余无特殊。辅助检查:CT 示右侧肾上腺区有肿物;血尿皮质醇升高,尿17-酮类固醇、尿 17-羟类固醇增多;空腹血糖 13.5 mmol/L,白细胞计数 21.6×10⁹/L,N 89%,L 6%。临床初步考虑:肾上腺皮质腺瘤;库欣综合征。

具体任务:

1. 试用肾上腺皮质激素的生理作用分析患者出现上述症状的原因。

2. 分析患者血糖升高的原因,其他激素水平将会怎样改变?

3. 经确诊后患者行手术切除治疗,术后上述症状缓解,但感乏力、嗜睡、食欲减退,血压88/59 mmHg。试问该患者目前出现何种情况? 分析其原因。

肾上腺由各自独立的肾髓质(简称髓质)和肾皮质(简称皮质)组成。肾上腺皮质分泌类固醇激素,其作用广泛,主要参与机体物质代谢的调节,是维持生命活动所必需的;肾上腺髓质嗜铬细胞分泌儿茶酚胺(catecholamine,CA)。它们与交感神经构成功能系统共同发挥作用。

一、肾上腺皮质激素

肾上腺皮质由外向内分球状带、束状带和网状带(图 11-12)。球状带细胞分泌盐皮质激素,主要是醛固酮;束状带细胞分泌糖皮质激素,主要是皮质醇,其次为皮质酮;网状带细胞分泌性激素,如脱氢表雄酮和雌二醇。其中盐皮质激素和性激素的作用分别详见第八章、第十二章。

合成肾上腺皮质激素的原料是胆固醇,主要来自血液。其中胆固醇转变为孕烯醇酮是皮质激素合成的限速步骤,也是促肾上腺皮质激素(ACTH)调节的主要部位。由于肾上腺皮质各层细胞存在的酶系不同,所合成的皮质激素也不同(图 11-13)。皮质醇合成后即被释放入血,多数与皮质类固醇结合球蛋白(或称皮质激素运载蛋白,CBG)结合,少数游离,结合型与游离型皮质醇可以互相转化,呈动态平衡。只有游离激素才能进入靶细胞发挥生物学效应。与皮质醇比较,醛固酮与 CBG 结合较弱,主要和白蛋白结合而运输。肾上腺皮质激素都在肝中降解,其降解产物主要为 17-羟类固醇(70%),由尿排出。另外,皮质醇激素可降解为 17-氧类固醇,性激素睾酮的代谢产物也是 17-氧类固醇。因此,男性尿中 17-氧类固醇来自睾丸分泌的睾酮和肾上腺皮质分泌的皮质醇及雄激素。

(一)糖皮质激素的生理作用

人体血浆中糖皮质激素主要为皮质醇,其次为皮质酮,皮质酮的含量仅为皮质醇的 1/20～1/10。糖皮质激素对糖代谢作用较强,故早期以此命名,实际上其还有其他与糖代谢无关的重要生理作用。

1. 对物质代谢的影响

(1)糖代谢:糖皮质激素是调节糖代谢的重要激素之一。它主要通过加速肝糖原异生,减少组织对糖的利用而使血糖升高。其作用机制包括:①激活肝细胞糖原异生酶,促进肝外组织蛋白质分解并释放氨基酸转移入肝合成糖原;②增强禁食期间肝脏对糖原异生激素(肾上腺素及胰高血糖素)的反应性;③抑制 NADH 氧化,减少糖酵解,降低外周组织细胞对葡萄糖的利用。另外,大剂量糖皮质激素能降低机体组织对胰岛素的敏感性,产生抗胰岛素效应。因此,糖皮质激素缺乏时,可能会导致低血糖;而糖皮质激素过多时,引起血糖升高。有时血糖增加的程度足以引起糖尿,称为肾上腺糖尿病。

(2)蛋白质代谢:糖皮质激素能促使除肝脏以外的全身其他组织细胞内蛋白质减少,这是由于糖皮质激素减少氨基酸转运入肌肉和其他组织,抑制 DNA、RNA 和蛋白质合成,并促进组织蛋白质分解的结果。因此,糖皮质激素分泌过多时出现肌肉消瘦、骨质疏松、皮肤变薄、淋巴系统免疫功能低下等症状。

(3)脂肪代谢:糖皮质激素对脂肪的主要作用是促进脂肪分解,使脂肪酸由脂肪组织向肝脏转移,血浆中脂肪酸浓度增加;它也加强细胞内脂肪酸氧化供能,特别在饥饿及应激时使机体供

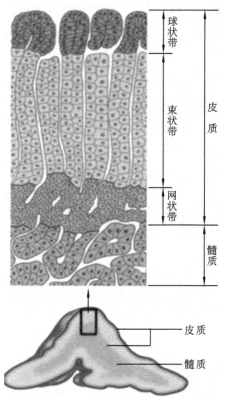

图 11-12 肾上腺结构示意图

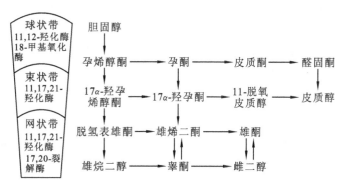

图 11-13 糖皮质激素合成示意图

能由糖代谢转向脂肪代谢。糖皮质激素动用脂肪供能的作用较胰岛素弱而晚,是机体长期贮备糖的重要机制。然而,脂肪沉积仍是糖皮质激素过量时出现的典型表现。糖皮质激素过多时体内脂肪发生重新分布,主要沉积在面、颈、躯干和腹部,呈现满月脸、水牛背,而四肢脂肪分解较强,贮存减少,形成向心性肥胖(图 11-14)。

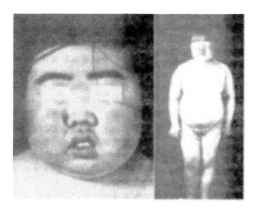

图 11-14 向心性肥胖

2. 参与应激反应 当机体受到各种有害刺激,如创伤、感染、中毒、疼痛、缺氧、手术、寒冷、恐惧时,腺垂体立即释放大量 ACTH,糖皮质激素也相应分泌增多,快速动员蛋白质及脂肪,为机体供能和重新合成维持生命和新细胞生成的必需物,如葡萄糖、新的蛋白质、嘌呤、嘧啶及磷酸肌酸等,这对于机体保护自身、抵抗和耐受伤害特别重要。一般情况下糖皮质激素不动用肌肉收缩蛋白和神经蛋白。

应激反应机制十分复杂,有多种激素参与该反应,除垂体-肾上腺皮质系统外,还有交感-肾上腺髓质系统、生长激素、催乳素、血管升压素、β-内啡肽、胰高血糖素及醛固酮等。可见,应激反应以 ACTH 和糖皮质激素分泌为主,需多种激素协同,共同提高机体对有害刺激耐受的非特异性反应。它对于维持生命活动,提高机体对环境刺激的适应能力,具有十分重要的生物学意义。

3. 对其他组织器官的影响

(1)对血细胞的作用:糖皮质激素可使淋巴细胞和嗜酸性粒细胞减少,是因为糖皮质激素抑制胸腺与淋巴组织的细胞分裂,减弱淋巴细胞的 DNA 合成,从而使淋巴细胞生成减少。但糖皮质激素却可使血中红细胞、血小板和中性粒细胞的数量增加,其中红细胞和血小板的增加是由于骨髓造血功能增强;中性粒细胞的增加可能是由于附着在小血管壁边缘的中性粒细胞进入血液循环增多所致。

(2)调节水盐代谢:糖皮质激素具有弱的促进肾脏远曲小管和集合管保 Na^+ 排 K^+ 的作用;还能降低肾小球入球血管阻力,增加肾小球血流量,使肾小球滤过率增加,这有利于机体排水。肾上腺皮质功能不足者出现排水障碍,严重时导致"水中毒"。

(3)对循环系统的作用:糖皮质激素对血管没有直接的收缩效应,但有它存在的情况下,儿茶酚胺对血管平滑肌的敏感性可发挥到最大(允许作用)。另外,糖皮质激素可降低毛细血管壁的通透性,减少血浆的滤出,有利于维持血容量。

另外,糖皮质激素还能促进胃内盐酸和胃蛋白酶的分泌,提高胃腺细胞对迷走神经和促胃液素的敏感性。因此,长期大量应用糖皮质激素可诱发或加重胃溃疡。糖皮质激素的作用广泛而复杂,大剂量的糖皮质激素还具有抗炎、抗过敏、抗毒及抗休克等作用。

(二)糖皮质激素分泌的调节

糖皮质激素主要受下丘脑-腺垂体系统的调节,构成下丘脑-腺垂体-肾上腺皮质轴(图11-15)。

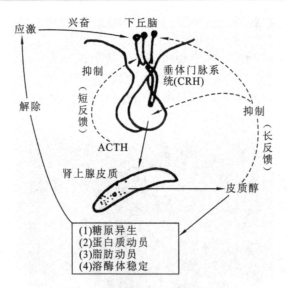

图 11-15　糖皮质激素分泌调节示意图

1. 促肾上腺皮质激素(ACTH)　ACTH 由腺垂体所分泌,它不但刺激糖皮质激素的分泌,也刺激束状带与网状带细胞的生长发育。

ACTH 的分泌具有与觉醒和睡眠有关的日周期性节律波动。正常情况下入睡后 ACTH 分泌逐渐减少,午夜最低,随后又逐渐增多,至觉醒起床前进入分泌高峰,白天维持在较低水平,入睡时再减少。由于 ACTH 分泌的日节律波动,糖皮质激素的分泌也随之表现出昼夜周期节律性变化。ACTH 分泌的这种日节律波动是由下丘脑 CRH 节律性释放所决定的。

2. 促肾上腺皮质激素释放激素(CRH)　CRH 是下丘脑促垂体区 CRH 肽能神经元合成和释放的一种小分子激素,通过垂体门脉系统被运送到腺垂体,促进肾上腺皮质激素细胞分泌 ACTH,ACTH 促进糖皮质激素分泌,形成下丘脑-垂体-肾上腺皮质轴。应激刺激作用于神经系统的不同部位,最后通过神经递质,将信息汇集于 CRH 神经元,然后借 CRH 来控制腺垂体分泌 ACTH,实现开环调节,使糖皮质激素持续分泌增强,适应环境的变化。

3. 反馈调节 当血中的糖皮质激素浓度升高时,可使腺垂体释放 ACTH 减少,ACTH 的合成也受到抑制,同时,腺垂体对 CRH 的反应性减弱。糖皮质激素的负反馈调节主要作用于垂体,也可作用于下丘脑,这种反馈称为长反馈。ACTH 还可反馈抑制 CRH 神经元,称为短反馈。至于是否存在 CRH 对 CRH 神经元的超短反馈,目前尚未有定论。

临床上长期大剂量应用糖皮质激素,可抑制下丘脑 CRH 神经元和腺垂体细胞,使 CRH 与 ACTH 分泌减少,导致肾上腺皮质趋于萎缩,分泌功能减退或停止。若此时突然停药,可因体内糖皮质激素突然减少而导致严重后果。因此,应逐渐减量停药,最好在治疗过程中间断补充 ACTH 以促进肾上腺皮质功能恢复,并防止其萎缩。

二、肾上腺髓质激素

肾上腺髓质是交感神经特殊的部分,既属于自主性神经系统,又属于内分泌系统,其嗜铬细胞可被看成是无轴突的交感节后神经元,合成和分泌儿茶酚胺、肾上腺素、去甲肾上腺素和多巴胺。

肾上腺髓质激素合成过程与肾上腺素能神经纤维合成去甲肾上腺素基本相同,其特点是肾上腺髓质嗜铬细胞胞浆中存在苯乙醇胺-N-甲基转移酶(PNMT),可使去甲肾上腺素甲基化成为肾上腺素(图 11-16)。肾上腺素与去甲肾上腺素合成后均贮存在嗜铬细胞囊泡内,两者含量比大约为 4∶1。血液中的去甲肾上腺素主要来自肾上腺素能神经纤维末梢,其次是肾上腺髓质;而肾上腺素主要来自肾上腺髓质。肾上腺素和去甲肾上腺素可在单胺氧化酶(MAO)与儿茶酚-O-甲基转换酶(COMT)的作用下灭活。

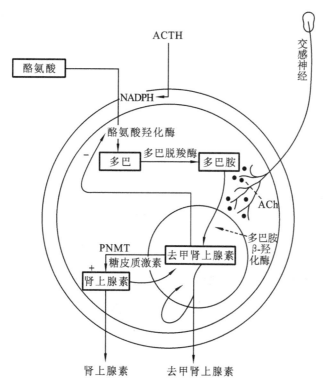

图 11-16 肾上腺髓质激素的合成

(一)肾上腺素与去甲肾上腺素的生理作用

肾上腺素与去甲肾上腺素对心血管系统的作用已在第四章中详细叙述,本章重点介绍其在代谢和应急反应中的生理作用。

1. 对代谢的影响 肾上腺素和去甲肾上腺素由 β 受体介导,通过 cAMP 激活磷酸化酶,促进肝脏和肌肉的糖原分解,使血糖增加;促进脂肪分解,释放游离脂肪酸和甘油,使血中乳酸增加,并提高机体代谢率和产热量。另外,肾上腺素还抑制肌肉和脂肪中胰岛素对葡萄糖的利用,促进胰高血糖素分泌,抑制胰岛素分泌。所以临床上以分泌去甲肾上腺素为主的肾上腺髓质肿瘤患者主要表现为严重而持续的高血压;而以分泌肾上腺素为主的嗜铬细胞瘤患者则以高血糖、尿糖及其他代谢紊乱为主。

2. 参与应急反应 肾上腺髓质受内脏大神经交感神经胆碱能节前纤维的支配和控制,两者关系非常密切,共同组成交感-肾上腺髓质系统。当机体处于生理安静状态时,血中儿茶酚胺浓度分泌非常低,几乎不参与机体代谢和功能的调节。当机体遇到紧急情况时,如畏惧、焦虑、剧痛、失血、脱水、缺氧、暴冷暴热以及剧烈运动等,这一系统将立即被调动起来,肾上腺素与去甲肾上腺素的分泌大大增加,它们作用于中枢神经系统,提高中枢兴奋性,使机体处于警觉状态,反应灵敏;呼吸加强加快,肺通气量增加;心跳加快,心缩力增强,心输出量增加,血压升高,血液循环加快,内脏血管收缩,骨骼肌血管舒张的同时血流量增多,全身血液重新分配,以利于应急时重要器官得到更多的血液供应;肝糖原分解增强,血糖升高,脂肪分解加速,血中游离脂肪酸增多,葡萄糖与脂肪酸氧化过程增强,以适应在应急情况下对能量的需要(表 11-2)。上述一切变化都是在紧急情况下,通过交感-肾上腺髓质系统发生的适应性反应,故称之为应急反应。

表 11-2 肾上腺素和去甲肾上腺素生理作用的比较

	肾上腺素	去甲肾上腺素
心率	增加	离体心率增加;在体心率反射性减慢
心输出量	增加	减少
总外周阻力	稍减	显著增加
收缩压	稍增	显著增加
舒张压	稍增	显著增加
平均压	稍增	显著增加
骨骼肌血管	舒张	收缩
支气管平滑肌	舒张	舒张(弱)
胃肠平滑肌	抑制	抑制(弱)
子宫平滑肌	抑制	收缩
血糖	增加	增加(弱)
脂肪	分解	分解
产热作用	较强	较弱
中枢神经系统	引起激动和焦虑	引起激动

实际上,引起应急反应的各种刺激,也是引起应激反应的刺激,当机体受到应激刺激时,同时引起应急反应与应激反应,两者相辅相成,使机体的适应能力更加完善。

(二)肾上腺髓质激素分泌的调节

1. ACTH 与糖皮质激素 ACTH 与糖皮质激素可促进某些合成酶的活性,进而促进肾上腺髓质激素的合成和分泌,也可直接作用于髓质细胞,促进儿茶酚胺的分泌。

2. 交感神经 交感神经节前纤维支配肾上腺髓质,交感神经兴奋时,节前纤维末梢释放ACh,作用于髓质嗜铬细胞上的 N 受体,引起 NE 和 E 的释放。

3. 反馈调节 去甲肾上腺素合成达到一定量时,可反馈抑制酪氨酸羟化酶(限速酶)的合成及活性,使合成减少;肾上腺素过多时反馈抑制限速酶 PNMT 的活性,使肾上腺素合成减少。

第五节 胰 岛

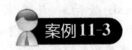

患者,男,57 岁,因"口干、多饮、多食一个月,加重一周"入院。一个月前无明显诱因出现口

干,多饮、多尿,多食、易饥。近一周上述症状加重,烦渴、多饮,每日饮水量达 3000 mL 左右,伴明显乏力;查空腹血糖 16.48 mmol/L,餐后 2 h 血糖 28.16 mmol/L。尿常规:尿糖(+ +),酮体(一);糖化血红蛋白 9.0%。否认高血压、心脏病史,否认肝炎、结核病史,有青霉素过敏史。家族史:患者姐姐有糖尿病。

具体任务:结合胰岛素的生理作用来解释患者出现上述症状的原因。

胰岛是胰腺中具备内分泌功能、散在分布的细胞团。胰岛细胞根据其形态和染色的特点主要分为 A 细胞、B 细胞及 D 细胞。B 细胞占胰岛细胞的 60%～75%,主要分泌胰岛素(insulin);A 细胞约占 20%,分泌胰高血糖素(glucagon)。另外,胰岛还有少量的 D 细胞和 PP 细胞,分别分泌生长抑素和胰多肽,有关生长抑素及胰多肽的作用尚不清楚。胰岛素及胰高血糖素是机体调节正常糖、脂肪及蛋白质代谢的重要激素。因此,本节主要讨论胰岛素及胰高血糖素的生理学功能。

一、胰岛素

胰岛素是由 51 个氨基酸残基组成的小分子蛋白质。胰岛 B 细胞先合成前胰岛素原,以后加工成胰岛素原,再水解成胰岛素与 C 肽一同释放入血,也有少量的胰岛素原进入血液,但其生物活性只有胰岛素的 3%～5%,而 C 肽无胰岛素活性。由于 C 肽在胰岛素合成过程中产生,其数量与胰岛素的分泌量有平行关系。因此临床上测 C 肽量可以了解接受外来胰岛素治疗患者的 B 细胞分泌功能。血中胰岛素以游离和血浆蛋白结合两种形式存在,两者呈动态平衡,只有游离胰岛素具备生物活性。胰岛素主要在肝脏被胰岛素酶灭活,肌肉和肾也能灭活少量胰岛素。

(一)胰岛素的生理作用

胰岛素的主要作用是降血糖。另外,它对氨基酸及电解质转运、多种酶和组织生长,以及能量贮存也发挥独特的作用。胰岛素的生物学作用可按出现的时间顺序分为早、中及晚期。各期胰岛素的作用见表 11-3。

【重点提示】
胰岛素的生理作用。

表 11-3　胰岛素的主要作用

时期	作用
早期/s	促进葡萄糖、氨基酸、K^+、SO_4^{2-} 等快速转运入细胞
中期/min	刺激蛋白质合成,减少其分解;激活糖酵解酶和增强糖原合成;抑制磷酸化酶和糖异生酶
后期/h	增加脂肪合成酶及其他酶 mRNA 的形成

1. 对糖代谢的影响　胰岛素增加糖的去路,减少糖的来源,使血糖降低。主要机制有:①促进组织细胞摄取血中葡萄糖,加速葡萄糖胞中氧化;②增强糖原合成,抑制糖原分解;③减少糖异生;④促进葡萄糖转变为脂肪酸,并贮存于脂肪组织。

2. 对脂肪代谢的影响　胰岛素促进脂肪合成与贮存,减少脂肪分解,主要机制有:①促进葡萄糖进入脂肪细胞合成脂肪;②抑制脂肪酶活性,减少体内脂肪分解;③促进肝脏合成脂肪酸,并转运至脂肪细胞中贮存。当肝糖原浓度达 5%～6%(糖原贮存饱和时),糖原合成受抑制,肝脏将过多的糖转变为脂肪酸。

3. 对蛋白质代谢及生长的影响　胰岛素促进蛋白质合成,减少蛋白质分解,主要机制有:①促进各种氨基酸胞内转运,特别是苯丙氨酸、缬氨酸、亮氨酸、异亮氨酸、酪氨酸作用更强;②加强核糖体的翻译、DNA 和 RNA 生成,以及蛋白质合成酶活性及其作用;③抑制溶酶体,减少蛋白质分解;④促进肝脏糖异生关键酶降解,减少糖异生,促进蛋白质合成。胰岛素增强蛋白质合成与生长激素相协同,因此对机体的生长也有促进作用。

4. 胰岛素与 K^+ 的关系　胰岛素促进 K^+ 进入细胞,降低细胞外 K^+ 浓度。当用胰岛素治疗糖尿病酸中毒时常发生低血钾。其机制与胰岛素增加细胞膜 Na^+-K^+-ATP 酶活性有关。

胰岛素缺乏时,由于各组织器官三大营养物质、电解质及能量代谢等紊乱,导致机体功能障碍(图 11-17)。葡萄糖是脑组织代谢的唯一能源,且葡萄糖进入脑细胞被利用不依赖胰岛素。因此,当血糖浓度降到 0.2～0.5 g/L 时,易出现低血糖性休克,表现为晕厥、惊厥,甚至昏迷。

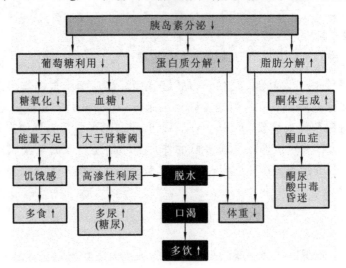

图 11-17　胰岛素缺乏导致机体功能障碍

（二）胰岛素分泌的调节

1. 血糖作用　血糖浓度是调节胰岛素分泌最重要的因素,当血糖浓度升高时,胰岛素分泌明显增加,从而使血糖降低。血糖浓度升高促进胰岛素的分泌主要通过增加贮存激素的释放、激活 B 细胞的胰岛素合成酶和引起 B 细胞增殖等几条途径来实现。当血糖下降至正常水平时,胰岛素分泌又迅速恢复到基础水平。

2. 氨基酸和脂肪酸的作用　很多氨基酸都能刺激胰岛素分泌,但以赖氨酸和精氨酸作用最强。血中脂肪酸和酮体大量增加时,也有一定的促进胰岛素分泌作用。

3. 激素的作用　胃肠激素如胃泌素、促胰液素、胆囊收缩素和抑胃肽等,均有促进胰岛素分泌的作用。

4. 神经调节　胰岛受交感神经与迷走神经支配。交感神经兴奋时,则通过去甲肾上腺素作用于 α 受体,抑制胰岛素的分泌。刺激迷走神经,通过乙酰胆碱作用于 M 受体,直接促进胰岛素的分泌;迷走神经还可通过刺激胃肠激素的释放,间接促进胰岛素的分泌(图 11-18)。

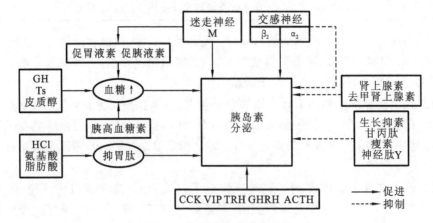

图 11-18　胰岛素分泌的调节

二、胰高血糖素

　　胰高血糖素由胰岛 A 细胞分泌,是由 29 个氨基酸构成的多肽链。人胰高血糖素相对分子质量为 3485,在 N 端第 1～6 的氨基酸残基是其生物学活性所必需的,主要在肝脏灭活。

（一）胰高血糖素的生理作用

胰高血糖素的靶器官主要是肝脏，其作用与胰岛素相反，是促进物质分解代谢的激素，其最重要的功能是促进糖原分解和增强糖异生，使血糖升高。此外，胰高血糖素还具有促进脂肪分解和生酮作用。

胰高血糖素可通过旁分泌促进胰岛 B 细胞分泌胰岛素和 D 细胞分泌生长抑素。另外，大量的胰高血糖素具有增加心脏收缩力、组织血流（特别是肾脏血流）、胆汁分泌，以及抑制胃液分泌的作用。

（二）胰高血糖素分泌的调节

1. 血糖水平 与胰岛素一样，血糖浓度是调节胰高血糖素分泌的最主要因素。与胰岛素相反，低血糖时胰高血糖素分泌大量增加，使血糖增加。反之，高血糖时分泌减少。

2. 血中氨基酸水平 血中氨基酸增加时，在促进胰岛素分泌的同时，也刺激胰高血糖素分泌，促使氨基酸快速转化为葡萄糖，以利于更多的糖被组织利用。胰高血糖素的分泌有利于机体防止运动性低血糖的发生。

3. 其他激素的调节作用 胰岛素可通过降血糖间接刺激胰高血糖素分泌；胰岛素和 D 细胞分泌的生长抑素还可直接作用于相邻的 A 细胞，抑制胰高血糖素分泌。胆囊收缩素和胃泌素可刺激胰高血糖素的分泌，而促胰液素则抑制其分泌。

第六节 其他内分泌腺体和激素

一、甲状旁腺激素、降钙素和维生素 D_3

甲状旁腺主细胞分泌甲状旁腺激素（parathyroid hormone，PTH），甲状腺滤泡旁细胞（C 细胞）分泌降钙素（calcitonin，CT）。PTH、CT 及 1,25-二羟维生素 D_3（1,25-$(OH)_2D_3$）共同调节钙磷代谢，通过对骨、肾和肠三种靶组织的作用，维持血浆中钙磷水平的相对恒定。

（一）甲状旁腺激素

PTH 是由 84 个氨基酸组成的直链多肽，是调节血钙、血磷水平最重要的激素，具有升高血钙和降低血磷的作用。

1. 对骨的作用 PTH 能加强溶骨过程，动员骨钙入血，使血 Ca^{2+} 浓度升高。

2. 对肾脏的作用 PTH 促进肾远曲小管对钙的重吸收，使尿钙减少，血钙升高；抑制近曲小管对磷的重吸收，促进尿磷排出，血磷降低。

3. 对肠道的作用 PTH 激活肾 1α-羟化酶，促进转变为有活性的 1,25-$(OH)_2D_3$，通过 1,25-$(OH)_2D_3$ 转而影响肠对钙、磷的吸收。所以，PTH 促进肠道吸收钙的作用是间接的。

（二）PTH 分泌的调节

1. 血钙水平对 PTH 分泌的调节 PTH 的分泌主要受血浆钙浓度变化的调节。血浆钙浓度轻微下降时，就可使甲状旁腺分泌 PTH 迅速增加，这是由于血钙降低直接刺激甲状旁腺细胞释放 PTH，在 PTH 作用下，促使骨钙释放，并促进肾小管重吸收钙，结果使已降低的血钙迅速回升。相反，血钙浓度升高时，PTH 分泌减少。长时间的高血钙，使甲状旁腺发生萎缩；而长时间的低血钙，则使甲状旁腺增生。

2. 其他影响因素 血磷升高可刺激 PTH 的分泌，这是由于血磷升高可使血钙降低，间接引起 PTH 的释放。血镁浓度降至较低时，可使 PTH 分泌减少。PGE_2 促进 PTH 分泌，而 $PGF_{2\alpha}$ 则使 PTH 分泌减少。

（三）降钙素

降钙素是由甲状腺滤泡旁细胞合成和分泌的肽类激素。

1. 降钙素的生理作用 降钙素的主要作用是降低血钙和血磷,其主要靶器官是骨,对肾和小肠也有一定的作用。降钙素抑制破骨细胞活动,减弱溶骨过程,增强成骨过程,使骨组织释放钙、磷减少,钙、磷沉积增加,因而血钙与血磷下降。降钙素能抑制肾小管对钙、磷、钠及氯的重吸收,使这些离子从尿中排出增多。此外,降钙素还可抑制小肠吸收钙和磷。

2. 降钙素分泌的调节 降钙素的分泌主要受血钙浓度的调节。当血钙浓度升高时,降钙素的分泌亦随之增加。降钙素与PTH对血钙的作用相反,共同调节血钙浓度的相对稳定。

此外,胰高血糖素和某些胃肠道激素,如胃泌素、促胰液素及胆囊收缩素分泌也可促进降钙素分泌的作用,其中以胃泌素的作用最强。

(四)维生素 D_3

维生素 D_3(VD_3)是胆固醇的衍生物,故又名胆钙化醇,其活性形式有 25-羟维生素 D_3(25-OHD_3)、1,25-二羟维生素 D_3(1,25-$(OH)_2D_3$)及 24,25-二羟维生素 D_3(24,25-$(OH)_2D_3$),其中以 1,25-$(OH)_2D_3$ 为主要的活性形式。体内的 VD_3 来源于两方面:①内源性:由皮肤中 7-脱氢胆固醇经日光中紫外线照射转化而来,此为人体 VD_3 的主要来源。②外源性:从摄入的食物中获取,如肝、蛋、乳类等。VD_3 无生物活性,须经一系列过程转化成具有活性的 1,25-$(OH)_2D_3$。肾内还含有 24-羟化酶,它可将 25-OHD_3 转变活性极低的 24,25-$(OH)_2D_3$、1,25-$(OH)_2D_3$,主要通过作用于小肠、骨和肾来调节钙磷代谢(图 11-25)。

二、松果体及其激素

松果体细胞是神经内分泌细胞,来自颈上交感神经节的节后神经末梢与松果体细胞形成突触联系,通过释放去甲肾上腺素调控松果体细胞的活动。其分泌的激素主要有褪黑素(MT)和肽类激素。

(一)褪黑素

褪黑素的主要生理作用:①褪黑素对下丘脑-垂体-性腺轴的功能活动有明显的抑制作用。切除幼年动物的松果体,出现性早熟,性腺的重量增加,功能活动增强。②起神经-激素转换器作用,把神经系统的电信号转换成激素的信息。③生理剂量的褪黑素具有促进睡眠的作用,而且褪黑素的昼夜分泌节律与睡眠的昼夜时相完全一致,因此认为褪黑素是睡眠的促发因子,并参与昼夜睡眠节律的调控。

(二)肽类激素

松果体能合成 8-精(氨酸)催产素、GnRH 及 TRH 等多肽类激素。在多种哺乳动物(鼠、牛、羊、猪等)的松果体内,GnRH 含量比同种动物下丘脑所含的 GnRH 高 4~10 倍。故认为机体的 GnRH 和 TRH 除了下丘脑以外还主要来源于松果体。

三、前列腺素

前列腺素(PG)是广泛存在于动物和人体内的一组重要激素,几乎所有机体组织都可合成 PG。最初在精液中发现,并首先从前列腺提取,故名前列腺素。PG 可分为 A、B、C、D、E、F、G、H、I 9 种类型。现发现除 PGA_2 和 PGI_2 可在循环系统以激素形式发挥作用外,多数类型的 PG 只能在局部组织释放,调节局部组织的功能,因此被视为组织激素。

练习题

一、A_1 型题(单句型最佳选择题)

1. 下列激素中,不属于腺垂体分泌的是(　　)。

　A. 生长激素　　　　　　B. 抗利尿激素　　　　　　C. 促甲状腺激素

　D. 卵泡刺激素　　　　　E. 催乳素

2. 不属于生长激素作用的是( )。

A. 促进蛋白质合成　　　　　B. 过多时升高血糖　　　　　C. 促进脂肪分解

D. 促进脑细胞生长发育　　　E. 间接促进软骨生长

3. 使基础代谢率增高的主要激素是( )。

A. 糖皮质激素　　　　　　　B. 肾上腺素　　　　　　　　C. 雌激素

D. 甲状腺激素　　　　　　　E. 甲状旁腺激素

4. 幼年时生长激素分泌过多会出现( )。

A. 巨人症　　　　　　　　　B. 侏儒症　　　　　　　　　C. 肢端肥大症

D. 向心性肥胖　　　　　　　E. 黏液性水肿

5. 主要参与应激反应的激素是( )。

A. 生长激素　　　　　　　　B. 胰岛素　　　　　　　　　C. 甲状旁腺素

D. 糖皮质激素　　　　　　　E. 雄激素

6. 糖皮质激素的作用是( )。

A. 降低血糖　　　　　　　　B. 使血中淋巴细胞数量减少　C. 使血小板减少

D. 使胃酸分泌减少　　　　　E. 增加四肢脂肪合成

7. 与糖代谢无关的激素是( )。

A. 胰岛素　　　　　　　　　B. 甲状腺素　　　　　　　　C. 肾上腺素

D. 去甲肾上腺素　　　　　　E. 醛固酮

8. 属类固醇激素的是( )。

A. 促肾上腺皮质激素　　　　B. 肾上腺皮质激素　　　　　C. 肾上腺髓质激素

D. 促甲状腺激素　　　　　　E. 甲状腺激素

9. 关于肾上腺素的作用,错误的是( )。

A. 提高心输出量　　　　　　B. 使全身小动脉收缩　　　　C. 促进糖原分解

D. 使支气管平滑肌舒张　　　E. 增加组织的耗氧量和产热量

10. 关于甲状腺激素的叙述,下列哪一项是错误的? ( )

A. 碘是甲状腺激素合成的重要原料

B. 用药物抑制合成后,血中甲状腺激素水平在 1～2 天内即下降

C. 对婴幼儿脑的发育有促进作用

D. 可增加组织耗氧量,增加产热

E. 交感神经兴奋可使其合成分泌增加

11. 调节血钙浓度最主要的激素是( )。

A. 生长激素　　　　　　　　B. 降钙素　　　　　　　　　C. 甲状腺激素

D. 甲状旁腺激素　　　　　　E. 肾上腺皮质激素

12. 下列哪种激素属于含氮激素( )。

A. 1,25-二羟维生素 D_3　　　B. 雌二醇　　　　　　　　　C. 睾酮

D. 醛固酮　　　　　　　　　E. 促甲状腺激素

13. 下丘脑-腺垂体调节甲状腺功能的主要激素是( )。

A. 生长激素　　　　　　　　B. 促黑激素　　　　　　　　C. 促甲状腺激素

D. 促肾上腺皮质激素　　　　E. 甲状腺刺激免疫球蛋白

14. 激素作用的共同点是( )。

A. 由内分泌细胞粗面内质网合成　　　　B. 以 cAMP 为第二信使

C. 受体位于靶细胞膜上　　　　　　　　D. 对靶细胞有严格特异性

E. 有高效能的生物放大作用

15. 类固醇激素作用机制的第一步是与靶细胞的( )。

A. 胞膜受体结合　　　　　　B. 胞浆受体结合　　　　　　C. 核受体结合

D. 兴奋型 G 蛋白结合   E. 抑制型 G 蛋白结合

16. 下列哪种激素不是由腺垂体合成、分泌的?（ ）

 A. 促甲状腺激素   B. 促肾上腺皮质激素   C. 生长激素

 D. 催产素   E. 黄体生成素

17. 甲状旁腺激素最主要的作用是（ ）。

 A. 促进成骨细胞的活动   B. 抑制成骨细胞的活动   C. 促进破骨细胞活动

 D. 抑制破骨细胞的活动   E. 使血钙降低, 血磷升高

18. 血液中哪一项物质的浓度最能反映甲状腺功能的高低?（ ）

 A. 结合型甲状腺激素   B. 游离型甲状腺激素   C. 促甲状腺激素

 D. 甲状腺素结合球蛋白   E. 甲状腺素结合前白蛋白

19. 在甲状腺激素合成过程中起关键作用的酶是（ ）。

 A. 过氧化酶   B. 脱碘酶   C. 磷酸化酶

 D. 蛋白水解酶   E. 氨基化酶

20. 对脑和长骨的发育最为重要的激素是（ ）。

 A. 生长激素   B. 性激素   C. 甲状腺激素

 D. 促甲状腺激素   E. 1,25-二羟维生素 D_3

21. 血液中生物活性最强的甲状腺激素是（ ）。

 A. 碘化酪氨酸   B. 一碘酪氨酸   C. 二碘酪氨酸

 D. 三碘甲腺原氨酸   E. 四碘甲腺原氨酸

22. 关于胰岛素的作用, 错误的是（ ）。

 A. 促进蛋白质合成   B. 促进脂肪合成   C. 促使血钾降低

 D. 促使血糖升高   E. 促使血糖降低

23. 调节胰高血糖素分泌的最重要因素是（ ）。

 A. 血钾水平   B. 血糖水平   C. 血脂水平

 D. 血钙水平   E. 迷走神经的兴奋性

24. 若因手术不慎, 误摘了甲状旁腺, 将造成（ ）。

 A. 血磷升高, 血钙降低   B. 血钙升高, 血磷降低   C. 血钙不变, 血磷升高

 D. 血磷不变, 血钙升高   E. 血磷不变, 血钙降低

二、A₂ 型题(病例摘要型最佳选择题)

25. 患者, 女, 28 岁, 怀孕 8 个月, 突眼, 出现"三多"症状数月, 伴有怕热, 汗多, 体重不增加。查体: 血压 120/80 mmHg, 中度贫血面容, 甲状腺 I 度肿大, HR92 次/分, 下肢无水肿。化验: 空腹血糖 16.7 mmol/L, 尿糖(+++), 尿蛋白(+++), 血 T_3 400 ng/dL(正常 80~200 mg/dL)。诊断为糖尿病、甲亢、妊娠并肾小球硬化症。患者诊断为糖尿病的原因是（ ）。

 A. 空腹血糖 16.7 mmol/L   B. 尿糖(+++)   C. 尿蛋白(+++)

 D. 下肢无水肿   E. 以上都不是

26. 以上病例中, 患者诊断为甲亢的原因是（ ）。

 A. 突眼   B. 怕热, 汗多   C. 有效滤过压减小

 D. 血 T_3 为 400 ng/dL   E. 以上都不是

(兰欢)

第十二章　生　殖

学习目标

　　掌握：雄激素、雌激素与孕激素的生理作用。
　　熟悉：卵巢功能的调节；月经周期中卵巢和子宫内膜的变化及其形成机制。
　　了解：睾丸功能的调节；胎盘的内分泌功能；妊娠与分娩。

　　生物体生长发育成熟后，能够产生与自己相似的子代个体，这种功能称为生殖（reproduction）。生殖活动具有延续种系的重要意义。

第一节　男性生殖

　　男性的主性器官是睾丸，附性器官包括附睾、输精管、精囊腺、前列腺、尿道球腺和阴茎等。睾丸由曲细精管与间质细胞组成，前者是生成精子的部位，后者则具有内分泌功能，可分泌雄激素。睾丸的功能受下丘脑-腺垂体-睾丸轴活动的调节。

一、睾丸的功能

（一）睾丸的生精作用

　　精子是在睾丸小叶的曲细精管中生成的。曲细精管上皮由生精细胞和支持细胞构成。在青春期，从紧贴在曲细精管基膜上的原始生精细胞（精原细胞）依次经历初级精母细胞、次级精母细胞、精子细胞各个不同发育阶段，最终发育为成熟精子，这一过程称为睾丸的生精作用。精原细胞发育成为精子需两个半月左右时间。一个精原细胞经过大约 7 次分裂可产生近百个精子，每天 1 g 成人睾丸组织可生成上千万个精子。正常男子每次射出精液 3～6 mL，每毫升精液含 $(0.2～4)×10^8$ 个精子。如精子数量少于每毫升 $0.2×10^8$ 个，则不易使卵子受精。吸烟、酗酒也可导致精子活力降低、畸形率增加，甚至少精或无精，引起不孕。

　　从青春期到老年期，睾丸都有生精能力，但在 45 岁以后，随着曲细精管的萎缩，生精能力将逐渐减弱。精子的生成还需要适宜的温度，阴囊内温度较腹腔内低 2 ℃左右，适合精子的生成。在胚胎发育期间由于某种原因，睾丸未能下降到阴囊内，则称为隐睾症。隐睾症是男性不育的原因之一。

（二）睾丸的内分泌功能

　　睾丸的内分泌功能是由睾丸的间质细胞和支持细胞完成的，其中间质细胞分泌雄激素，支持细胞分泌抑制素。

　　1. 雄激素　雄激素主要包括睾酮、脱氢表雄酮、雄烯二酮和雄酮等，其中睾酮的生物活性最强。睾酮的分泌具有昼夜节律性，早晨最高，傍晚最低，但波动范围较小。男性 50 岁后随着年龄的增长睾酮的分泌量会逐渐降低。血浆中仅约 2% 的睾酮以游离形式存在，其余大部分与血浆蛋白结合。其中只有游离状态的睾酮才具有生物活性，其生理作用主要有以下几个方面。

　　（1）影响胚胎分化。雄激素可诱导含 Y 染色体的胚胎向男性分化，促进内生殖器的发育。
　　（2）促进男性附性器官即前列腺、阴茎、阴囊、尿道等的生长发育并维持其处于成熟状态。

【重点提示】
雄激素的主要生理作用。

（3）促进男性副性征或第二性征的出现并维持性欲。第二性征主要表现为长胡须、喉结突出、嗓音低沉、汗腺及皮脂腺分泌增多、毛发呈男性型分布等。

（4）维持生精作用。睾酮自间质细胞分泌后，可进入支持细胞并转变为双氢睾酮，随后进入曲细精管，促进生精细胞的分化和精子的生成过程。

（5）对代谢的影响。睾酮能促进蛋白质的合成，特别是促进肌肉和生殖器官的蛋白质合成；促进骨骼生长与钙、磷沉积；直接刺激骨髓，促进红细胞的生成；参与水、电解质代谢的调节，有利于水、电解质在体内的适当潴留。

2. 抑制素　抑制素是一种相对分子质量为 31000～32000 的糖蛋白激素，由 α 和 β 两个亚基组成。它可选择性作用于腺垂体，对 FSH 的合成和分泌具有很强的抑制作用，而生理剂量的抑制素对 LH 的分泌却无明显影响。

二、睾丸功能的调节

睾丸的生精作用和内分泌功能均受到下丘脑-腺垂体的调节，睾丸分泌的激素又对下丘脑-腺垂体进行反馈调节，从而维持生精过程和各种激素水平的稳态。此外，在睾丸内还存在局部调节机制。

（一）下丘脑-腺垂体对睾丸活动的调节

下丘脑弓状核等部位肽能神经元分泌的 GnRH 经垂体门脉系统直接作用于腺垂体，促进腺垂体促性腺细胞合成与分泌 FSH 与 LH，进而对睾丸的生精作用以及支持细胞和间质细胞的内分泌活动进行调节（图 12-1）。

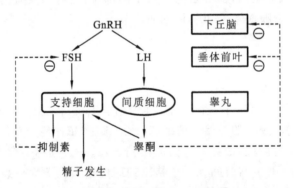

图 12-1　下丘脑-腺垂体对睾丸活动的调节
实线表示促进作用；虚线表示抑制作用

1. 腺垂体对生精作用的调节　腺垂体分泌的 FSH 与 LH 对生精过程均有调节作用。实验表明，LH 是通过促进间质细胞分泌睾酮而间接发挥作用的，FSH 对生精过程有启动作用，而睾酮对生精过程则具有维持效应。

2. 腺垂体对内分泌的调节　睾丸的内分泌功能直接受 LH 的调节。腺垂体分泌的 LH 与间质细胞胞膜上的受体结合，促进睾酮的合成。同时，LH 还可增加间质细胞胞膜对 Ca^{2+} 的通透性，使细胞内 Ca^{2+} 浓度升高，促进睾酮的分泌。

（二）睾丸激素对下丘脑-腺垂体的反馈调节

睾丸分泌的雄激素在血液中的浓度变化，也可对下丘脑和腺垂体的 GnRH、FSH 和 LH 分泌进行负反馈调节。当血中睾酮浓度达到一定水平后，可作用于下丘脑和腺垂体，通过负反馈机制抑制 GnRH 和 LH 的分泌。另外支持细胞产生的抑制素对腺垂体 FSH 的合成和分泌具有负反馈调节作用。

（三）睾丸内的局部调节

在睾丸局部，尤其是在支持细胞与生精细胞、间质细胞与支持细胞之间，存在着错综复杂的局部调节机制。如支持细胞内存在芳香化酶,可把睾酮转化为雌二醇。此外,在睾酮间质细胞内发现多种肽类、生长因子等,这些物质可能通过旁分泌或自分泌的方式参与睾丸功能的局部调节。

第二节 女性生殖

女性的主性器官是卵巢,附性器官有输卵管、子宫、阴道及外阴等。下丘脑-腺垂体系统可调节卵巢的活动,使之发生周期性变化,称为卵巢周期(ovarian cycle)。而卵巢分泌的类固醇激素,除可使子宫内膜发生周期性变化而产生月经周期外,还可对下丘脑-腺垂体激素的分泌进行反馈性调节。

一、卵巢的功能

(一)卵巢的生卵作用

卵巢的生卵作用是成熟女性最基本的生殖功能。女性在性成熟以后,在腺垂体的调节下,卵巢的生卵功能呈现明显的周期性变化,一般分为三个阶段。

1. 卵泡期 卵泡发育成熟的阶段,原始卵泡在发育过程中,历经初级卵泡、次级卵泡的不同发育阶段,最终成为成熟卵泡。

2. 排卵期 成熟卵泡在 LH 分泌高峰的作用下,向卵巢表面移动,卵泡壁破裂,出现排卵孔,卵细胞与透明带、放射冠及卵泡液排出,此过程称为排卵(ovulation)。排出的卵细胞即被输卵管伞摄取,并送入输卵管中。

3. 黄体期 排卵后残余的卵泡壁内陷,血液进入卵泡腔后凝固,形成血体。随着血液被吸收,颗粒细胞与内膜细胞增殖、黄体化,形成外观为黄色的黄体。若卵子受精成功,黄体继续发育转变为妊娠黄体,一直持续到妊娠 3～4 个月后,自动退化为白体。若排出的卵子未能受精,黄体维持 9～10 天即退缩成月经黄体。

(二)卵巢的内分泌功能

卵巢主要分泌雌激素和孕激素,此外还分泌抑制素、少量的雄激素等。排卵前由卵泡分泌雌激素,在排卵后则由黄体分泌孕激素和雌激素。

1. 雌激素 雌激素主要为雌二醇(estradiol,E2)、雌酮(estrone)和雌三醇(estriol,E3),其中以雌二醇活性最强。雌激素的生理作用主要有以下几个方面。

【重点提示】
雌激素的主要生理作用。

(1)促进女性生殖器官的发育:雌激素可协同 FSH 促进卵泡发育,诱导排卵前夕 LH 峰的出现而诱发排卵,是卵泡发育、成熟、排卵不可缺少的调节因素。雌激素也能促进子宫发育,使子宫内膜发生增生期变化,增加子宫颈黏液的分泌,促进输卵管上皮增生、分泌及输卵管运动,有利于精子与卵子的运行。此外,雌激素还可使阴道黏膜上皮细胞增生、角化,糖原含量增加,使阴道分泌物呈酸性而增强阴道的抗菌能力。

(2)促进女性第二性征和性欲的产生:雌激素可促进乳房的发育,刺激乳腺导管和结缔组织的增生,产生乳晕;也可促使脂肪沉积于乳房、臀部等部位,毛发呈女性分布,音调较高,出现并维持女性第二性征。

(3)对代谢的影响:雌激素对蛋白质、脂肪、骨和水盐代谢都能产生影响,还可促进生殖器官的细胞增殖分化,加速蛋白质合成,促进生长发育,降低血浆低密度脂蛋白含量而增加高密度脂蛋白含量,有一定的抗动脉硬化作用。增强成骨细胞活动和钙磷沉积,促进骨的成熟及骨骺愈合。高浓度的雌激素可因醛固酮分泌增多而导致水、钠潴留等。

2. 孕激素 孕激素主要以孕酮(progesterone,P)的作用最强。排卵前,卵泡可分泌少量孕酮,排卵后黄体在分泌雌激素的同时,还大量分泌孕酮。孕激素的生理作用主要是使子宫内膜和子宫肌为受精卵着床做准备,并维持妊娠。由于雌激素可调节孕酮受体的数量,因此,雌激素的作用是孕酮绝大部分作用的基础。孕酮的生理作用主要有以下几个方面。

【重点提示】
孕激素的主要生理作用。

(1) 对子宫的作用:孕酮可使处于增生期的子宫内膜进一步增厚,并进入分泌期,从而为受精卵的生存和着床提供适宜的环境;孕酮还具有降低子宫肌细胞膜的兴奋性、抑制母体对胎儿的排斥反应,以及降低子宫肌对缩宫素的敏感性等作用,有利于安宫保胎。

(2) 对乳腺的作用:在雌激素作用的基础上,孕酮可促进乳腺腺泡的发育和成熟,并与缩宫素等激素一起,为分娩后泌乳做准备。

(3) 产热作用:女性的基础体温在卵泡期较低,排卵日最低,排卵后可升高 0.5 ℃左右,直至下次月经来临。临床上常将基础体温的变化作为判断排卵的标志之一。在女性绝经期后或卵巢摘除后,基础体温的特征性变化消失。

3. 雄激素 女性体内有少量雄激素,适量的雄激素可刺激女性阴毛与腋毛的生长。雄激素过早出现会造成女性生殖器官的发育异常。女性体内雄激素分泌过多时,可出现阴蒂肥大、多毛症等男性化特征。

二、月经周期

卵巢的周期性活动受下丘脑-腺垂体的调节,而卵巢分泌激素的周期性变化又使子宫内膜发生周期性变化,同时对下丘脑-腺垂体进行反馈调节。下丘脑-腺垂体-卵巢轴中三者的相互配合活动,使正常女性的生殖器官在形态与功能方面发生周期性变化。

【重点提示】
月经周期的概念。

(一) 月经周期的概念

在青春期,随着卵巢功能的周期性变化,在卵巢分泌激素的影响下,子宫内膜发生周期性剥落,产生流血的现象,称为月经(menstruation),因此,女性卵巢周期在子宫表现为子宫周期,又称月经周期(menstrual cycle)。健康女性的月经周期历时 20~40 天,平均为 28 天左右,一般以流血的第一天作为月经周期的开始,月经期持续 3~5 天,第 6~14 天为增殖期,排卵发生在第 14 天,第 15~28 天为分泌期。

(二) 月经周期中子宫内膜的变化

每个月经周期中子宫内膜出现一系列形态和功能的变化,根据子宫内膜的变化可将月经周期分为 3 个期。

1. 月经期 历时 4~5 天。由于血液中孕激素和雌激素降到最低水平,同子宫所产生的前列腺素共同引起子宫内膜中螺旋形小动脉发生收缩、痉挛、断裂,造成子宫内膜缺血、缺氧,子宫内膜的功能层失去营养而剥离、出血,经阴道流出,进入月经期。另一方面,前列腺素的增多还可导致子宫肌层的收缩,这有助于血液和内膜从子宫腔排出,但也可引起伴随经期出现的痛经。

2. 增殖期 历时约 10 天,即月经周期第 5~14 天。此期是由于卵泡生长,不断分泌雌激素,使血液中雌激素水平逐渐升高,从而使子宫内膜增生变厚,子宫血管及腺体也随之生长,但腺体尚不分泌。此期卵泡发育成熟并排卵。

3. 分泌期 历时 14 天左右,即月经周期第 15~28 天。本期子宫内膜的腺体出现分泌现象。排卵后形成的黄体,继续分泌雌激素和大量孕激素,这两种激素使已增厚的子宫内膜中血管进一步增生、充血,子宫腺体迂曲并分泌含糖原的黏液。分泌期的子宫内膜变得松软,血供充足并富含营养物质,可为受精卵的植入提供适宜的环境。若卵子未受精,黄体的寿命仅为 12~15 天,在黄体萎缩和溶解后,血中雌、孕激素水平显著下降,进入月经期。若卵子受精,黄体继续生长发育成为妊娠黄体,使子宫内膜继续增厚形成蜕膜,不再出现卵巢和子宫的周期性变化,直至分娩,故妊娠期没有月经。

(三) 月经周期形成的机制

月经周期的形成主要是下丘脑-腺垂体-卵巢轴活动的结果(图 12-2)。

1. 增殖期的形成 青春期前,下丘脑-腺垂体发育尚未成熟,产生的 GnRH、FSH、LH 都很少,不能引起卵巢和子宫内膜的周期性变化。随着青春期的到来,下丘脑发育成熟,下丘脑分泌GnRH,使腺垂体分泌 FSH 和 LH 也增多,FSH 促进卵泡生长发育,并与 LH 配合使卵泡分泌雌

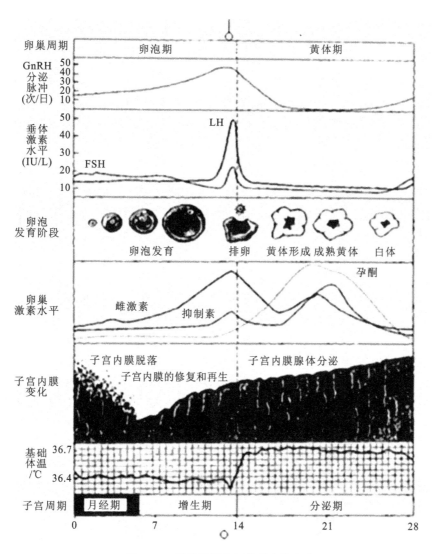

图 12-2　月经周期中相关激素的变化

激素。在雌激素的作用下,子宫内膜进入增殖期。增殖期末即排卵前一天,血中雌激素浓度达到顶峰,但此时高浓度的雌激素对下丘脑不是起负反馈调节作用,而是起正反馈调节作用,使 GnRH 分泌增多,刺激 LH 和 FSH 分泌,其中以 LH 的分泌增加更为明显,形成 LH 峰。在 LH 峰的作用下,已经发育成熟的卵泡破裂排卵。在排卵前夕,女性基础体温最低,因此可根据月经周期中基础体温的变化来判断排卵日。

2. 分泌期和月经期的形成　卵泡排卵后,在 LH 的作用下转变为黄体。黄体细胞分泌大量孕激素与雌激素,特别是在孕激素的作用下,使子宫内膜进一步增生变厚并发生分泌期的变化。黄体期雌激素和孕激素的分泌达到高峰,对下丘脑和腺垂体的负反馈抑制作用较强,因而导致 GnRH、FSH 及 LH 的分泌减少。由于 LH 的减少,黄体开始退化、萎缩,导致雌激素和孕激素分泌水平下降。此时,子宫内膜缺乏性激素的支持,引起子宫内膜剥离、出血,便形成月经。随着血中雌激素和孕激素水平下降,对下丘脑和腺垂体的负反馈抑制作用解除,腺垂体又开始分泌 FSH 和 LH,新的月经周期又重新开始。到 50 岁左右,卵巢功能退化,卵泡停止发育,雌激素和孕激素分泌减少,子宫内膜不再出现周期性变化,月经停止,进入绝经期。

由此可见,在月经周期的形成过程中,子宫内膜的周期性变化是卵巢分泌的激素引起的。增殖期的变化主要是雌激素的作用,分泌期的变化是雌激素与孕激素共同作用的结果,而月经期的出现是由于子宫内膜失去雌激素和孕激素的支持所致。卵巢的这种周期性变化是在大脑皮质的控制下由下丘脑、腺垂体调节的结果。因此,月经周期易受社会、心理因素的影响,比如强烈的精神刺激或急剧的环境变化往往会导致月经失调。

第三节　妊娠与分娩

妊娠(pregnancy)是指子代新个体的产生和孕育的过程,包括受精、着床、妊娠的维持及胎儿的生长。分娩(parturition)是指成熟胎儿及其附属物从母体子宫产出体外的过程。

一、妊娠

(一)受精与着床

受精(fertilization)是指精子和卵子结合形成受精卵的过程。正常情况下受精的部位是输卵管的壶腹部,只有精子和卵子顺利到达这一部位,受精过程才可能顺利实现。虽然射精时进入阴道的精子可达数亿,但只有极少数活动力强的精子能到达受精部位,而其中一般只有一个精子可使卵子受精。精子必须在子宫或输卵管中停留几个小时,才能获得使卵子受精的能力,称为精子获能。精子在女性生殖管道内的受精能力一般可维持1天。

卵子从卵巢排出后,被输卵管漏斗部的输卵管伞摄入,并停留在输卵管壶腹部。精子与卵子接触后,精子顶体外膜与精子头部细胞膜融合、破裂,形成许多小孔,释放出顶体酶,使卵子外围的放射冠及透明带溶解,这一过程称为顶体反应。同时,进入卵细胞的精子尾部退化;细胞核膨大,形成雄性原核,并与雌性原核融合,形成一个具有23对染色体的受精卵。受精卵在输卵管的蠕动和纤毛的作用下,边移动边分裂,在受精后第4~5天,桑椹胚或早期胚泡进入子宫腔,并继续分裂而变为胚泡。胚泡在子宫腔内停留2~3天,胚泡附着在子宫内膜上,并逐渐植入子宫内膜,这一过程称为着床(图12-3)。

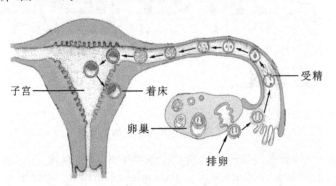

子宫　　着床　　受精　　卵巢　　排卵

图12-3　排卵、受精与着床的示意图

知识拓展

人工授精与试管婴儿

人工授精指的是用器械将男性精液注入宫颈管内或宫腔内取代性交而使女性受孕妊娠的方法。人卵体外受精(in vitro fertilization,IVF)技术建立于1969年。用IVF技术获得的受精卵在体外发育到桑椹胚或早期胚泡,再移植到子宫内的技术称为胚胎移植(embryo transfer,ET)。应用IVF和ET技术于1978年诞生了第一例"试管婴儿"(test tube baby)。IVF和ET技术的开展,可以解决因输卵管堵塞而不能怀孕的妇女的生育问题。

(二)妊娠的维持及激素调节

正常妊娠的维持主要依赖于垂体、卵巢及胎盘分泌的各种激素的相互配合。受精与着床之前,在腺垂体促性腺激素的作用下,卵巢黄体分泌大量孕激素和雌激素,使子宫内膜进入分泌期,为妊娠做好准备。如果受孕,则在受精后第 6 天左右,胚泡滋养层细胞开始分泌人绒毛膜促性腺激素,并刺激卵巢黄体转化为妊娠黄体,继续分泌孕激素和雌激素,以适应妊娠的需要。胎盘形成后,可分泌大量的蛋白质激素、肽类激素和类固醇激素,调节母体与胎儿的代谢活动。

1. 人绒毛膜促性腺激素 人绒毛膜促性腺激素(hCG)是一种糖蛋白激素,在妊娠早期即出现,所以检测母体血中或尿中 hCG 可以作为诊断早孕的一个指标。

2. 孕激素 孕激素由胎盘的合体滋养层细胞分泌。在妊娠期间,母体血中孕酮浓度逐渐升高,妊娠第 6 周,胎盘开始分泌孕酮,12 周以后孕酮含量迅速增加,至妊娠末期达到高峰。

3. 雌激素 胎盘分泌的雌激素中,90% 是雌三醇,而雌酮和雌二醇则很少。雌三醇是胎儿与胎盘共同参与合成的。因此,检测孕妇尿中雌三醇的含量,可反映胎儿在子宫内的情况,如雌三醇突然降低,则预示胎儿危险或发生宫内死亡。

知识拓展

避孕原理及方法

1. 抑制排卵或精子的产生:女用避孕药,男用避孕药。

2. 阻止精子和卵子结合:①器具阻隔,如避孕套、宫颈帽;②体外射精;③安全期避孕法;④绝育手术。

3. 阻碍受精卵着床:宫内节育器,探亲避孕药。

二、分娩

分娩是指成熟的胎儿及其附属物从母体子宫产出体外的过程。自然分娩的过程可分为三个阶段:首先由子宫底部向子宫颈的收缩波频繁发生,推动胎儿头部紧抵子宫颈。此阶段可长达数小时。然后子宫颈变软和开放完全,胎儿由宫腔经子宫颈和阴道排出体外,一般需要 1~2 h。最后,在胎儿娩出后 10 min 左右,胎盘与子宫分离并排出母体,同时子宫肌强烈收缩,压迫血管以防止过量失血。分娩过程是一个正反馈过程,胎儿对子宫颈部的刺激可引起催产素的释放,催产素促进子宫底部肌肉收缩增强,迫使胎儿对子宫颈的刺激更强,从而引起更多的催产素释放及子宫的进一步收缩,直至胎儿完全娩出为止。分娩是一个极其复杂的生理过程,子宫节律性收缩是分娩的主要动力。但临产发动的原因及确切机制尚不清楚。

练习题

A₁ 型题(单句型最佳选择题)

1. 睾丸间质细胞的生理功能是(　　)。

A.营养和支持生殖细胞　　B.分泌雄激素　　C.产生精子

D.分泌雄激素结合蛋白　　E.起血睾屏障作用

2. 关于睾丸的生精功能叙述正确的是(　　)。

A.支持细胞生成精子　　B.原始的生精细胞为精原细胞

C.到老年期无生精功能　　D.精子生成的适宜温度 37 ℃

E.X 线照射可促进生精作用

3. 促进蛋白质合成和骨髓造血的激素是(　　)。

A.糖皮质激素　　B.雌二醇　　C.孕激素

D.雄激素　　E.醛固酮

4. 结扎输精管后将导致(　　)。

A.无精子产生,副性征消失　　B.有精子产生,副性征消失

C. 精子排出受阻,性功能受影响 　　　　　D. 精子排出受阻,性功能不受影响

E. 精子排出受阻,副性征消失

5. 关于卵巢的生卵功能的叙述,错误的是(　　)。

A. 成年女性卵巢中有数万个初级卵泡　　　B. FSH 促进卵泡生长发育成熟

C. 育龄妇女通常每月有一个卵泡成熟　　　D. 卵子受精后黄体继续发育

E. 排卵后的残存卵泡即无功能

6. 卵泡刺激素可促进(　　)。

A. 卵泡发育成熟　　　　B. 排卵和黄体形成　　　　C. 子宫内膜增生分泌

D. 睾丸分泌雄激素　　　E. 子宫内膜脱落形成月经

7. 形成子宫内膜脱落,出现月经的直接原因是(　　)。

A. 腺垂体分泌促性腺激素减少　　　　　　B. 雌激素和孕激素分泌迅速增加

C. 雌激素和孕激素分泌迅速减少　　　　　D. 雌激素分泌增加,孕激素分泌减少

E. 雌激素分泌减少,孕激素分泌增加

8. 引起卵巢排卵的原因主要是血中呈现(　　)。

A. 雌激素高峰　　　　　B. 孕激素高峰　　　　　C. 卵泡刺激素高峰

D. 黄体生成素高峰　　　E. 雌激素、孕激素降低

9. 保证胚泡着床,维持妊娠的激素是(　　)。

A. 雌激素　　　　　　　B. 孕激素　　　　　　　C. 催乳素

D. 催产素　　　　　　　E. 生长激素

10. 结扎输卵管后的妇女(　　)。

A. 不排卵,有月经　　　B. 不排卵,无月经　　　C. 仍排卵,无月经

D. 仍排卵,有月经,能受精　E. 仍排卵,有月经,不能受精

11. 妊娠后期血中高浓度的雌激素和孕激素来自(　　)。

A. 肾上腺皮质　　　　　B. 胎盘　　　　　　　　C. 卵巢

D. 卵泡　　　　　　　　E. 妊娠黄体

12. 关于雌激素的生理作用,下列哪一项是错误的?(　　)

A. 促进阴道上皮增生、角化　B. 增强输卵管平滑肌运动　C. 促进子宫内膜增生

D. 促进水和钠由体内排出　　E. 刺激乳腺导管和结缔组织增生

13. 排卵后形成的黄体可分泌(　　)。

A. 黄体生成素　　　　　B. 卵泡刺激素　　　　　C. 促性腺素释放激素

D. 人绒毛膜生长素　　　E. 孕激素和雌激素

(罗昊)

练习题参考答案

第 一 章

1. C 　 2. B 　 3. E 　 4. A 　 5. A 　 6. B 　 7. D 　 8. E 　 9. D 　 10. C
11. A

第 二 章

1. C 　 2. B 　 3. A 　 4. B 　 5. B 　 6. A 　 7. D 　 8. A 　 9. B 　 10. A
11. A 　 12. D 　 13. C 　 14. D 　 15. A 　 16. D 　 17. C 　 18. A 　 19. D 　 20. B
21. D

第 三 章

1. C 　 2. B 　 3. B 　 4. B 　 5. A 　 6. B 　 7. C 　 8. A 　 9. C 　 10. B
11. B 　 12. C 　 13. D 　 14. B 　 15. A 　 16. D 　 17. B 　 18. A 　 19. C 　 20. B
21. B 　 22. C

第 四 章

1. D 　 2. B 　 3. B 　 4. C 　 5. C 　 6. C 　 7. E 　 8. C 　 9. D 　 10. D
11. B 　 12. D 　 13. B 　 14. B 　 15. C 　 16. D 　 17. B 　 18. C 　 19. C 　 20. B
21. C 　 22. B 　 23. B 　 24. D 　 25. A 　 26. C 　 27. B 　 28. B 　 29. B

第 五 章

1. A 　 2. B 　 3. D 　 4. B 　 5. D 　 6. C 　 7. B 　 8. D 　 9. C 　 10. C
11. A 　 12. A 　 13. B 　 14. C 　 15. C 　 16. D 　 17. B 　 18. A 　 19. B 　 20. B
21. D 　 22. B 　 23. A 　 24. E 　 25. A 　 26. A

第 六 章

1. E 　 2. C 　 3. C 　 4. B 　 5. D 　 6. B 　 7. A 　 8. A 　 9. C 　 10. D
11. B 　 12. B 　 13. C 　 14. B

第 七 章

1. B 　 2. B 　 3. D 　 4. B 　 5. A 　 6. C 　 7. E

第 八 章

1. C 　 2. A 　 3. B 　 4. C 　 5. B 　 6. C 　 7. E 　 8. C 　 9. D 　 10. D
11. E 　 12. B 　 13. B 　 14. A 　 15. A 　 16. A 　 17. E 　 18. C 　 19. A 　 20. D
21. A 　 22. C 　 23. B 　 24. A 　 25. B

第 九 章

1. B 　 2. C 　 3. B 　 4. C 　 5. A 　 6. B 　 7. A 　 8. C 　 9. D 　 10. D

11. A   12. D   13. A   14. E   15. D   16. C   17. C   18. A   19. A   20. E
21. A   22. B   23. E

第 十 章

1. C   2. C   3. E   4. D   5. D   6. A   7. D   8. D   9. C   10. B
11. B   12. E   13. E   14. E   15. C   16. B   17. D   18. E   19. B   20. E
21. D   22. B   23. B   24. E   25. D   26. D   27. B   28. C   29. E   30. D
31. D   32. B   33. D   34. D   35. B   36. D   37. C

第 十 一 章

1. B   2. D   3. D   4. A   5. D   6. B   7. E   8. B   9. B   10. B
11. D   12. E   13. C   14. E   15. B   16. D   17. C   18. B   19. A   20. C
21. D   22. D   23. B   24. A   25. A   26. D

第 十 二 章

1. B   2. B   3. D   4. D   5. E   6. A   7. C   8. D   9. B   10. E
11. B   12. D   13. E

参考文献

［1］朱大年.生理学［M］.7 版.北京：人民卫生出版社,2008.

［2］姚泰.生理学［M］.6 版.北京：人民卫生出版社,2004.

［3］郭争鸣,冯志强.生理学［M］.北京：人民卫生出版社,2005.

［4］樊小力.基础医学概论［M］.北京：科学出版社,2001.

［5］姚泰.生理学(7 年制规划教材)［M］.北京：人民卫生出版社,2002.

［6］刘玲爱.生理学［M］.5 版.北京：人民卫生出版社,2006.

［7］杜友爱.生理学［M］.2 版.北京：人民卫生出版社,2007.

［8］侯勇,姚和翠.生理学［M］.北京：中国医药科技出版社,2013.

［9］马晓健.生理学［M］.2 版.北京：高等教育出版社,2010.

［10］周晓隆.生理学［M］.2 版.合肥：安徽科学技术出版社,2012.

［11］李弋,王玉勤.生理学［M］.北京：中国协和医科大学出版社,2011.